イラストで学ぶ
看護人間工学

小川鑛一 著
Ogawa Koichi

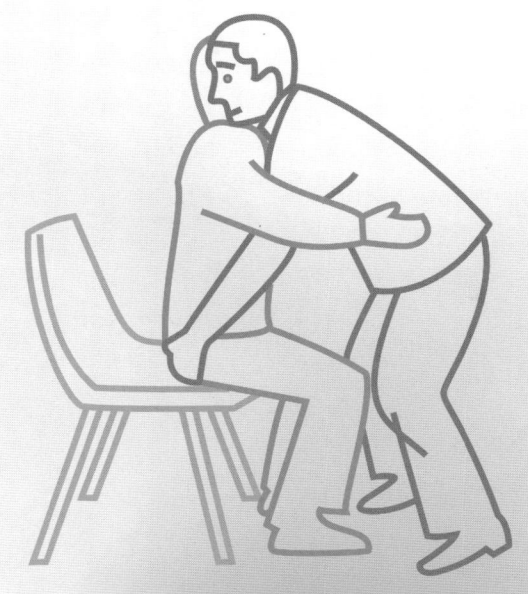

Evidence-Based
Nursing Ergonomics and
Body-Mechanics

東京電機大学出版局

まえがき

　工学は，基礎科学を工業生産に応用して生産力を向上させるための応用的科学技術の総称であって，機械工学，電気工学，情報工学のように物質・エネルギー・情報など広い範囲にかかわりがあります．この工学が"人間"と結びついた「人間工学」とはなにかと問われると，それに応えられる人は少ないのが現状です．それは人間のようなロボットを作るのかとか，人間のように賢い自動機械を研究するのかと思われ，人間工学の内容を推測することは難しいようです．文系の人にとっては用語「人間工学」の中に工学という文字があるためか，はじめから難しそうだと思われています．

　数学や物理を学んでいない看護師が多いことから，工学という文字を見るとそれだけで難しい分野だと決めつけ，その中身の想像はつかないようです．人が働く作業空間とその環境，人が住む住空間とその環境，そこで扱う各種の機械装置や物は，人間の心理，生理，解剖など人間の諸特性を考慮に入れ，そのうえで創意と工夫をもってデザイン・製作されたものばかりです．人間工学は，人間の能力やその限界を知って，それに合わせるように上述した空間，環境，物を設計し，作業手順を考慮して製作していく科学です．

　人間が行動を起こし，動作する場合は疲れない，負担が少ない，誤りが少ない，手触りがよい，使いやすい，操作しやすい，楽である，気持ちがいいなどと安全，安楽，快楽を求めます．物を扱う場合は，その物の大きさ，形，重量，色などが扱う人にとって心地よく使いやすく，そして便利であることが求められます．

　人間が扱う対象は，ものばかりではありませんが，仮にものを扱うとしてもそれは人間のためです．教育，医療，看護，福祉，人命救助のように人を対象とする分野もあります．看護の分野に注目すると，看護師が扱う対象とするのは患者という人間です．言葉がわるいのですが，人間が人間を操る場面もたくさんあります．それは，体力の衰えた患者が病室から検査室やトイレに行く，患者をしっかりと支えて歩行介助をする，ベッドから車椅子に移乗介助をするというようなことです．看護師は，食事介助のために臥床患者を抱き起こして長座位にすることもあります．さらに，ベッド上の患者がずり下がった場合には枕元へ戻す介助，ベッドメーキング作業など重・軽労働的な仕事もあります．体温，血圧などバイタルサインを測る日常の看護業務もあります．

　こうした看護業務をみると，患者という人間を直接扱う場合もありますが，電子体温計，血圧計などのＭＥ機器を使って体温，血圧などを測る場合もあります．鑷子（せっし，ピンセット），鉗子（かんし，刃のないはさみ），ハサミのような小道具を使う場合もあるでしょう．このような用具，小道具，容器，ＭＥ機器などを使った場合に事故が起こると大変です．そこには安全で使いやすくするために人間工学的な工夫がなされています．こうした人間工学的な配慮のお陰で，慎重にして安全な看護業務が遂行できるのです．

体格のよい患者の介助を行う場合，うっかりすると看護師は脊柱障害を発症します．患者が診察を受けたり入院したりするために，診察室や病棟の空間，内装，照明，ベッドサイズや高さ，調度品，トイレ，洗面台など好ましい環境が求められます．患者が医療行為を受けるにあたっては，安全で安楽な環境が望まれます．こうした環境の整備や周辺の問題を解決する方法に人間工学が役立ちます．

　本書は，第1章～第10章までであり，人間工学の基礎から説明し，看護と人間工学，そしてその応用として特に工学的センスでボディメカニクスの詳細な説明を行います．看護の分野でもフィードバック・コントロールの考え方が大切かと思い，他書に見られない話題についても詳しく述べました．

　看護の分野に不慣れでしたが，看護師に腰痛発症者が多いと聞き，1992年ごろより看護動作の人間工学的研究を行ってきました．それ以来，この動作研究を行ってきた関係で，今では大学，看護専門学校において「看護人間工学」という科目の講義を行っています．使用していた教科書は「看護動作を助ける基礎人間工学」です．これは1999年に出版されましたが，どちらかというと工学よりの教科書です．そこで，本書を改訂することで話を進めてきましたが，前述の教科書を長年使用してみて，数学，物理の不得意な看護初学者を対象にするためには，もう少しわかりやすく，看護に役立つ内容に改めるべきであると考えが変わりました．前書の図表を使用し，全体を見直し，新たに「イラストで学ぶ　看護人間工学」として出版することにしました．本書は，前述のボディメカニクスに加えフィードバック・コントロールにも主眼をおいて書き改めました．そして，各章末には内容を補うための「章末問題」を入れ，その全問題に対して解答例を載せました．

　大学・看護専門学校において，授業開始時に人間工学を知っているかとの問に対し，ほぼ全員の学生は知らないと回答します．ところが，講義が終わり講義の感想を聞くと全員が人間工学は面白いといい，今後も勉強したいという学生が大半を占めます．人間工学の内容は広範囲にわたりますので，この用語の内容は不透明だと思われているようです．そのために人間工学の知名度は極めて低いということがわかりました．現場の看護師に対する人間工学の知名度調査によると，人間工学という用語を知っている人は，841人中121人で全体の14％で，どんな内容かについての理解度はわずか7％です．人間工学は身近な物や環境，人の動作にも関係する面白い内容の学問です．その内容がわかってもらえると看護人間工学は幅広く世間に認知されるものと思われます．本書がその橋渡しになれば幸いです．

　最後になりましたが，本書を出版するにあたり東京電機大学出版局の石沢岳彦さんには，前回の基礎人間工学に引き続き，このたびの本書出版においても大変お世話になりました．ここに厚く御礼申し上げます．

2008年2月

小川鑛一

目 次

第1章 人間工学ってなに ……1
- 1.1 人間工学のあらまし ……2
- 1.2 人間工学の応用は幅広い ……4
- 1.3 人間とモノ，人間と人間の関係を考える ……6
- 1.4 家庭における人とモノとのかかわり ……8
- 1.5 人間と機械とのかかわり ……10
- 1.6 人間と家具の寸法について ……12
- 1.7 人と人とのかかわり ……14
- 1.8 看護業務と人間工学 ……16
- 1.9 看護人間工学とは ……18
- 1.10 患者の移動・移乗と看護人間工学 ……20
- 章末問題 ……22

第2章 人間のすばらしさと物・人とのかかわり ……23
- 2.1 五感のすばらしさを考える ……24
- 2.2 手・足の役割を考える ……26
- 2.3 看護で発揮できる力について ……28
- 2.4 看護の姿勢を考える ……30
- 2.5 看護の作業姿勢を考える ……32
- 2.6 力作業と腰部負担について ……34
- 2.7 人間の能力拡大と人間工学について ……36
- 2.8 人間と物との関係を考える ……38
- 2.9 人が物を操る能力を考える ……40
- 2.10 人が人を操るしごと（看護・介助） ……42
- 章末問題 ……44

第3章 自身の身を守るボディメカニクス ……47
- 3.1 看護人間工学とボディメカニクスについて ……48
- 3.2 人間の動きの中での姿勢のあり方 ……50
- 3.3 ボディメカニクスの教えるところ ……52
- 3.4 ボディメカニクスを支える基本原理について ……54

3.5　看護に必要な力について考える ……………………………………………56
　3.6　重力という力は何か ……………………………………………………………58
　3.7　看護とニュートンの運動法則のかかわり …………………………………60
　3.8　引っ張り力，圧縮力，せん断力とはなにか ………………………………62
　3.9　力を発揮すると何ができるのか ……………………………………………64
　3.10　力と圧力の違いは何か ………………………………………………………66
　3.11　看護と圧力─点滴・注射器から圧力を考える─ …………………………68
　3.12　どのような場面で摩擦は看護に役立つか …………………………………70
　章末問題 ………………………………………………………………………………72

第4章　ボディメカニクスを理解するための力学 ……………………………75
　4.1　看護とベクトルの話し …………………………………………………………76
　4.2　テコの基本的な話し─第1種テコの原理─ …………………………………78
　4.3　テコにもいろいろある─第2種，第3種のテコの原理─ …………………80
　4.4　看護におけるテコの原理の応用 ………………………………………………82
　4.5　力のモーメントとトルクの違いは ……………………………………………84
　4.6　力のモーメントの応用─ドアの開閉能力と力のバランスについて─ ……86
　4.7　力のモーメントの計算で作業負担がわかる …………………………………88
　4.8　人の重心はどのように求めるのか ……………………………………………90
　4.9　床面重心はいかにして求めるのか ……………………………………………92
　章末問題 ………………………………………………………………………………94

第5章　看護の負担を軽減する基礎的な技 ……………………………………97
　5.1　支持基底面ってどんな面か ……………………………………………………98
　5.2　支持基底面を広げるいくつかの方法について ……………………………100
　5.3　転倒しにくさと支持基底面と重心の関係 …………………………………102
　5.4　倒れやすさと支持基底面と重心 ……………………………………………104
　5.5　速く動くとなにが悪いのか …………………………………………………106
　5.6　じっとしていても負担はかかる ……………………………………………108
　5.7　座っていても腰痛になるのはどうしてか …………………………………110
　5.8　15〔kgf〕のバケツと人を持ち上げる場合の力について …………………112
　章末問題 ……………………………………………………………………………114

第6章　看護の安全と人間工学 …………………………………………………115
　6.1　ヒヤリハットが重なると重大事故になる …………………………………116

6.2　ヒューマンエラーとはどんなエラーか ……………………………… 118
6.3　ヒヤリハットとはなにか ………………………………………………… 120
6.4　リスクとはなにか ………………………………………………………… 122
6.5　リスクを減らすフェイルセーフとはなにか ………………………… 124
6.6　事故を防ぐにはどうしたらよいか …………………………………… 126
6.7　事故を限りなくゼロに近づけるために ……………………………… 128
　　　章末問題 …………………………………………………………………… 130

第7章　看護と情報とコントロール …………………………………… 131
7.1　情報とはなにか …………………………………………………………… 132
7.2　情報をキャッチするための人間の五感と機械のセンサー ……… 134
7.3　情報は何のために役立つのか ………………………………………… 136
7.4　情報の取得と情報交換 ………………………………………………… 138
7.5　フィードバック・コントロールとはなにか ………………………… 140
7.6　看護におけるフィードバック・コントロールとは ……………… 142
7.7　フィードバック・コントロールから見た人間の特徴 …………… 144
　　　章末問題 …………………………………………………………………… 146

第8章　ME機器とその役割はなにか …………………………………… 147
8.1　医療・看護と仲よくする工学技術 …………………………………… 148
8.2　複雑なME機器はだれが扱うのか …………………………………… 150
8.3　医用電子工学と医用工学の違いとME機器 ………………………… 152
8.4　ME機器とフィードバック・コントロール ………………………… 154
8.5　ME機器と看護人間工学 ………………………………………………… 156
8.6　ME機器と安全について ………………………………………………… 158
　　　章末問題 …………………………………………………………………… 160

第9章　身近な人間工学の応用 …………………………………………… 161
9.1　睡眠と人間工学 …………………………………………………………… 162
9.2　健康と人間工学 …………………………………………………………… 164
9.3　コンピュータ作業とテクノストレス ………………………………… 166
9.4　家庭でのわかりやすい人間工学の応用 ……………………………… 168
　　　章末問題 …………………………………………………………………… 170

第10章　看護人間工学のまとめ ……………………………………………171
10.1　看護師－物－患者に応用されている看護人間工学について …………172
10.2　用具を用いた看護作業の負担軽減について …………………………174
10.3　機器を用いた看護作業の負担軽減について …………………………176
10.4　看護技術と人間工学 ……………………………………………………178
10.5　看護人間工学のまとめ …………………………………………………180
章末問題 ……………………………………………………………………182

章末問題 解答 …………………………………………………………………185

参考文献 …………………………………………………………………………201

索引 ………………………………………………………………………………205

第1章 人間工学ってなに

　人間工学が扱う対象は，人間が扱う物や人であれば何でもあります．つまり，人間が健康で安全・安楽に生きていけるための技にかかわる広い分野が関係しています．広い分野にかかわるがために焦点が定まらず，逆にわかりにくい分野であるといわれています．看護に限っていえば，患者を安全，安楽にもとの姿に復帰させることを考えると，そのために病院・病室の環境，患者の生活環境，患者を介助するための技術，その技術を支援するために使用する諸用具・機器など，人や物にかかわる多くの問題がそこにはあります．このような人，物とのかかわりについて考え，関係する諸問題を解決するのが人間工学です．そうすると，それは私たち自身にかかわる身近な問題なのです．本章では，人間工学は何をする学問かについて述べ，つづいて看護人間工学について説明します．

1.1 人間工学のあらまし

　これから述べる人間工学は，主に看護作業にたずさわる人々に対して焦点がおかれています．一般に人は，毎日の仕事や日常生活において，物理的，心理的，能力的限界から危険なこと，不健康な状況，不快なこと，安楽でないこと，効率の悪い状況を無意識のうちに自ら避けています．

　われわれの日常生活は，座る，立つ，持ち上げる，押す，引くなど身体の姿勢，運動，行動がその活力のもととなっています．また，1日24時間の間に仕事をし，生活し，寝ています．そのための環境には騒音，振動，照明，温度，湿度，天候などが必ずかかわっています．現代は情報化社会といわれています．その情報には，視覚で得る情報，耳・鼻・皮膚など感覚を通して得る情報，自動化機械装置に必要な情報，自動化がうまく行われているかどうかを監視する表示情報（ディスプレイ）など様々な情報があります．その情報の伝達手段には工夫がなされ，見誤りのない表示方法になっています．こうした情報を処理し，それをもとに操作する人間と機械あるいは電子装置との間に，たとえば，キーボード，マウス，操作用つまみ，スイッチなどインタフェースといわれるものが必要です．このようなものの操作性や使い易さは作業能率あるいは安全性にかかわっています．仕事におけるこのような自動化装置，家庭における電化製品，さらには余暇を楽しむ遊園地の遊具において人間工学は何らかの形でかかわり，その有効性は明らかになっています．

　人間工学は，異なる人間科学分野と技術分野から得られる知識の集約です．つまり，人体測定学，バイオメカニクス，生理学，心理学，機械工学，電子・電気工学，デザイン，情報技術，経営・管理など幅広い分野を含む総合的な学問です．作業現場や作業環境に人間工学を活用しますと，作業に対する安全性，快適性が改善され良好な仕事の成果が期待できます．近年に至って，モノの生産現場はもちろんのこと，看護や介護の分野においても人間工学という用語がしばしば用いられるようになりました．また，一般家庭においてもその効果が認められはじめたため，暮らしの中の人間工学，生活人間工学という書籍も出版されています．

　人間工学とは英語でergonomics（エルゴノミクス）といいます．これは，ギリシャ語のergonとnomosに由来しています．ここでergonは管理（労働），nomosは法則（自然法則あるいはシステム）を意味しています．図1.1は仕事場の環境，重量物運搬，コンピュータ作業などを，また，図1.2は看護の現場の一部を示しています．これらの図を見ますと，私たち人間にとって負担となっている要素が沢山見受けられます．人間工学はこうした負担を軽減し，安全で安楽な環境を提供し，よりよい職場環境のもとで，効率のよい作業ができるようにすることを目的にした学問なのです．

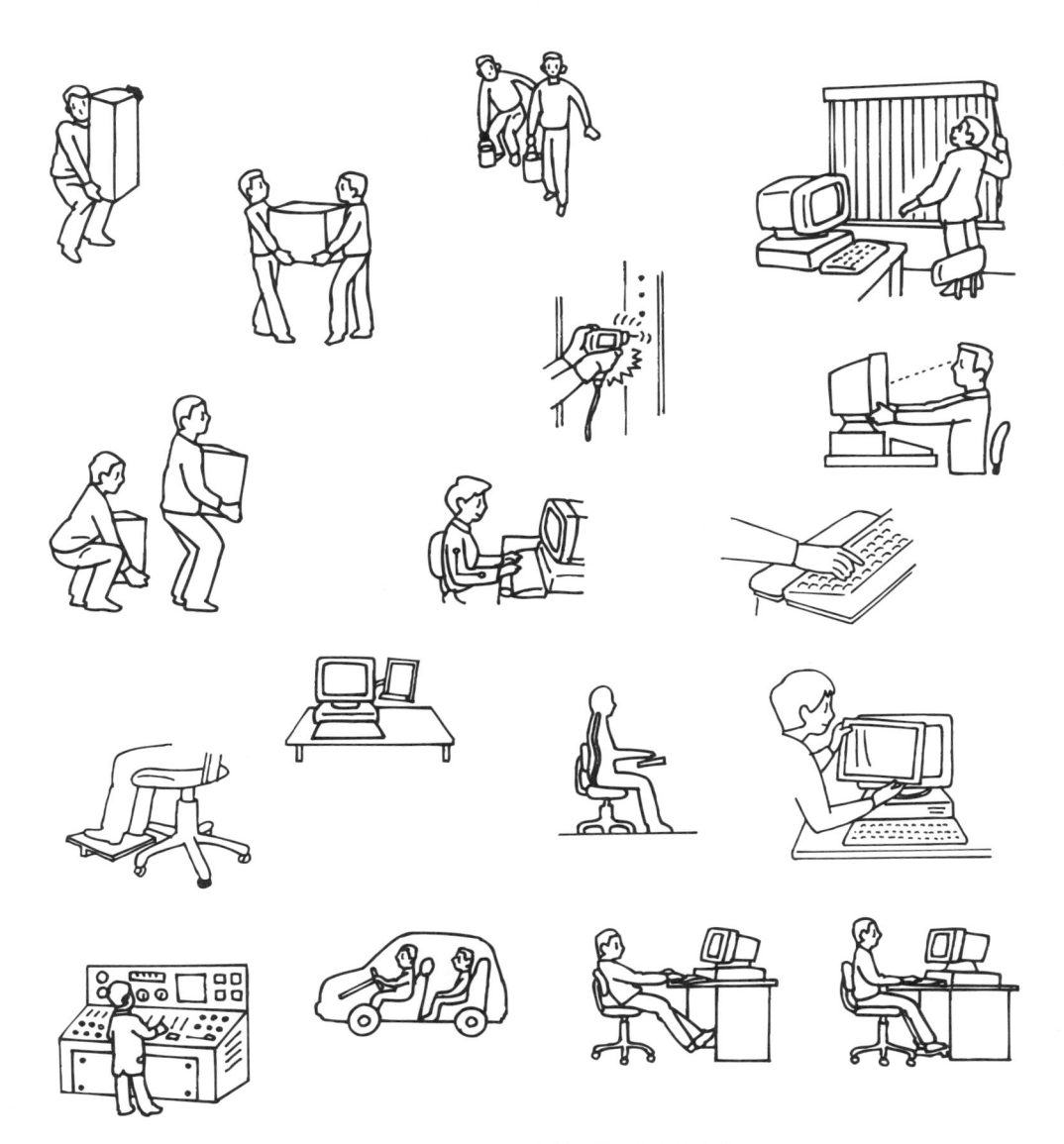

図 1.1　絵で見る人間工学の身近な応用

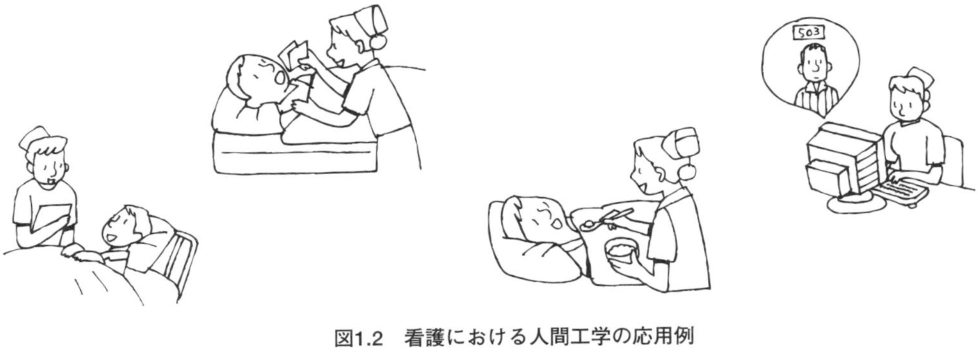

図1.2　看護における人間工学の応用例

1.2 人間工学の応用は幅広い

　人間は道具や機械を設計・製作し，それらを使って新たにまたモノを作り出すことができます．このとき人は作業者の安全性，快適性，能率性を考え，よりよいモノを作り出す知恵をもっています．現代は情報化社会といわれています．パソコン（パーソナル・コンピュータ）を使う機会が多くなったため視覚表示装置を使う作業（これをVDT作業（Visual Display Terminal）といいます）が増加しています．それに伴い，パソコンやワープロなどの端末系，つまりキーボード，マウス，表示装置などのようなハードウェア設計にも人間工学の手法が広く応用されています．このようなハードウェアだけでなく，それらの形，大きさ，操作性，画面の表示方法（画面の大きさ，高さ，視角度）などにも人間工学は適用されています．人間工学は，機械装置や道具のようなハードウェアに限らず，操作手順やプログラムのようなソフトウェア，さらには医療，福祉の分野，歩きやすくて段差のない歩道，手すりやエスカレーターを設備した駅舎やビルのような社会環境に至るまで幅広く応用されているのです．

　失われた人間の機能をカバーするため，あるいは機能を保護するためにメガネ，補聴器，靴，手袋などが考案され実用に供されています．自然環境に逆らうように暑ければ冷房装置，寒ければ暖房装置が開発されています．われわれの生活環境は昔と比べ格段によくなっています．生産工場では工作機械や生産ラインが自動化され，ロボットが生産ラインで活躍しています．公共事業における道路工事にはブルドーザーやショベルカーが出動し，きわめて短時間で立派な道路が出来上がるようにもなりました．情報を扱うことの多い事務にあっても昔そろばんいま電卓，直筆で書いていた書類はワープロやパソコンで書き（打ち）整理，保存されるようになりました．また，情報伝達の分野に至っては，ダイヤル式電話からプッシュボタン式へと近代化され，さらに今では携帯電話が普及しいつでもどこでも連絡がとれるようにな

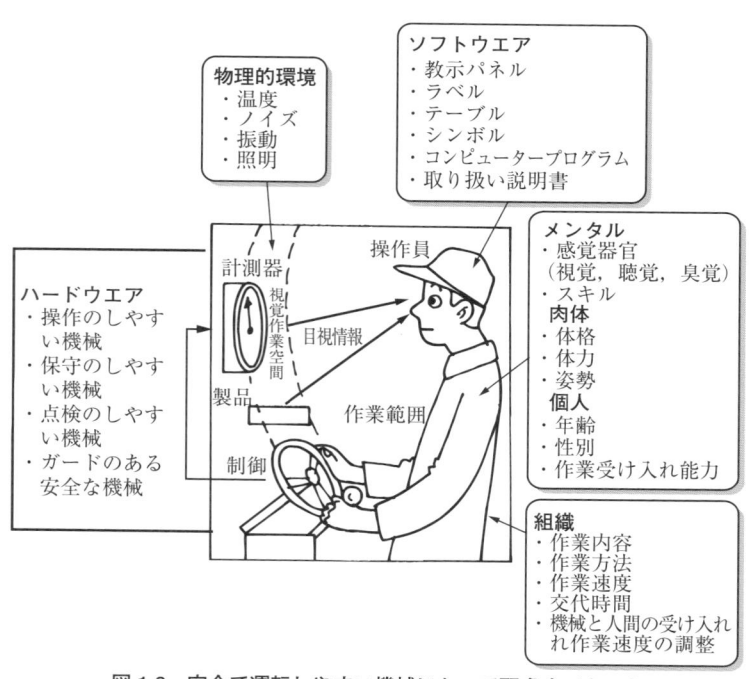

図1.3　安全で運転しやすい機械において配慮すべきこと

りました．同じ電話回線を使用してファックスも使えるようになり，情報伝達は文字に限らず図面や絵までも遠方へ伝送できるという夢のようなことが現実となりました．こうした科学技術の進歩には電子技術の発展が，それに伴うコンピュータ技術の導入がその背景にあります．こうした中にあっては，人間と機械系のあり方が重要になります．人間は機械にふりまわされないことが大切です．そして，人間が要求する安全，快適さ，疲労の軽減，使いやすさ，経済性などの追求を行うべきです．同じ環境の中で人間と機械が共存し，人間が機械を操作・操縦します．その機械が適切な動きをしているかどうかの判断は，人間がそれを監視し確認しなければなりません．図1.3は作業者が機械を操作している図で，人間工学的に人間側と機械側の配慮すべき事項を示しています．図に示したように人間—機械系の中で人間がどのようにあるべきかを考えるのが人間工学の主要課題です．人間のあり方，機械のあり方，その両者の関連性を追求することが重要です．人間と機械がうまく適応しない部分があるなら，それを抽出・分析し，それらをなくす方法を考えることが人間工学の役割です．

　図1.4は人間工学に関連する代表的諸分野をまとめた図です．人間が対象とする"モノ"によって関与する分野は異なりますが，おおまかには，図に示した分野に何らかの形で関連づけられれます．たとえば，人間（看護師）が人間（患者）をベッドから車椅子へ移乗させるような場合，"モノ"を扱うようなわけにはいきません．看護師は安全で安楽に患者を移動させ，脊柱障害を起こさないよう自身の身を守りながら介助を行わなければなりません．こうした場面を想定すると，患者，看護師両者にとって図1.4に示す心理的，生理的配慮は必ず必要となります．衝撃を与えないようにゆっくりと動かし，患者をできるだけ看護師の体幹に近づけるという動作の中には物理学（力学）の教える慣性やテコの原理が含まれています．こうした動作は安全を最重要視し，その動作を行うためには人間工学的な背景，教育や実習が必要です．このように，看護師が患者を動かすという簡単そうに見える介助においても，図1.4に示したいくつかの分野が関係しています．

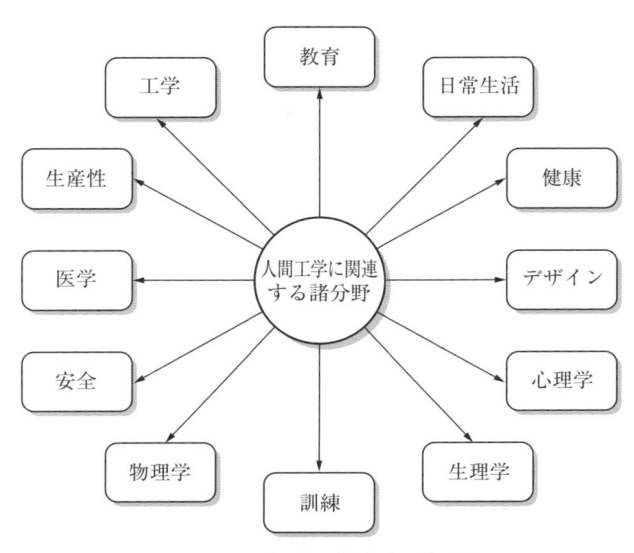

図 1.4　人間工学に関連する諸分野

1.3 人間とモノ，人間と人間の関係を考える

　人間の特性・特徴は数限りないほどあるのに対し，モノの特性，特徴は限られています．図1.5(a)は，出来上がっているモノを使用するに当たり，モノの特性をよく考えて使用すべきであることを示す図です．図中の人マークは人間の特性，立方体はモノ（物）の特性を表すものとして描いています．モノの特性の数はいくつもありませんから，人間の特性をモノに合わせることは可能です．このとき，大規模な機械であれば，モノ側の特性や特徴の数も多くなり，それだけ操作は難しくなります．それでも訓練や練習を重ねることによって人間はモノを操ることができるようになります．新しくモノを設計し製造する場合，モノの特性を人間の特性に合わせて設計・製作することが人間工学的なアプローチであり，本来の人間工学のあるべき姿なのです．

　ところが，図1.5(b)のように看護師という人間が患者という人間を介助する（操る）場合には，双方が人間であるがゆえに，双方の特性をすべて配慮し，行動しなければなりません．そうすると双方の特性の組合せは膨大な数になりますので看護・介助のやり方は非常に難しくなります．つまり，取り扱う対象がモノであれば，少々強く押したり，握ったりしても問題はありません．しかし，対象が人間となると，その扱いには十分な注意と配慮が必要になるわけです．たとえば，体位変換を行う場合，その患者に触れるべき部位に注意し，力の入れ方にも十分な配慮が必要となります．そして，その患者の病状経緯，性別，年齢，性格，体格などによって，自らその取り扱いに制約を受けることになります．また，介助される側にとっても，品物ではないので，それなりの主張もあり，看護師とある程度の妥協なり話し合いが必要であることは容易に推察されます．

　図1.6は人間と"モノ"とのかかわり方，人間工学の考え方を説明する図です．図(a)は，人間が"モノ"に興味を抱き，それに接した場合，その"モノ"にまず何らかの作用を施します．そうするとその"モノ"から何らかの反作用があることを示します．たとえば，テレビという"モノ"の電源スイッチを入れる（作用）と画像と音声が現れま

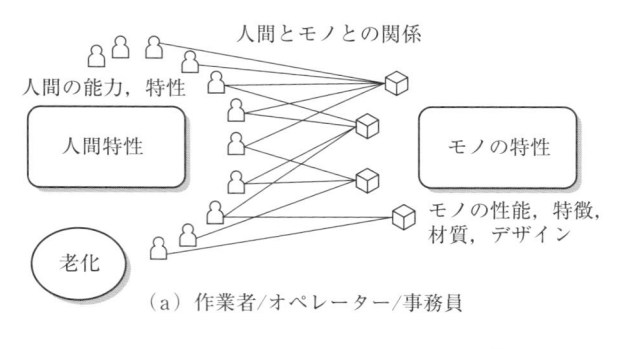

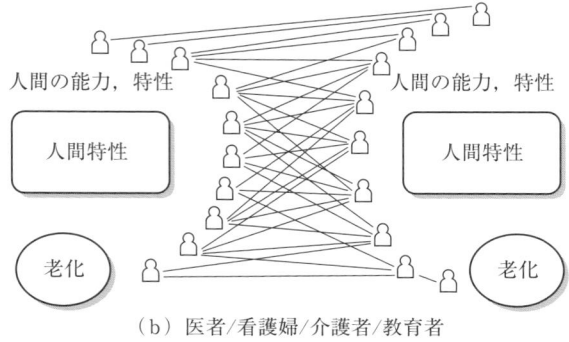

(a) 作業者／オペレーター／事務員

(b) 医者／看護婦／介護者／教育者

図1.5　人とモノの特性、人と人の特性のかかわり

す（反作用）．図 (b) は，図 (a) の"モノ"の部分を人間（たとえば患者）におき換えた図です．看護師が患者に作用（ケア）を施すと，患者の病状が回復するということを表しています．いずれにしても，主体である人間がいて，客体が"モノ"であるか人間であるかの違いがあるだけで，作用と反作用は同じような関係にあります．

図 (c) は人間と"モノ"との関係をさらに詳細に示した図で，反作用がうまくいかない場合を示します．"モノ"としては複雑な機械装置から簡単な道具や用具の類までいろいろな"モノ"があります．いずれの"モノ"に対しても，それを使用する場合には操作の方法と手順が存在します．また，使い方次第では能率が悪いとか生産性が上がらないということもあります．さらには，取り扱いが不明であれば大けがをすることも考えられます．

簡単な道具や用具を扱う場合の人間工学の考え方は，図 1.6 (a) で説明できます．それは，たとえばテレビであれば，電源の入れやすさやチャンネルの選局のしやすさが"作用"であり，画面の見えやすさ，音声の聞きやすさが"反作用"なのです．図 (d) は人間の五感，機械の五感（センサー）を通して機械を操る関係を示します．このとき，センサーの良否によっては事故をまねくこともあります．それは，たとえば，航空機が上空から着陸態勢に入り，降下してくるとき雲の中に突入すると視界がゼロになることがあります．しかし，現代技術の粋を集めた航空機には，高度計や速度計という高度なセンサー技術が取り入れられています．さらに地上からは誘導電波が発射されているので，視界ゼロであっても滑走路へ向かって確実に進入着陸が行えます．ここで，パイロットがミスを犯すとか，誤った操作をするとか，機体側に故障が生じると致命的な事故にいたります．しかし，航空機の人間工学的な設計のお陰で人間の犯すミスは極度に少なくなっています．計器類には冗長性（2 台あるいは 3 台の同じ装置を同時に働かせている二重，三重システム）をもたせ，その信頼性を十分に確保してありますので，現代の航空機はきわめて安全な乗物です．

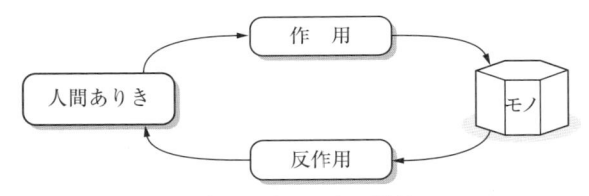

(a) 人間とモノとの関係

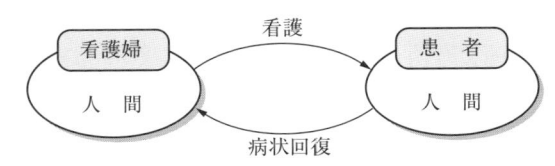

(b) 人間と人間との関係

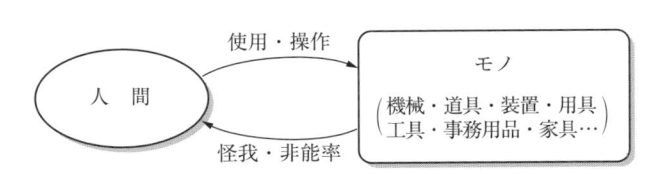

(c) 人間とモノとの関わり

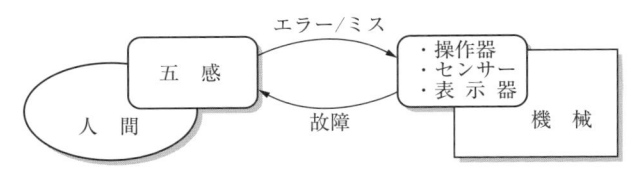

(d) 人間と最新技術との関わり

図 1.6　人とモノとのかかわり

1.4 家庭における人とモノとのかかわり

　人間工学とは人間が使う道具，機器，装置，それらを使用する過程，それをとりまく環境にかかわる科学であることを前節で述べました．これまでの人間工学は主に道具，機器，装置，使用の過程，おかれた環境などを心理学，生理学，工学デザイン，工学技術をもっていかに安全，安楽に仕事を行うかを考え，家庭においてはいかに快適に過ごせるようにするかを提案し，それを実施してきました．高齢社会を迎えた今日，こうした問題に加え，病院における看護師が患者をケアするための人間工学的配慮の必要性が生じています．高齢社会では，看護する側である看護師の年齢層も当然高まり患者の抱き起こしや移乗介助に対する負担は増加します．そのため脊柱障害を起こす可能性も高まります．

　患者や高齢者からみれば病院，施設，家庭においては安全で安楽に看護されることを希望します．一方，看護師の側からみれば，十分な看護を行うためには，患者の取り扱いにかかわる手法をマスターし，時と場合によっては用具や補助機器を導入し，自身の身を障害から守るために作業負担や身体疲労を軽減させたいと願っています．人手が十分確保されていなければ患者に満足のいくサービスはできません．患者の面倒をみる看護師の高齢化が進めば，患者をケアする場合にある程度の機械化もやむをえないという声も聞かれるようになりました．現実の問題として看護師の腰痛発生率は他の職業に比べ非常に高いのです．看護師側もこうした障害から自身の身を守るために何らかの対応策を考える必要があります．

　"……やすい"という言葉には"悩みがない"，"心のどかである"という意味があります．また，"心地よい"には"気持ちがよい"，"快活である"という意味があります．居心地，寝心地，座り心地，つかみ心地などの心地がよいとか，"モノ"に接した場合のそのものの使いやすさ，便利さ，やりやすさ，快適さ，安全性，滑らかさ，使いやすさ，握りやすさ，持ちやすさ，押しやすさ，引きやすさ，食べやすさ，見やすさ，座りやすさ，わかりやすさ，動かしやすさ，滑りやすさ，切れやすさ，走りやすさ，判断しやすさなどなどは，"モノ"を使って，あるいは"モノ"に接してはじめて人が感じる「……やすさ」です．こうした言葉が伴う品々は"モノ"に関する人間工学的な研究の成果から生まれてきたのです．

　このように考えると人間生活のゆとり，人の健康，満足，仕事の効率，能率を追求する場合にも人間工学が関与することが理解できるでしょう．さらに，人間の作業環境，生活環境，機械，乗物，機器などをはじめとし，カンナ，ノコギリなどの大工道具，ペンチ，ドライバーなどの工具や電動工具，食器や茶碗，ビンなどの器，鉛筆，ナイフなどの文具，スケール，ノギスなどの測定器具，電圧計，回路計などの測定装置などは前述した「……やすさ」にかかわるものです．こうした家の空間や構造・間取り，家電製品，機器，道具，用具などは私たちの日常生活と密接に関係する"モノ"で，それらに対し人間工学的な工夫と研究は絶え間なく行われているのです．

図1.7 (a) はドアの開閉しやすさ，図1.7 (b) は台所の食器と調理具の整理状況，図1.7 (c) は勉強部屋の空間と整理状況が人間工学の応用対象です．いずれも，開閉，調理，勉強のしやすさを人間工学的に考える好事例です．図1.8は家庭において，人間工学を応用"する"あるいは"している"場所，場面を示します．図のそれぞれは家庭の住人が人間工学的に住みやすく，使いやすいモノを示唆してくれています．

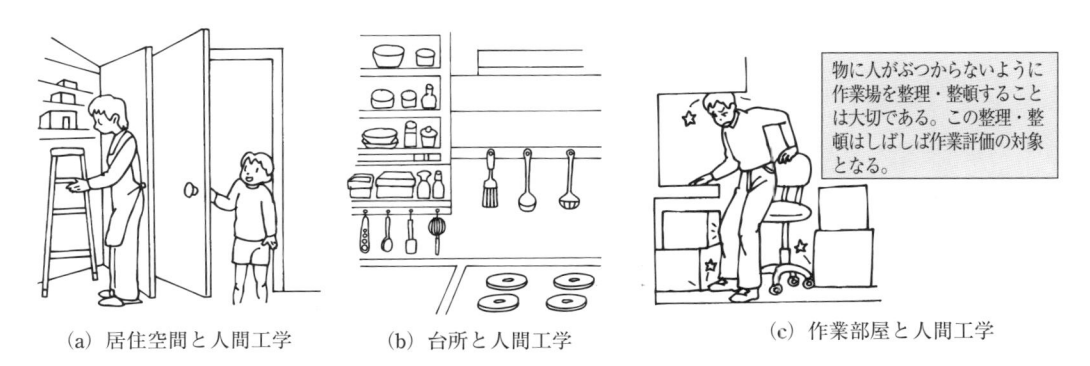

(a) 居住空間と人間工学　　(b) 台所と人間工学　　(c) 作業部屋と人間工学

物に人がぶつからないように作業場を整理・整頓することは大切である．この整理・整頓はしばしば作業評価の対象となる．

図1.7　日常生活での人間工学的な工夫

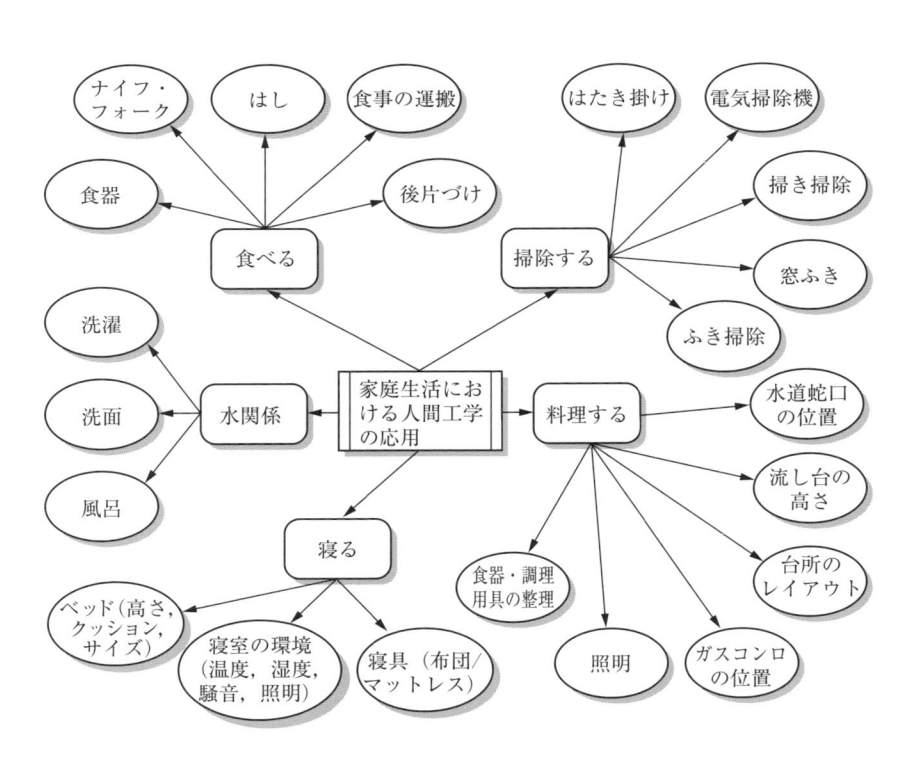

図1.8　家庭への人間工学応用

1.5 人間と機械とのかかわり

　人間の出せる力は小さく，動ける速さは遅い．しかし，知力をもっています．ところが機械（たとえば自動車）は力があっても自ら動き仕事をすることはできません．図1.9に示すように，人が自動車に乗り，それを運転すると，自らは決して動けなかった自動車は強力な力とスピード能力を発揮し，人間には決して真似できない速さ，重くて持てない大量の荷物を運搬できるようになります．

　このように，自動車をはじめ，列車，航空機，船舶などの乗物は，そこに運転者あるいは操縦者という人間が存在してはじめて，人間の能力を上回る力，速度，搬送能力を発揮できます．こうした乗物は，人間の能力を拡大し，人間と機械が一体になってはじめてその能力を発揮できることから，人間―機械系（マン―マシンシステム）といわれています．

　表1.1は，人間の特徴と機械の特徴とを比べたものです．このように比べてみると，両者の長所や短所がよくわか

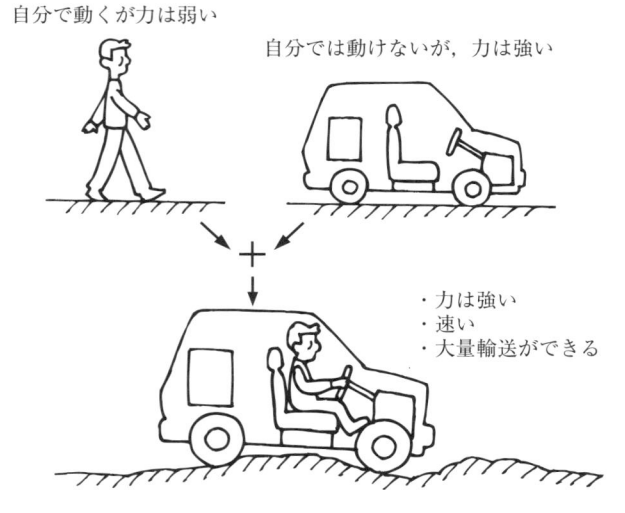

自分で動くが力は弱い

自分では動けないが，力は強い

・力は強い
・速い
・大量輸送ができる

図1.9　自動車は人間―機械系

ります．お互いの欠点を補いあうために，人間と機械が一体となった人間―機械系は，人間の能力を拡大することがよくわかります．身近な例として図1.9に自動車の例をあげました．そのほか小規模な人間―機械系として自転車，車椅子，ストレッチャーがあります．それらは自らの動力はもっていませんが人間―機械系の一種です．この場合の動力は人間です．一方，小型の動力を使ったものに病院のギャッジベッドやリフターがあります．

　"何かこと"を行う場合，人間自身が行うとよい場合，機械が行うほうがよい場合，人間―機械系として行うほうがよい場合とがあります．人間ができないことを機械にやらせるという考え方もあります．つまり，顕微鏡やマイクロマシンのような極微の世界，超大型船舶やジャンボジェット機のような超大の世界，ロケットや高速乗物のような高速度の世界，宇宙や海底のような自然の世界，ブルドーザーやクレーンのような力拡大の世界，望遠鏡や無線電波のような遠方の世界などのように機械の力を借りて，はじめて人間が事をなせるようになり，見えないモノが見えるようになりました．

　次に人間の身につける身近な"モノ"で，人間機能を拡大あるいは補ってくれる"モノ"を考

えてみます．身につける"モノ"では視力を補うメガネ，聴力を補う補聴器があります．また，歩行時の足をけがから守る履物（靴）があります．計算能力を補うそろばん，電卓，情報伝達の距離を縮める電話，ファックスがあります．これらは小規模ですが一種の機械といえます．

　直筆で字を書かずにコンピュータ（ワープロ）を使うことが多くなりました．それは，義手や義足が手足の機能を補ってくれるのと同様に，コンピュータのワープロは手書き文字の不具合さを補ってくれる機械と考えることができます．生活の中では，暖房機やクーラーがあります．これらは環境を補う機械です．また，劇場にいかなくても映画や音楽を楽しめるDVDやテープレコーダがあります．また，家に居ながらにして世界の景色やニュースを瞬時に見られるテレビがあります．これは，世界旅行の代理のようなものとも考えられるのではないでしょうか．

　人間の特性，サイズが決まっている中で，使いやすい機械，操作しやすい機械の設計が望まれます．さらに使用環境においてはできる限り振動や騒音が少なく，安全が確保され，操作しやすい機械となるようにしたいものです．また，その機械を使用して疲労したりストレスを感じさせたりしないようにし，仮に誤って操作しても事故には至らないような工夫もしたいと願います．こうした願いは，人間工学によってかなえられているのです．

表1.1　人間と機械の特徴を比較する

人間の特徴	機械の特徴
学習能力がある	自ら学習能力をもたない
融通がきく	発揮できる力は大きい
異なる活動ができる	速い動きがとれる／速い応答ができる
総合判断ができる	性能の恒常性がある
選択的な判断ができる	耐久性が高い
問題解決能力がある	信頼性が高い
光，音などを同時に感じ，それに応じた行動がとれる	人間が検知できない超音波や赤外線を検知できる
微弱な光や音を検知できる	連続に運転可能である
作業手順を即決し実行する能力がある	大きな力を円滑にかつ正確にだせる
大量の情報をたくわえ，適時に関係事項を引き出せる	計算能力は抜群に速い
帰納的推理力がある	異なった機能を同時に実行できる
概念を発展させる方法を作り出せる	疲れず，飽きずに作業を実行する
下肢で移動する	車輪で移動する
方向性がない	方向性がある
障害の可能性がある	破壊の可能性がある
構造はある程度変化するが作り変えられない	構造は一定不変で固定的である

1.6 人間と家具の寸法について

毎日使う机，椅子，洗面台，ベッドなど家具や調度品のサイズや高さは使いやすくないと，長時間使っていて疲れてきます．これらの品はいったん購入すると半永久的に使用し続けるものなので，求める際には慎重になります．人の体格は様々であり，人は成長するので，誰の体格でいつの時点の寸法に合わせてモノの寸法の設計をするのがよいのかは，よく考える必要があります．杖は障害を受けていない限り子供あるいは健常者は使わないでしょう．普通には足腰が弱ったお年寄りが使用します．杖の長さは身長を考慮して決めます．身長は大きい人，小さい人がいるので，杖を作る側では多くの人が使う平均長さを中心にいくつか長さの異なるものを準備します．それに加え，女性，男性で好みも異なるでしょうから色や形も各種揃えてあります．一般に杖の長さは「(身長÷2)＋2cm」といわれています．人間は精密機械ではありませんので，多少の違いは，あまり気にしなくてもよさそうです．杖を手に持って自分にあったものを選択すればよいかと思います．大まかでもよいのですが，このような寸法の約束ごとがないと作るほうも使うほうも迷います．杖の長さは，正確には使用する靴の高さによっても変わってくるので，いつも履いている履物に合わせて測るとよいと思います．

以上述べたように，人間が使用するものにはいつでも寸法が関係してきます．人のサイズは変えられませんがモノのサイズは変えることができます．人のサイズにモノのサイズを合わせて作るということは，まさに人間工学的発想です．私たちの身の回りにある品々はすべて，使ってみて，安全で使いやすい工夫がなされています．

- ドアノブの高さ → 肘の高さ
- 洗面所の鏡の位置 → 目の高さ
- 食器棚の最上段 → 手を伸ばして届く高さ
- ベッドの長さ → 背の高い人を基準
- 出入り口の高さ → 背の高い人を基準
- 水飲み噴水の高さ → 背の低い人

以上は普通に考えると当たり前のことです．ここで背が高いとか低いといってもどの程度だか不明です．そこで，誰を基準にモノの寸法を決めるのかといいますと，一般に想定されるユーザの90％の人が使えるようにモノの高さや幅などの寸法を決めて設計されています．身体の小さい人の5％および大きい人の5％は，やむを得ず90％の人が使える寸法に合わせざるを得ません．身体の大きい人であればLLLサイズがありますので，それを選ぶことになります．

洗面台あるいは流し台の高さは身長によって異なり，ほぼ「(身長÷2)＋5cm」が使いやすいといわれています．しかし，まな板の厚みや履物の高さによっても使いやすさは違ってきますので，

この値は目安であって使う人の好みで多少のずれは許されるでしょう．洗面台のシャワーで洗髪するような場合は，洗面台の高さと身長があっていないと，ひじを伝って水が床に垂れてきます．例えば，大人に合わせた洗面台を子供が使用するような場合を考えれば，このことが理解できるでしょう．このようなわけで，洗面台の高さは家族の中で一番背の低い人の背の高さに合わせるとよいようです．以前の洗面台の高さは72cmが普通でしたが，今では日本人の平均身長が伸びため75cm，80cmが主流になってきています．この75cm〜85cmの範囲をボタン1つで上下可能な洗面台もありますので，これを使用するなら前述した背の高さによる使いにくさの問題は解消されます．こうして，使いやすいように合わせられる工夫こそ人間工学的発想です．

　事務用机の望ましい高さは，70cm前後です．高さが調節できる机が使えるなら，肘が上がらずに楽な姿勢に保てるようにすることです．コンピュータを使う場合，手をキーボードに楽に置ける高さに調節するとよいでしょう．高さが調節できない高めの机は，椅子を高くして机を使いやすい高さに合わせ，浮いた足も高くするために足置き台を使用するとよい姿勢を保つことができます．図1.10は，身長に対する机の高さと椅子の高さの関係を示します．例えば，身長が170cmの場合，図1.10より机の高さ72cm，椅子の高さ42cmと読み取ることができます．この高さに机と椅子が選べるなら，正しい姿勢を保てますが，これはあくまでも目安で，このような値にしなければならないというものではありません．

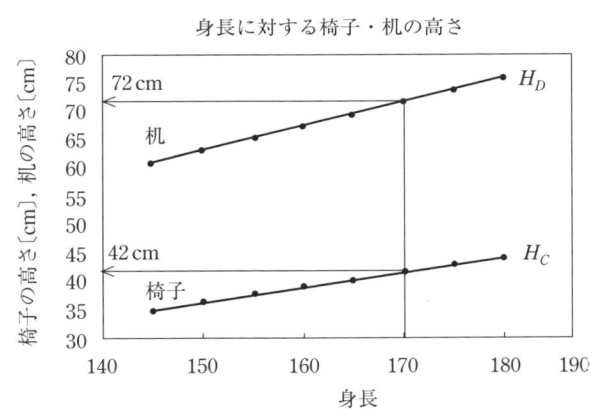

（a）身長に対する椅子と机の高さの関係

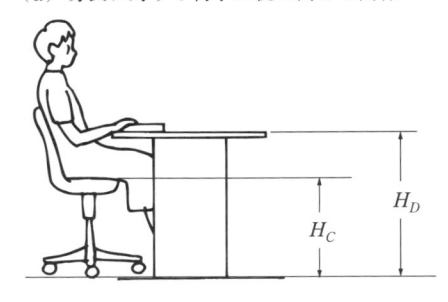

（b）座位姿勢

図1.10　椅子の高さと机の高さ

1.7 人と人とのかかわり

　これまで，人間工学は人間の心理，生理あるいは人間の能力の限界を考慮して，人が使うモノに対して安全で使いやすいモノを求めてきました．扱う対象がモノ（ハードウェア）ではなく，人間の場合を考えてみましょう．医師，看護師，介護士，教育者は，人間を対象とする職業です．ここでは，看護師に焦点をあてて説明します．

　図1.11は，看護師，患者，モノ（医療機器など）の枠組みを示します．この図を見て明らかなように，患者の容体を見るためにはいろいろな検査・医療機器を使うので，患者と看護師の関係だけでなく，こうしたモノにも考慮する必要があります．モノはこれまでに述べたように使用する人間にフィットし安全で使いやすいことを目指して設計されてきました．看護師が使う医療機器にあっても重くて，持ちにくく，使いづらいものであるなら，患者に危害を与える恐れもでてきます．

　図1.12は人に影響を与えたり影響されたりする要因を示します．機械にはないこのような特徴が人間にはあるお陰で，他の人との交流がうまく行え，社会で活躍できるのです．人間が社会で活動できるのは，図1.13に示す要，つまり腰部があるからだといえます．人間がもしもこの腰部を持たない単なる丸太状の人であったなら，常に立った状態です．そうすると前屈ができませんので，机や椅子に座る姿勢では仕事や勉強ができず，限られたことしかできません．

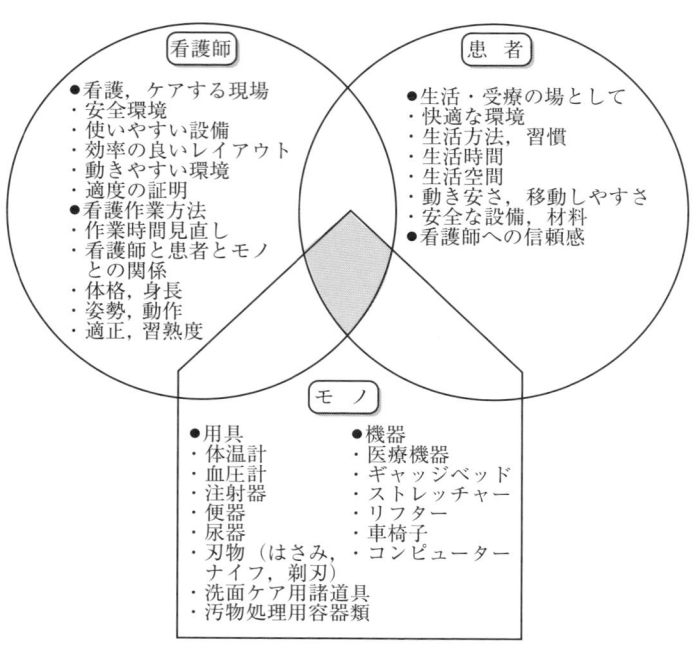

図1.11　看護師とモノと患者のかかわり

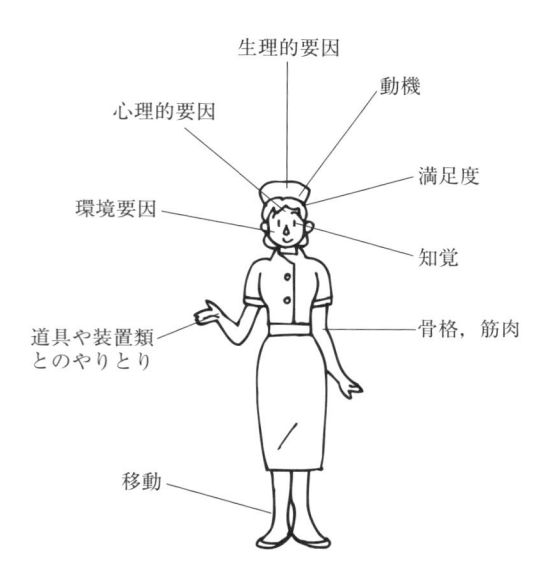

看護師
- 看護，ケアする現場
- 安全環境
- 使いやすい設備
- 効率の良いレイアウト
- 動きやすい環境
- 適度の証明
- 看護作業方法
- 作業時間見直し
- 看護師と患者とモノとの関係
- 体格，身長
- 姿勢，動作
- 適正，習熟度

患者
- 生活・受療の場として
- 快適な環境
- 生活方法，習慣
- 生活時間
- 生活空間
- 動き安さ，移動しやすさ
- 安全な設備，材料
- 看護師への信頼感

モノ
- 用具
- 体温計
- 血圧計
- 注射器
- 便器
- 尿器
- 刃物（はさみ，ナイフ，剃刃）
- 洗面ケア用諸道具
- 汚物処理用容器類
- 機器
- 医療機器
- ギャッジベッド
- ストレッチャー
- リフター
- 車椅子
- コンピューター

図1.12　作業能力を高めるいろいろな要因

- 生理的要因
- 動機
- 心理的要因
- 満足度
- 環境要因
- 知覚
- 道具や装置類とのやりとり
- 骨格，筋肉
- 移動

腰があるお陰で，図に示したように立つ，歩く，座る，物を持ち上げる，遊ぶ，寝る，作業するといういろいろなことができるのです．この大切な腰を痛める機会が多いのは，看護師です．その理由は，ベッド周りの患者をケアする場面が多いため，前屈を余儀なくされるからです．前屈するだけならよいのですが，前屈した状態で患者の体位変換を行うと，そこでは手に力が入るので，それが原因で腰部に大きな負担がかかってきます．この負担が，腰痛を生じる原因となっています．前屈すると腰部に負担がかかるという理屈については第3章以降で詳しく説明します．

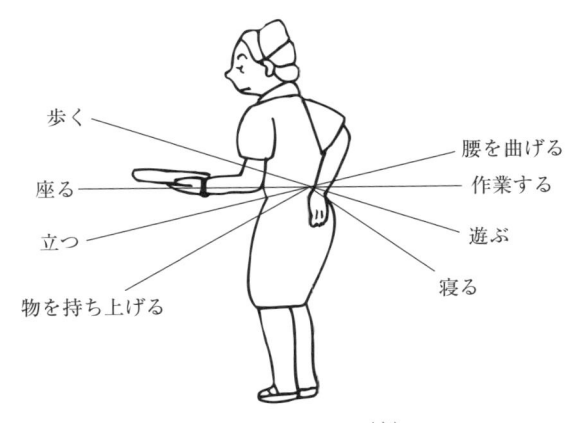

図1.13　腰部は看護の要（かなめ）

　図1.14は，小さな子供を持ち上げるという育児の一場面を示しています．図(a)は膝を曲げず立ったまま腰を曲げて子供を持ち上げるので，軽い子供とはいえ腰部にとっての負担は大きくなります．図(b)は座ったままでの抱き上げですが，これも腰部にとってはあまり好ましいとはいえません．図(c)は一番よい抱き上げの方法です．それは，膝を曲げ上体を下げて子供を近づけて持ち，立ち上がるときには両足の大きな筋肉の力を使うからです．ここでは，子供の持ち上げについて述べましたが，看護動作では大人の患者を持ち上げるという過酷な場面もありますので，看護師の腰部負担は場合によっては非常に大きくなります．このような負担を減らす方法にボディメカニクスの技術があります．それについては第4章，第5章で詳述します．

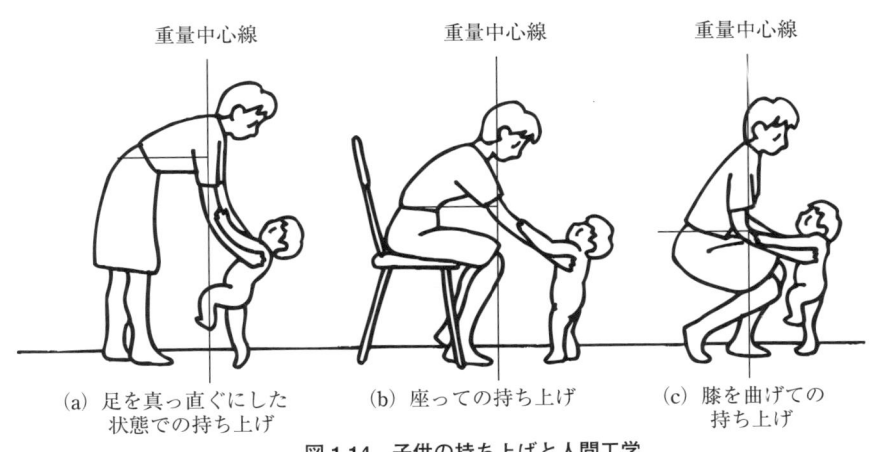

(a) 足を真っ直ぐにした状態での持ち上げ　　(b) 座っての持ち上げ　　(c) 膝を曲げての持ち上げ

図1.14　子供の持ち上げと人間工学

人と人とのかかわり

1.8 看護業務と人間工学

　人と人とのかかわりのある教育では，教室という場において先生は一人で何十人という学生を対象に話しをします．一方，看護は教育と同様に人を対象とする仕事ですが，看護師の場合は，一人の患者と一対一で対応しながら看護業務を行います．ここでは，看護師が患者とかかわる様子について考えてみます．図1.15 (a) は，医師と看護師が一緒に回診している様子を示します．この場面を人間工学的に考えると，医師は台車上の医療器具，薬品類を間違いなくしかも手際よくつかみ，それを患者の患部まで運び治療します．看護師はこの様子を見ながら，医師が次に使用する医療器具や薬品の手配と準備をします．こうした医師と看護師のやり取りが間違いなく行われるために，看護師は次に使用する器具，薬品を選定し医師がとりやすい位置にそれらを準備します．こうした配慮をすることによって医師は間違いなくすみやかに治療することができます．このような看護師の作業は人間工学的といえ，医師が的確に作業を進めるために重要な支援です．

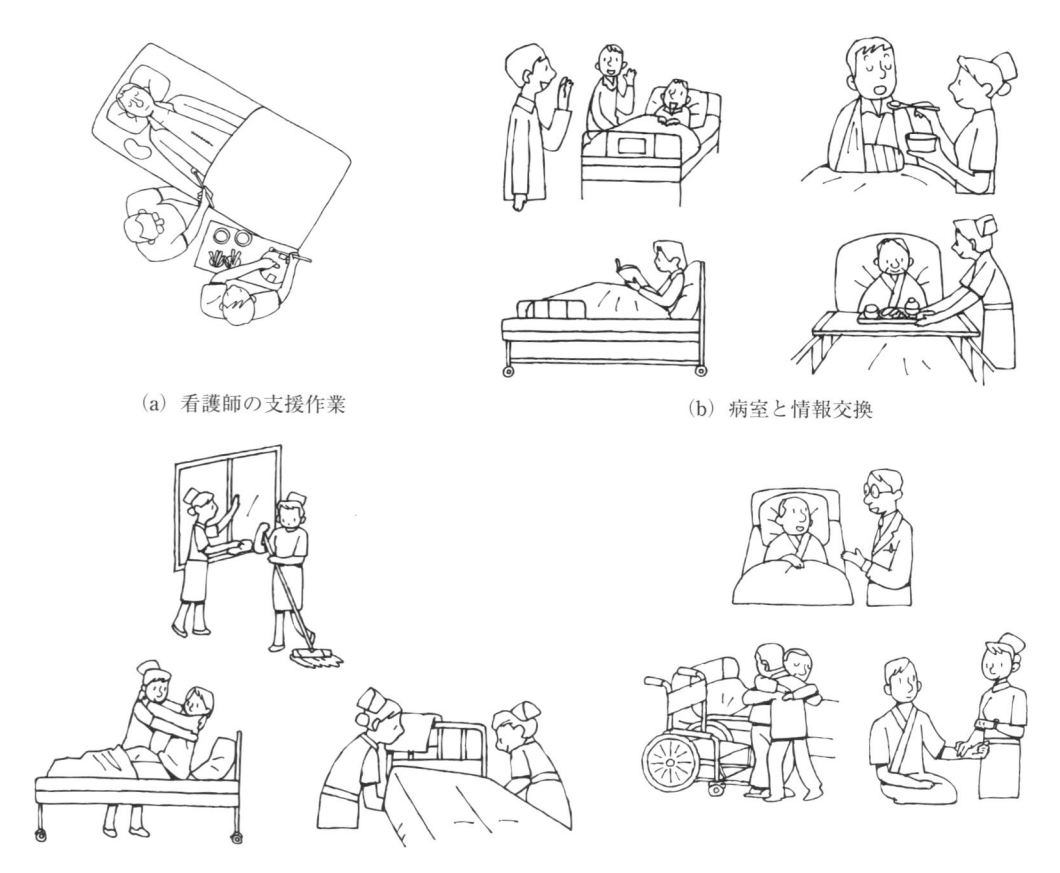

(a) 看護師の支援作業

(b) 病室と情報交換

(c) 環境整備と情報交換

(d) 患者対応と情報交換

図1.15　看護業務の中の人間工学

図1.15(b)は病室の様子，図(c)は環境の整備　図(d)は患者との対応の様子を示しています．これらの図にある看護師の働く姿をみると，器具，食器，ベッドなどに触れる手作業，患者の手や背中に触れる手作業，患者を抱き起こしたり持ち上げたりする力作業と様々な看護業務の一端をうかがい知ることができます．このほかにも，看護師の作業には聴診器，体温計，血圧計，注射器など検査器具や治療具に触れながら作業をする場面がたくさんあります．さらに，医師とともに診療・治療業務の支援，患者を検査室や会計事務室まで誘導する業務，ナースコールによる突然の病室訪問と患者の処置，患者バイタルサイン・データの整理など目に見える業務，目に見えない業務が山積しています．

　図1.16(a)はインキュベーター内新生児の様子を観察している様子です．この場合は，新生児がインキュベーター（保育器）内で異常を起こしていないかを目視で確認することと，新生児の姿勢の乱れを正すという作業です．これは看護師とものを言わない新生児とのかかわりです．図(b)(c)は看護師の打ち合わせと申し送りの様子です．この場合，言葉による情報交換と文字や数字による記録の申し送りがあります．このとき，言葉による情報では相手に上手く伝えられないこともあります．そうした場合は絵を描きそれで相手に説明，それでも相手に理解してもらえないなら実物を示すとか，場合によっては現場まで同伴してもらい実物で状況を説明します．これが一番よい情報の伝達です．

　図1.17は受付，薬局，待合室の様子です．看護師は，こうした受付，薬局，待合室にも関係するので，ここでの情報のやり取り，言葉の使い方などには十分な注意が必要です．

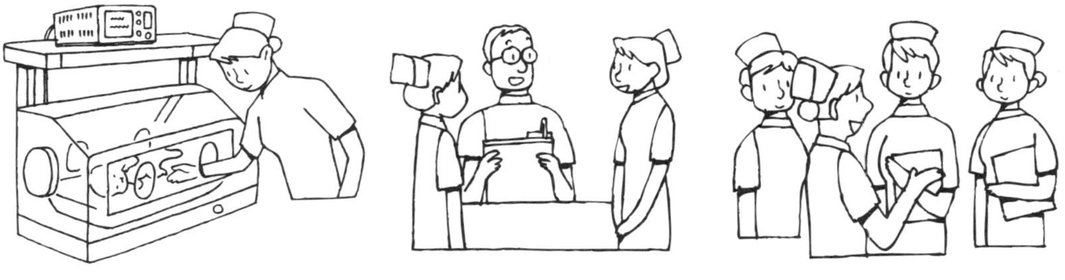

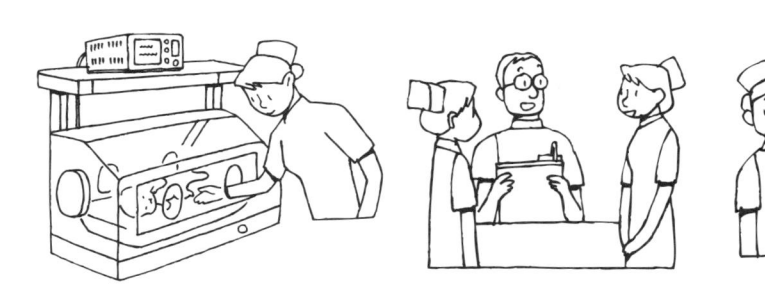

(a) インキュベーターの観察　　(b) 医師と看護師の打ち合わせ　　(c) 看護業務の申し送り

図1.16　看護師の打ち合わせ・申し送りと情報

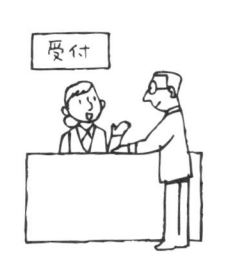

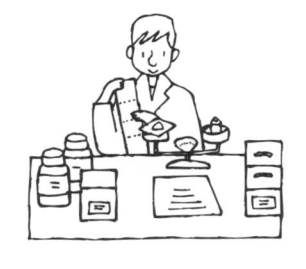

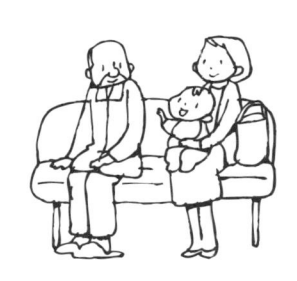

(a) 受付　　(b) 薬局　　(c) 待合室

図1.17　受付・薬局・待合室と人間工学

1.9 看護人間工学とは

　私たちの身の周りには様々な機械や技術，環境が存在します．その多くは人間自身がより便利で快適な生活を送るために用意されていますが，そうした機械や技術の中には，使いこなすのが難しく，かえって不便を強いられているものも少なくありません．そこで，人間に優しい技術，使いやすい機器，人間の能力にふさわしい用具・技術・環境条件を研究し，より安全な製品の開発，快適な仕事や住まい環境，高齢者に優しい環境，使いやすい情報機器，ストレス対策に役立てようとする学問領域があります．それは人間工学です．

　病院は，患者にとって治療の場であると同時に生活の場でもあります．そこで働く看護師の作業環境や安全性についての研究・啓発活動，病床環境の快適性（安全・安楽）の追求が求められています．患者の安全，安楽をベースにして，病院で働く看護師の健康と安全を確保するための研究，啓蒙・啓発活動が看護人間工学といえます．

　図1.18に医療のむかしといまの様子を示します．図に示したように昔は患者の容体を確認する場合，医師や看護師の五感が頼りでした．ところが，現在では医療，工学技術が進歩したお陰で患者の容体を看るために医療機器（ME機器）が使われています．そのため医療従事者は，複雑な機器であるME機器を扱う機会が多くなりました．最近では患者の病状観察はME機器に頼ることが多く，図のように患者を看ることはまずはME機器による検査から始まります．得られたデータはコンピュータで処理・表示され，写真や数値，あるいはグラフで表現され，その結果を医師が見て病状を判断するようになりました．

　図1.19は看護師をとりまく環境を簡単にまとめました．これをみるとわかるように，看護師自身の特性・能力，患者や同僚との対人間関係，働く病院の作業環境，看護師が操作するME機器などとのかかわりがあります．自身と患者，同僚，周辺環境，使用ME機器とのかかわりを十分理解して働く必要があります．

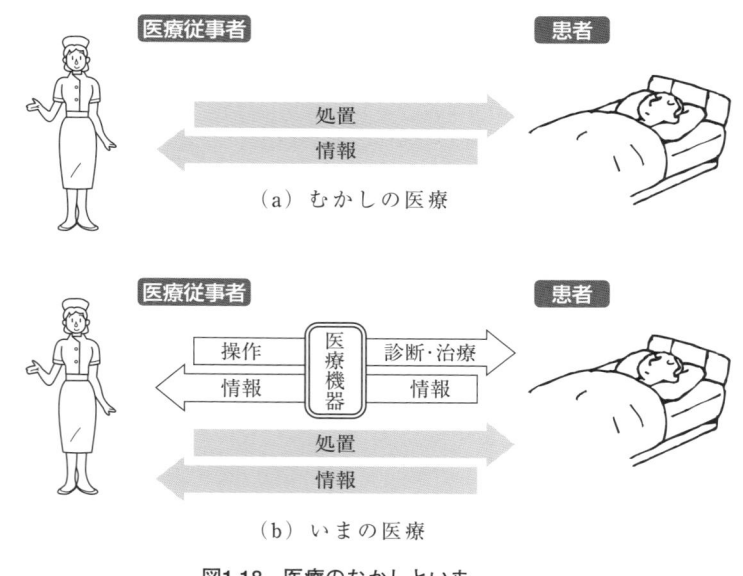

図1.18　医療のむかしといま
（a）むかしの医療
（b）いまの医療

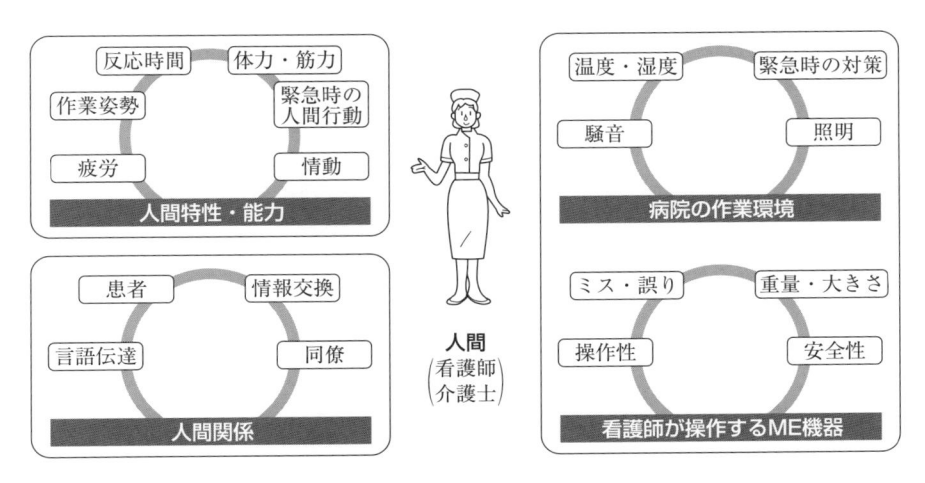

図1.19　看護師をとりまく環境と人間工学

　図1.20は，看護人間工学に関する患者の課題，看護師の課題，患者と看護師の課題をまとめたものです．患者に限ると患者の姿勢・動作，日常生活行動の拡大，精神・ストレス・安楽，寝具・枕などの課題があります．さらに，看護師に限ると作業姿勢・動作，ME機器の扱い，業務・実践能力，コンピュータを含む電子機器の扱いなどがあります．また，入院患者の生活の場としての病院・病室の温度・湿度環境，看護師の作業場としての病院環境，患者と看護師の人間関係，患者とのコミュニケーションなどと人間工学的に考えると多くの課題があることがわかります．これらをすべて解決するわけにはいきませんが，例えば，看護師の作業姿勢・動作の改善やME機器の操作法，病室環境の改善などは実施に移すことは可能です．

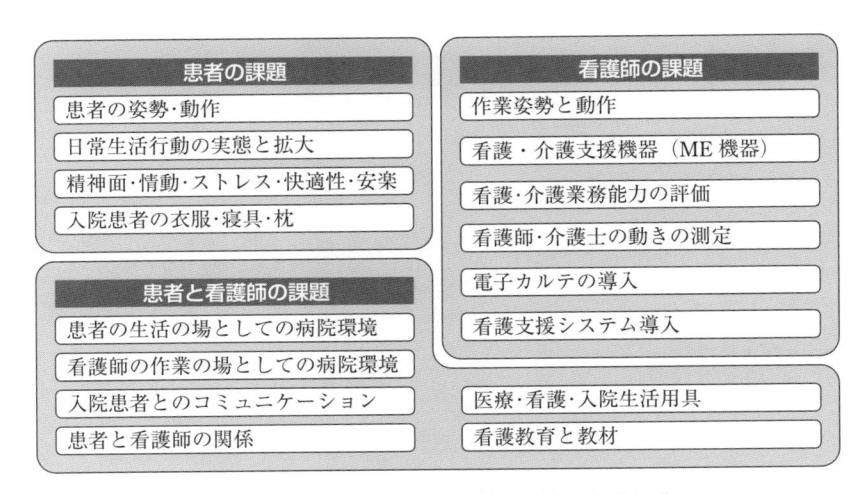

図1.20　看護人間工学に関する課題のかずかず

1.10 患者の移動・移乗と看護人間工学

　看護の現場では，シーツ交換時に前屈する，あるいは乱れた姿勢を正す場合に臥床患者を数十センチ程度ベッド上で移動することがあります．また，ベッドから車椅子へ移乗する場合もあります．ここで，移動というのは，ベッド上で動かすことをいい，ベッドから車椅子のように異なる場所に動かす場合を移乗といって区別しています．図1.21は患者を移動あるいは移乗を行う場合の基本的な注意事項をまとめて示してあります．ここで，動かす前にどのようにどこまで動かすかということをあらかじめ計画しておく必要があります．この計画をここではプランと名づけています．また，ボディメカニクスというのは，第3章～第4章で述べるような患者移動・移乗の技術をいいます．ベッド上の重い患者を前屈しながら動かすと介助する看護師の腰部にはどの程度の力が加わるでしょうか．それは，想像以上に大きい値なのです．詳しくは第3章以降のボディメカニクスの項で述べますが，体重の4倍～6倍もの大きな力が仙骨部にかかるのです．この値は，例えば看護師の体重が50kgであるとするなら，なんと200〔kgf〕～300〔kgf〕の力となります．幕内力士の平均体重は150kgといわれていますので，一人のお相撲さんの体重以上の力が腰にかかっていることになります．

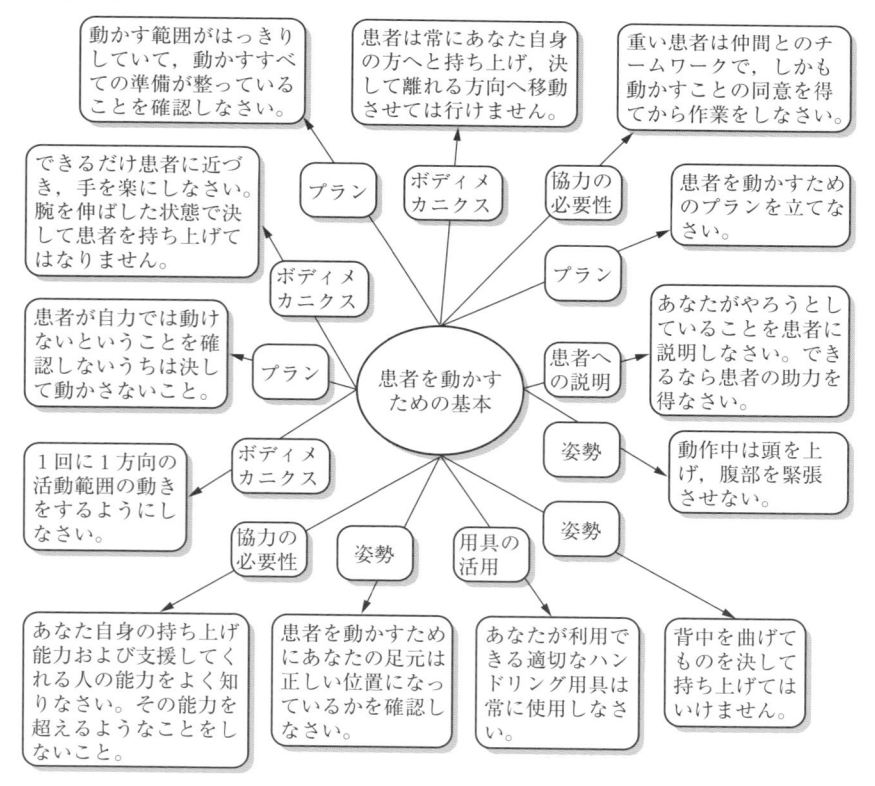

図1.21　患者を動かす力作業の基本

以上述べたように，看護師の腰部には作業姿勢にもよりますが，信じられないような大きな力がかかる可能性があるのです．それに対抗して看護師自身が脊柱障害から身を守る必要があります．その一つの方法がボディメカニクスの技術です．また，障害から身を守るためには補助具の使用も考えられます．表1.2はそのための補助具の種類を示します．図中で体位変換・移乗と書かれたものと，移動と書かれたものの一部の補助具がそれです．

看護を支援するために多くの道具や用具を使用します．表1.3は看護業務でよく使用される機器の使用目的とその道具・用具を示します．人間工学は，モノとのかかわりを研究し，安全で使いやすいモノを生み出すために発達してきました．こうしたモノを作り出し，それを使い，使いやすいという評価を得るための手法に人間工学が要求されます．得られた評価によって，悪ければ改善することになります．良いか悪いかはユーザが決めるので，使用上のユーザの声は重要なのです．人間工学のイメージについて分野の異なる人に尋ねると，図1.22に示すようないろいろな回答が寄せられます．したがって，誰でもが人間工学者になれるチャンスがあるといえます．

表1.2 看護師・患者の動作を支援する補助具（用具と機器）

看護師の力を補助する道具		患者の自立を補助する道具	
電動ベッド	体位変換	電動立ち上がり補助椅子	体位変換
スライディングシーツ	体位変換	モンキーポール	体位変換・移乗
介護ベルト	体位変換・移乗	手すり	体位変換・移乗
リフター	体位変換・移乗・移動	トランスファボード	移乗
トランスファボード	移乗	(電動) 車椅子	移動
車椅子	移動	杖	移動
ストレッチャー	移動	歩行器・シルバーカー	移動
スロープ	移動	自助具 (コップ，皿，スプーン，箸など)	その他
特殊浴槽	その他	マジックテープ付き下着	その他

表1.3 医療機器の使用目的

道具の使用目的	道具の例
患者の生命を守るため	人工呼吸器，電気的除細動器，吸引器
治療のため	ネブライザー，輸液ポンプ，牽引，テープ類
患者の体を調べるため	血圧計，体温計，聴診器，打鍵器
患者の生活を補助するため	ベッド，床頭台，寝具，ポータブルトイレ，車椅子
患者を安楽にするため	湯たんぽ，氷枕，安楽枕，エアマット，ムートン
患者の自立を助けるため	杖，歩行器，手すり，電動ベッド
観察を助けるため	心電図モニター，酸素飽和度測定器
看護師の身体負担を少なくするため	高さ調節付きベッド，リフター，トランスファボード
情報収集・伝達を助けるため	ナースコール，文字盤，パソコン，端末機

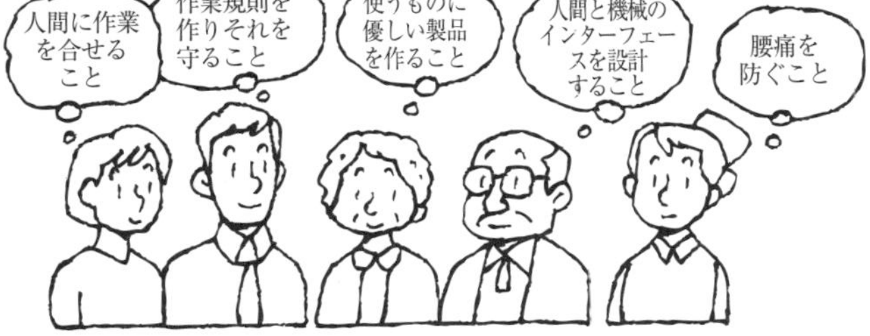

図1.22 人間工学のイメージは人それぞれ

章末問題

1.1 商品・製品で人間工学的に優れているモノの例をあげ，その優れている点を説明せよ．

1.2 電卓キーあるいはコンピューター・キーボードのキー配置がメーカーによって異なるとしたらどのような問題が発生するかを考えよ．

1.3 人間−機械系の例として自転車と自動車を取り上げた場合，両者の違いを人間工学的に考察せよ．

1.4 人間工学に安全，心理，デザインの分野が含まれるのはなぜか．

1.5 人間工学というのは，どのような学問であるか．

1.6 一般家庭の台所，居間，寝室において，人間工学的に優れているモノを各3つずつあげ，その優れた理由を述べよ．

1.7 家庭，学校，職場，公共の場などで人間工学的に問題があるところに気がつけばそれについて述べよ．それらに改善すべき点があるなら，そこを説明せよ．

1.8 看護人間工学は人間工学とどのように違うのかを述べなさい．

1.9 身のまわりの道具，用具，文具などに関し，以下の項目を評価せよ．
　(1) 使いやすさ
　(2) 使いにくさ
　(3) 人間の特性に合わないところ
　(4) 使いにくさから生じる問題点

1.10 人間がモノを使う場合，どのようなことに気を配るか．具体的なモノの例をあげ，それについて人間工学的な観点から説明せよ．

1.11 自転車や自動車のように動くモノを設計する場合，人間工学的に考慮すべき点を列挙せよ．

1.12 航空機や原子力発電所のように複雑な設備と人間工学の関係は密接であるという．それはなぜか．

第2章

人間のすばらしさと物・人とのかかわり

　人間の五感はすばらしいものです．この五感と手・足が組み合わさり，人間はさらにすばらしい創意と工夫が行えます．硬い物を扱う人間，軟らかい人を扱う人間，このような物と人，人と人とのかかわりには創意と工夫が必要です．本章では，人間が物に対応する場合，人間が人間に対応する場合についてどのような問題があって，それをどうして解決するのかを考えます．

2.1 五感のすばらしさを考える

　人間型の機械といえばまずロボットを思いうかべることでしょう．このロボットに人間の五感に対応するセンサー（視覚用光センサー，関節角センサー，近接センサー，接触センサーなど）がついていないとどうなるでしょうか．例えば人間の目に相当する光センサーがなければ，ロボットはどこへ進んでいってよいかがわからないでしょう．ロボットの関節部に角度センサーがなければ手や足は動くでしょうが，何度曲げたかがわからないのでどこかにぶつかって止まるでしょう．このように機械のセンサーにはロボットの暴走を防ぎ，ロボットを望み通りに動かしたり止めたりしてくれる重要な役割があります．人間の場合も同様で五感のひとつでも失うと思うように動けなくなるか，あるいはどこかにぶつかるようなことが起こります．夏の海辺でよく行うスイカ割りは，目隠しをしたとたんにどこへ進んでよいかわからなくなります．また，目隠しをしたら，まず，自転車には乗れなくなるでしょう．人間の五感はすべて大切ですが，なかでも目は上述したように最も大切な五感のひとつです．

　図2.1は人間の五感のすばらしさを考えるために，五感が検知するいろいろな情報をまとめてみました．視覚，聴覚，臭覚，触覚，温覚，痛覚などの感覚器官を持ち合わせた人間は，機械にはとうてい真似できず，神様が創造したとしか思えないほどすばらしいのです．車を運転するとわ

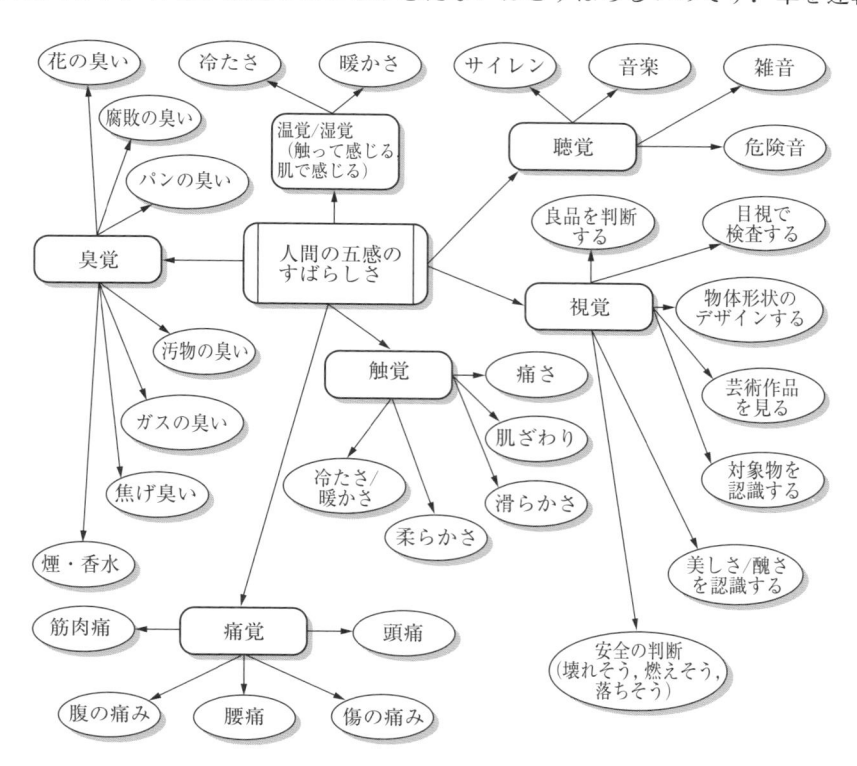

図2.1　すばらしい人間の五感

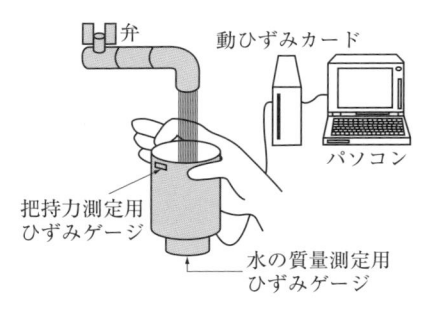

かりますが，運転者は前方の安全を目で確かめます．その目は左右上下と見回し，障害物，対向車，道路状況，信号機，速度計，カーブなど常時周囲の状況をキャッチしながら車を走らせています．一方，手はハンドルやクラッチを操作し，足はアクセルとブレーキを交互に使い分け安全で快適な速度を保つように運転しています．こうした，周囲の状況を観察し，その状況判断を瞬時に行い，それに基づいて手足を動かすという機械ではまねできないことを行っています．運転中，後ろから救急車が迫ってくればサイドによけ，踏み切りに差し掛かり警報音を聞けば停止させる，というようなこともあまり意識しなくても行うことができます．これは聴覚の活躍です．

図2.2 水を注ぐとコップを持つ力は変わるか

　お風呂のお湯を沸かすという行為を考えても五感のすばらしさがよくわかります．まず，風呂の湯船に水を張ります．その水位は視覚で確認します．水道を出しっぱなしにしても，オーバーフローすれば，水音でそのことがわかるので急いで止めます．ガスに火をつけお湯が温まってくれば，手を湯に入れ適温かどうかを確かめます．手は温度計の役割を果たします．ガス漏れがあれば，においを感知し直ちにガス栓を閉めるでしょう．このようにいかなる行動を起こすにしても五感が活躍し，安全で快適な状況を考慮しながら行動をとっています．

　ここで，圧覚のすばらしさを紹介しましょう．図2.2は水道の水をコップで受けている様子です．このコップを握る指の力を測定しました．結果は，図2.3(a)に示すようにコップに入ってくる水の量に比例して握る力を変えているのです．当初，人間は楽をしようとしますから，コップの握り力は一定かあるいは途中で数回握り力を変える程度かと思っていたので，驚いています．

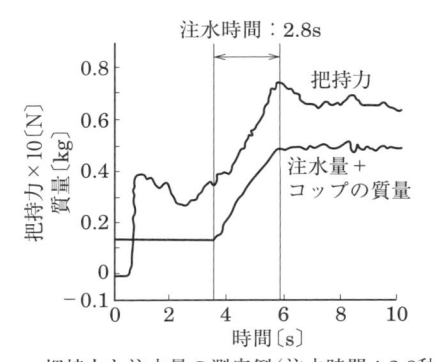

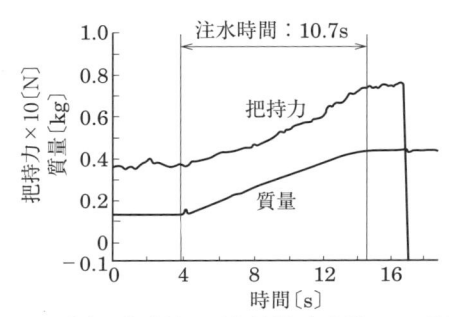

(a) 把持力と注水量の測定例

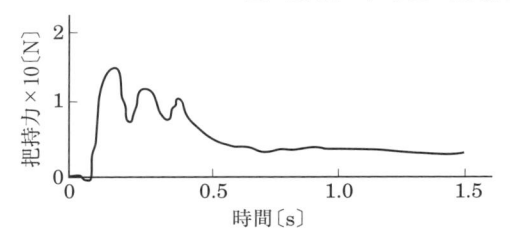

(b) スーパーボール受け止め時の把持力測定例

図2.3　注水中のコップとスーパーボール受け止め時の力

2.2 手・足の役割を考える

　物を作る製造業者は，道具や機械装置などのモノを使って物を作りますので，作業対象は必ず物です．ところが，看護職は患者と接し治療・介助することを主たる業とします．そして，鑷子，鉗子，血圧計，注射器，その他各種のバイタルサイン測定機器類も扱うので，看護職は人とモノの両方を扱う職業です．図2.4は手を働かせる作業・動作の一端を示します．看護職は図に示したような手作業に加え，患者を抱き起こしたり，治療したりするために手や腕の作業が加わります．

　看護師は病弱な患者という人間を対象とし，その人を快復させることが最終目標です．快復させる過程で使用するモノは補助的であって，看護師の手で患者を快復させることができるならそれが一番よいわけです．それができないので，手とモノ（ME機器）を図2.5のように両立させて治療を行うわけです．そのために，看護業務で使う機器や用具は，安全性，使用性に優れたモノが要求され人間工学的な配慮が十分なされています．看護師は上述の機器，用具というモノを扱い患者をケアする反面，図2.6に示すように患者をベッドから車椅子へ移乗する，抱き起こす，体位変換をするなど患者に直接触れる介助も行います．

　看護における看護師の動作を観察するとわかるように，看護師の手作業は，物を作る手とは大きな違いがあります．そこで求められるのは繊細な手，優しい手，精密な手，力に耐える手なのです．手掌の部分だけでは，行う作業は限られます．手は，前腕，上腕に支えられており，身体の移動や手の届く範囲を考えると，看護業務は全身をつかう仕事といえます．

　図2.7は，手の働きの一部を示します．ここには握る，つまむ，持つなど私たちが毎日普通に行っている手の働きです．こうした指・手掌の働きに加え，図2.8（a）のように腕を上下に，図2.8（b）

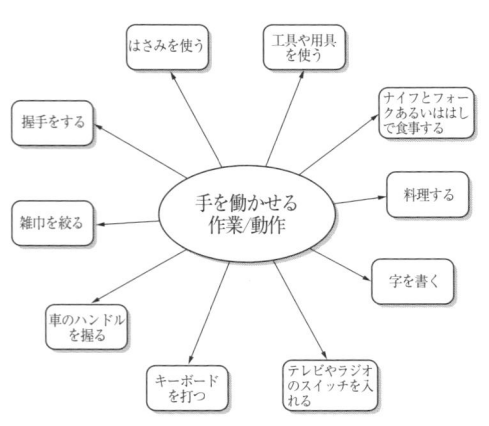

図2.4　手を使う作業のいろいろ

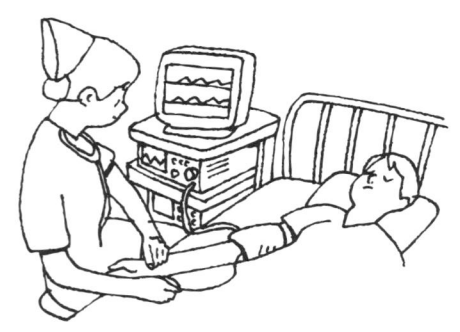

図2.5　ME機器と手を使う作業

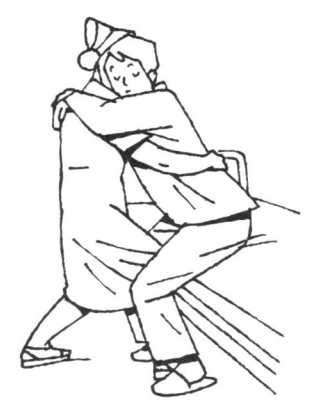

図2.6　力を使う作業

のように水平面内で左右に動かし看護業務を果たしています．ここで，図2.8（a）は垂直面内で上下に手を動かした場合，その手が届く範囲を示します．男女差として数cm，また，上体を若干動かせば10cm程度の到達距離は伸ばせます．図2.8（b）は水平面内において，上体を動かさず左右に手を動かした場合にその手が到達できる距離を示します．

こうした手，腕に加え，図2.9に示すように，手・足を使い行動範囲を広げています．図2.9は，身長をHとした場合，この値Hを基準にして肩幅や座高のあらま

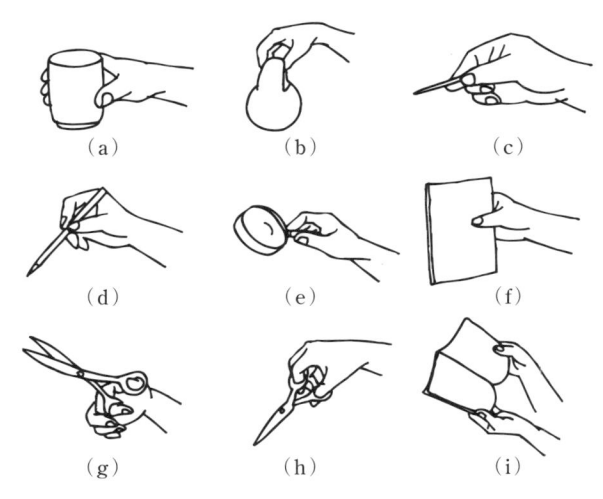

図2.7 様々な手の姿勢

しが求まることを示した図です．広げた両手間は身長とほぼ同じ，肩幅は身長の25％，座高は身長の55％という具合に身長を基準にしておおまかな人の部位の寸法は算出できます．

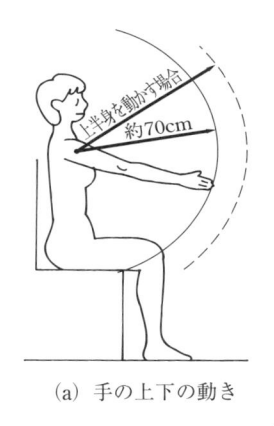

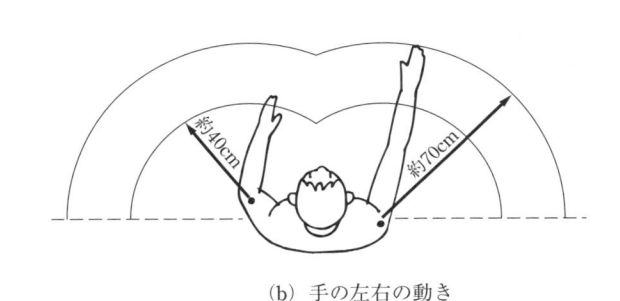

(a) 手の上下の動き　　　　　(b) 手の左右の動き

図2.8 手の上下・左右の動き

以上のべたように看護業務を行うために手が届く範囲，出せる力など人間の特性を知ることは大切です．人間は，手・足の動かせる範囲あるいは発揮できる力の限界を知って仕事をしています．そして，モノや装置は，使う人の手・足によって巧みに操られ使われますので，使う側の

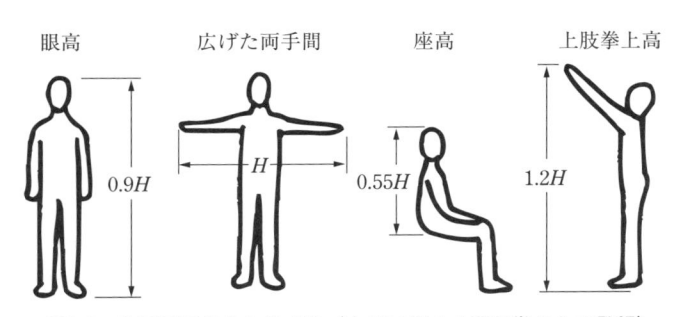

図2.9 身長で表せる人体寸法（小原二郎：人間工学からの発想）

手・足の機能やその作用効果を考えておくことは大切です．

2.3 看護で発揮できる力について

人間の体重を身体部位別に分けると図2.10のようになります．これは，身体各部位の重量を身体全重量に対する割合（重量比（％））で表したものです．片腕だけをみますと，その重量比は手，前腕，上腕を合わせ6％になります．これは体重が50kgの人であるなら約3kg（＝0.06×50kg）の重量になります．手に物を持って作業をするような場合だと，後述するように肩関節の力のモーメントはさらに大きくなり，肩には余計な負担がかかります．さらに手の負担は腰へも影響を及ぼすので，腰の負担も大きくなります．このようなわけで，いくら手が届くからといって，到達距離ぎりぎりの位置まで伸ばして仕事をすることは，関節あるいは腰にとって好ましいことではありません．

ここで，上肢，下肢が発揮できる力の概要を紹介します．図2.11は立位にあって上体が発揮できる力を，体重との割合（％）で表したものです．図2.11（a）は引き動作の場合です．身体真上（頭部）方向がなぜ100％であるかということを考えてみましょう．天井につかまる棒があり，それを引っ張る場合，いくら引いても自身の体重を上回るような力はだせません．その理由は，頭上方向に引く力は，その人の体重までで，それ以上引く力が大きくなると身体は持ち上がってしまうからです．そのため，頭上方向への引っ張り力は体重に相当する力が限度で，上部の最大引っ張り力は体重の100％となっているのです．これに対し，身体真下（床面）方向に引く力は体重の120％まで可能です．これは，上肢関節部分の物理的制約により決まり，体重の20％程度が引っ張る力の限度であることを表しています．同様に，図2.11（b）は押す力を示します．

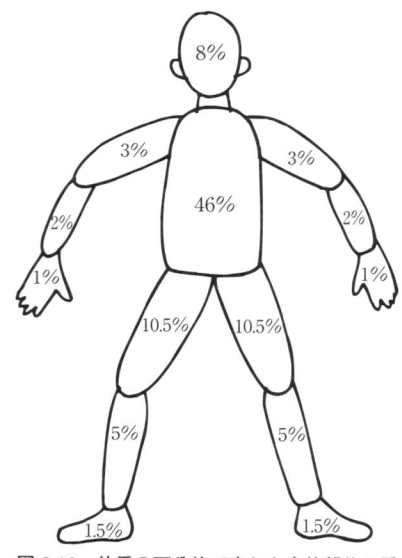

図2.10 体重の百分比で表した身体部位の重さ
（小原二郎，人間工学からの発想）

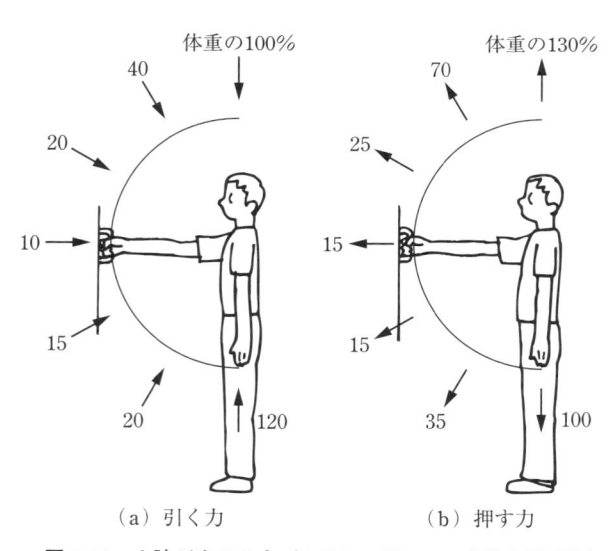

図2.11 上肢が出せる力（E.グランジャン：産業人間工学）

前述のように床面を押せば自身は持ち上がります．したがって，下方へ押す場合の最大力は体重（100％）で決まるということがわかるでしょう．

図2.12は，座った状態において，下肢がペダルを押せる力（踏力）の能力を示します．ペダル面が座面にほぼ等しい場合に最大200％の踏力をだせます．しかし，この場合は図より明らかなように，足先を持ち上げている格好となっています．疲れないで力を発揮できる適切な足位置は，約20cm下げた位置がよいとされています．

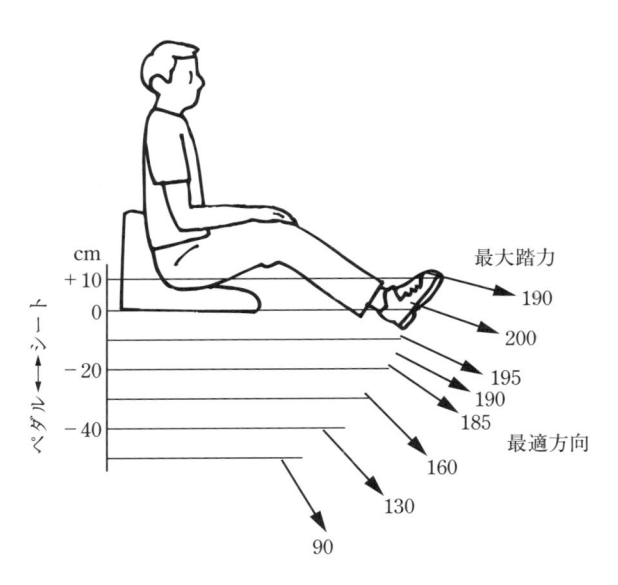

図2.13（a）は二人の看護師が患者をベッドからストレッチャーへ移乗させているところを示します．右側の看護師は引き動作，左側の看護師は押し動作を行っています．また，図2.13（b）は看護師一人で患者を引き寄せています．このように看護業務では，押したり引いたり，あるいは持ち上げたりすることがよくあります．図2.13（b）では，右足の膝部をベッド端につけ両手で患者を引いています．このように，片足をベッド端につけなければ，図2.11（a）よりわかるように水平に引く場合は，立ったままの場合ですが体重のわずか10％です．腰を落とせば，もう少しその引く力は大きくなると思いますが，図2.13（b）のように片足の膝部をベッド端につけると，自身が前に進むということはないので，引っ張り力は手の関節にもよりますが，体重の120％程度の力は出せるでしょう．

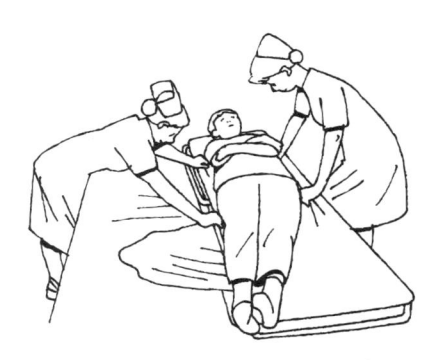

図2.12　下肢が出せる力（E.グランジャン：産業人間工学）

（a）介助の引きと押し協調作業　　　（b）介助の引き作業

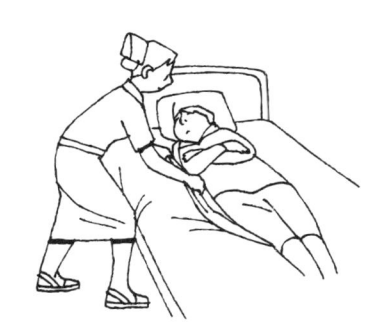

図2.13　介助の力作業

2.4 姿勢を考える

図2.14は直立姿勢時の垂直・水平重心位置を示します．図(b)の床面の重心変動が1点に止まり，まったく動かないという人はいないでしょう．図2.14(b)に示した程度の重心変動は必ずあります．何らかの身体的異常がある人，あるいは身体を動かすような場合は，この重心は大きくゆれ動きます．立位姿勢において図2.14(b)のように斜線で示した部分は支持基底面といいます．重心がこの支持基底面内に収まっていれば，転倒することはありません．支持基底面は図2.14のように立位姿勢の場合は足によって囲まれた部分です．しかし，座位姿勢，臥位姿勢，杖をついた場合のように立位以外の姿勢では，足以外の身体部位も含めて，人間は安定で安楽な姿勢をとる傾向があるために支持基底面を広げます．この支持基底面については第5章で詳しく述べます．

第3章の図3.1（p.48）にあまりよくない身体姿勢の例を示しました．図3.1(b)に示したように，受話器を耳にあてながら手帳を開きメモをとることがあります．このような姿勢は，人間工学的によくない姿勢です．よくないといわれても，電話が配置されている職場環境によっては，どうすることもできません．そこで，使用するオフィスの机上を整理し，用具の配置変えを行います．そして大きなメモ用紙を机上に準備し，左手で電話，右手でメモがとれるように環境を整えることが人間工学の応用です．

人間の姿勢というのは「自分自身の意志で任意時間だけ保持した身体各部の相対的位置関係」のことをいいます．ここで重要なキーワードは"自分の意志"，"任意時間"，"身体各部の位置"です．図2.15に示すように，時間が経過しても身体各部の位置を変えない場合，それは静的な姿勢といいます．

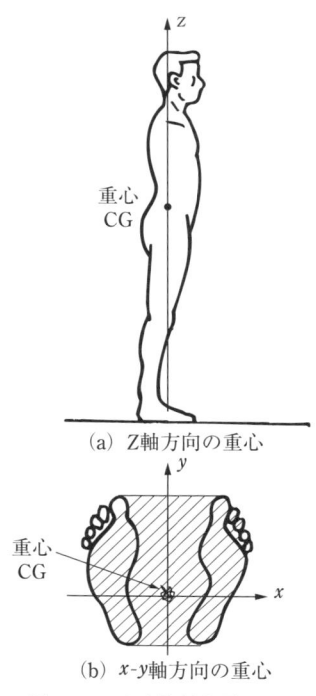

(a) Z軸方向の重心

(b) x-y軸方向の重心

図 2.14 直立姿勢と重心位置

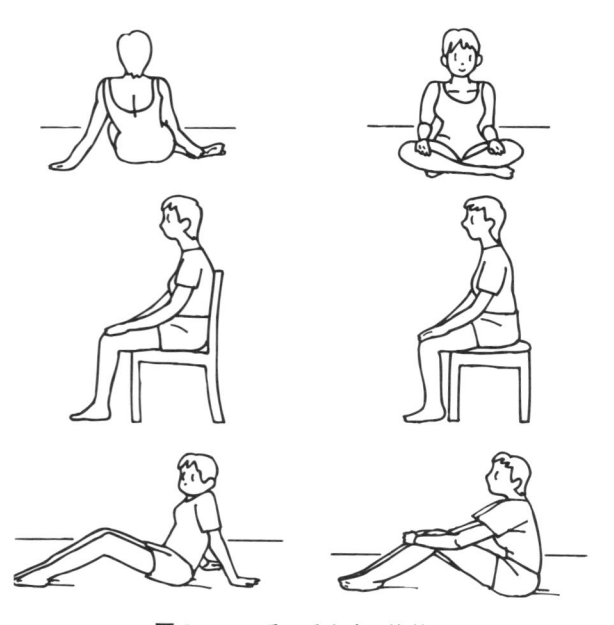

図 2.15 いろいろな座る姿勢

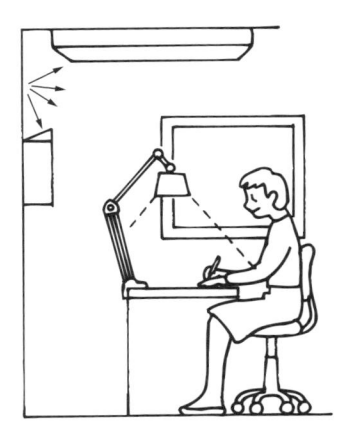

(a) 正しい座位姿勢

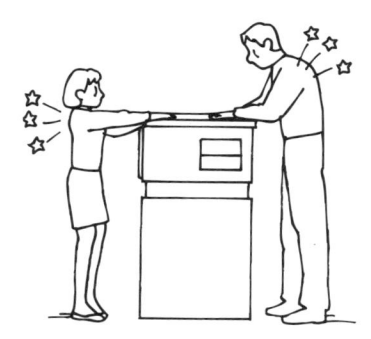

背の高い人は前かがみになり脊柱障害の可能性が，背の低い人は背中が弓なりになり肩に障害を起こす可能性が生じる

(b) 高からず低からず

図2.16　静的姿勢の例

繁華街の路上でまれにみかけるパントマイム，あるいは人の寝姿は典型的な静的姿勢です．図2.16 (a)，(b) などは，手で作業は行っていますが，身体全体ではどちらかというと静的姿勢です．事務作業や一見身体を動かさず手だけ動かしているような作業は多いのです．このような作業はどちらかというと静的作業といえます．患者がベッド上で2時間同じ姿勢でいると，床ずれ（褥瘡）ができるといわれています．このようなわけで，一般には静的姿勢を長時間保持することはできないし，好ましくないのです．

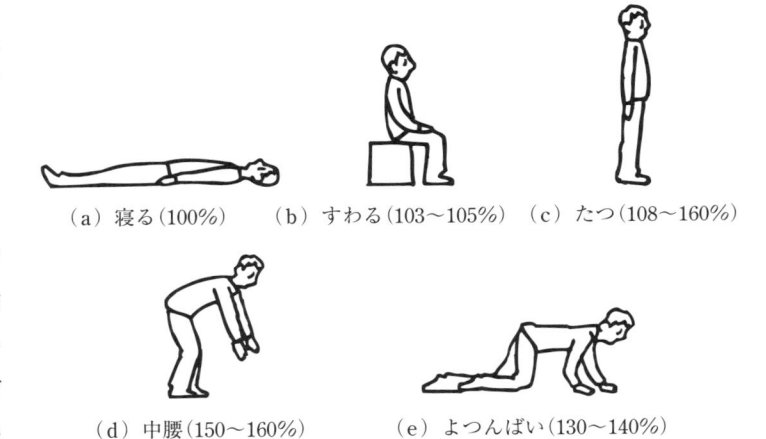

(a) 寝る（100％）　(b) すわる（103〜105％）　(c) たつ（108〜160％）

(d) 中腰（150〜160％）　(e) よつんばい（130〜140％）

図 2.17　寝るのが一番（E.グランジャン：産業人間工学）

　これに対し，時間とともに身体各部の相対的位置が変わる場合の姿勢は動的姿勢といいます．ほとんどの人の姿勢は動的姿勢であるといっても過言ではありません．サッカーやテニスのようなスポーツ，あるいは各種のダンスは典型的な動的姿勢です．

　図2.17は，寝ている状態を100％とし，姿勢を若干変えるとエネルギー消費は増すことを示します．この図より寝るのが一番楽であるということがわかります．

2.5 看護の作業姿勢を考える

　社会で働く人々の作業姿勢，作業動作は様々です．図2.18は，その一部をまとめて示したものです．長時間座り続けて指と手を動かしながら仕事をする人もいるでしょう．また，一日中立ち続ける仕事，あるいは立ったり座ったりを繰り返すような仕事もあります．こうした仕事に対する姿勢・動作を定期的に行う職業，相手次第で姿勢・動作が変わる職業もあります．看護職は，どちらかというと後者の場合で，ベッド上の患者の看護を行うために作業姿勢の多くは中腰を強いられます．また，治療のためチューブを身体の中に入れ，体内の浸出液や膿，血液などを体外に出すドレナージボトルの観察や処理を行うこともあり，このような場合はしゃがむことになります．これも患者の病状に対応して行うので，異なる患者であれば違った動作で仕事をすることになります．このようなわけで，看護業務は，図2.18に示した作業（姿勢・動作）のいずれかに含まれる姿勢あるいは動作の組み合わせで仕事を行うことになります．

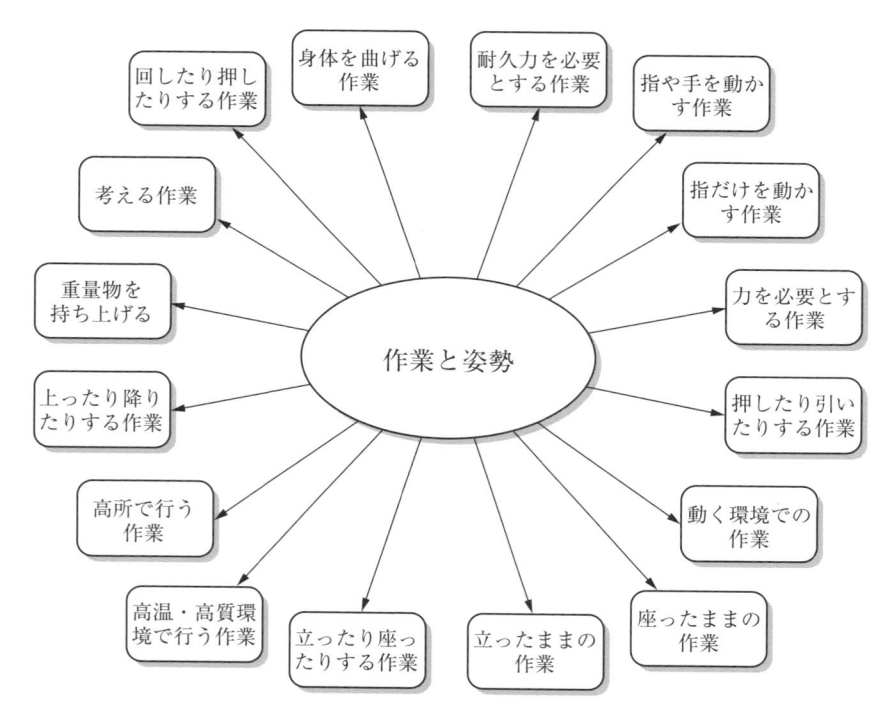

図2.18　作業と姿勢

　図2.19は看護作業の一部を示します．図(a)は枕交換のために患者の頭部を持ち上げているところです．重くはありませんが中腰で頭を持ち上げていますので，後述するように持ち上げ力が腰へ伝わり，それが腰痛を起こす原因ともなりかねません．図(b)も頭部を持ち上げているところで

すが，この場合は洗髪用の容器を挿入しています．左手で頭部を持ち上げ右手で容器を挿入しているので，介助としてはやや複雑な作業です．図(c)は仰臥位から側臥位への体位変換です．この場合は両手を協調させ手前に引きながら，その手を下方へ下げる動作を行います．図(d)は中腰で臥床者を引いています．図(e)はしゃがんで臥床者を引いています．図(f)は二人の看護師が協力し，臥床者を移動させているので，片方の看護師は引きを主に，もう片方の看護師は押しを主に行う動作になります．このようにベッド周りだけに注目して観察しても，やや中腰，中腰，前屈，ねじる，しゃがむ，腕を伸ばすような格好で患者を介助することが多いのです．

こうした，看護師の介助動作をみると，重いモノを持つ（持ち上げ），上体を曲げる（前屈），身体をねじる，身体を下げる（身体の上下），押す・引くなど工学の一分野である力学で説明できる動作を行っています．力学の原理を考慮にいれると，動作の負担をある程度評価できるようになります．力，ベクトル，テコ，力のモーメントなどとかかわりのあるボディメカニクス（身体力学）については，第4章〜第5章において詳しく説明します．

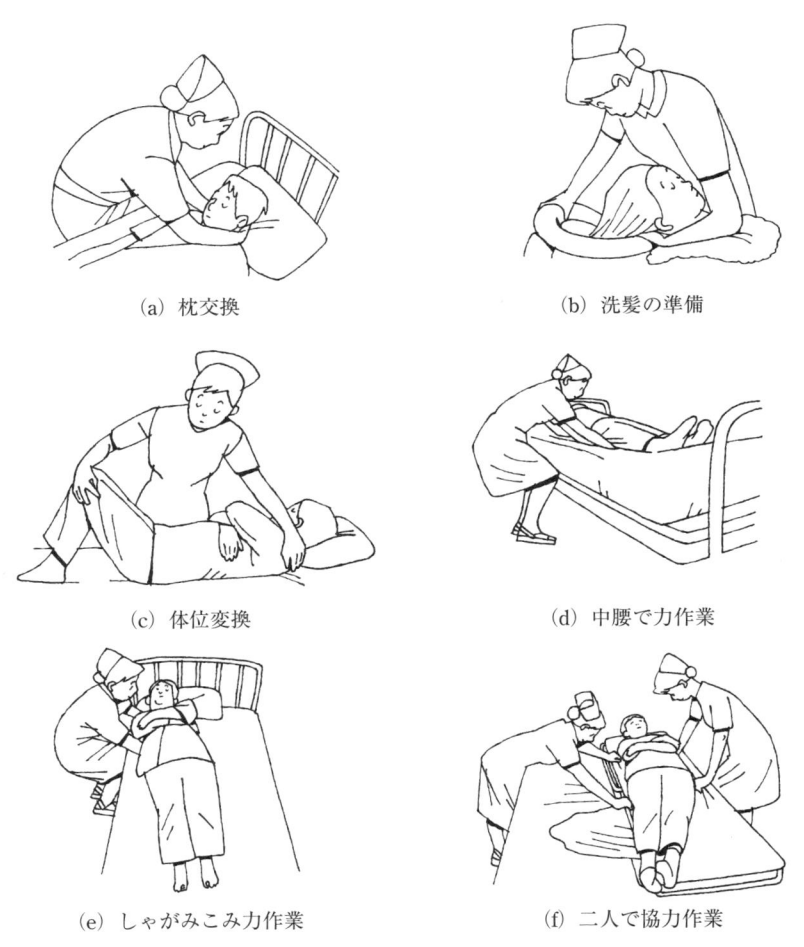

(a) 枕交換

(b) 洗髪の準備

(c) 体位変換

(d) 中腰で力作業

(e) しゃがみこみ力作業

(f) 二人で協力作業

図2.19　看護作業と姿勢

2.6 力作業と腰部負担について

　物を作る生産工場の現場では，図2.20に示すような姿を見受けることがあります．看護でこのような姿勢といえば，ベッド周りで患者を介助する中腰姿勢（図2.19（a）参照）とよく似ています．図2.21は重量物の持ち上げ姿勢ですが，看護で担架を持ち上げる姿勢とまったく同じです．このような持ち上げでは，図（a）のように上体を折り曲げず，脊柱を図（b）のようにS字形に保って持ち上げるとよいのです．図2.22は重量物持ち上げに当たり，持ち上げ姿勢を事前に考慮に入れ持ち上げを開始しないと腰痛を引き起こす可能性が高いことを示しています．図のような重いものを持ち上げる場合は，後述のボディメカニクスの技術を考慮に入れて，荷物を出来る限り身体に近づけ，脚部の大きな筋肉を使うとよいのです．

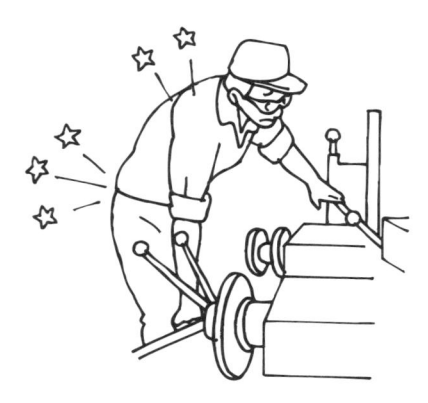

図2.20　前屈作業は腰に悪い

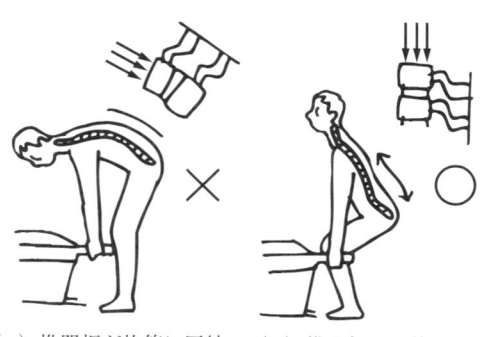

（a）椎間板が均等に圧縮されないので腰痛の原因となる　（b）椎間板が均等に圧縮される

図2.21　持ちやすくても姿勢に注意

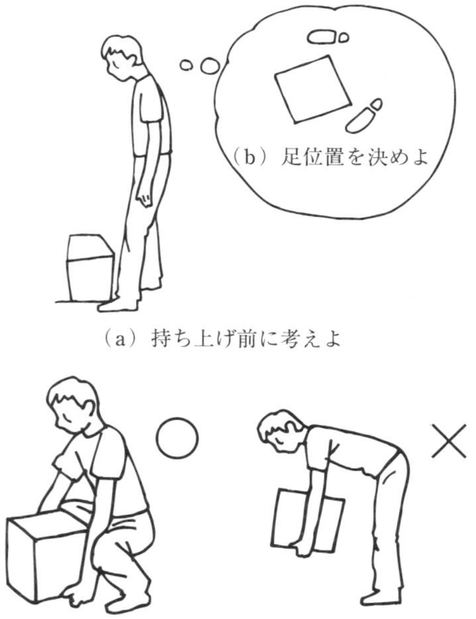

（a）持ち上げ前に考えよ
（b）足位置を決めよ
（c）しっかりとつかめ
（d）膝を曲げずに持つな

図2.22　持ち上げ方法を考えよう

　看護の現場では，患者という非常に重い人を持ち上げることがよくあります．図2.23（a）は，患者の位置を変えるために看護師が背後より持ち上げている姿勢です．このような場面は，車椅子の患者が座面からズレて姿勢が悪くなった場合，そのズレを背後より持ち上げて直してやる場合と同じです．図2.23（b）はベッドから車椅子へ移乗させるためによく行う姿勢です．人にもよりますが，患者の体重は50kg前後ですから，相当に重い目方を操ることになります．図2.21，図2.22は，荷物という動きがなく，その形が変形し

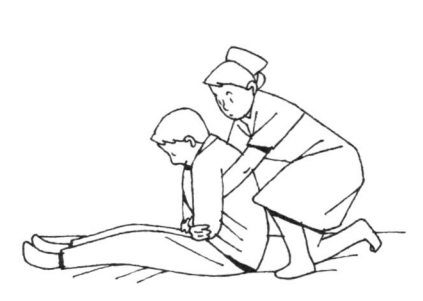

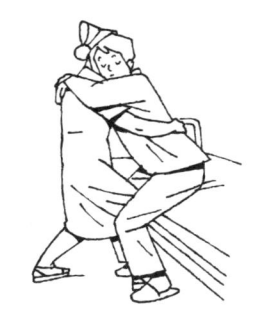

(a) 患者を背部から持ち上げる　　(b) 患者を前方から持ち上げる

図 2.23　患者を持ち上げる姿勢

ない無生物を持ち上げる場合ですから，持ち上げはどのように行ってもよいわけです．ところが，図2.23 (a)，図2.23 (b) に示した看護作業では，病弱な患者を扱うということもあって看護師の手の置き場所，持ち上げ方向，持ち上げ力，持ち上げ速度などを考慮する必要があります．したがって，その作業負担は荷物を持ち上げる場合と異なり大きくなります．そのため後述のボディメカニクスの技術がこうした看護作業に役立つのです．

図2.24は，いろいろな姿勢に対する脊柱（$L_3／L_4$）に加わる圧力を示します．この図は立位姿勢時の圧力を基準の100％とし，立位以外の姿勢に対して圧力はどの程度変わるかを示しています．図より明らかなように寝た場合の圧力は，立位より小さくなります．それ以外の姿勢では，すべての姿勢において立位姿勢より大きくなっています．注目したいのは，座ると楽になると思われていますが，横軸C，Dの座位をみると立位に比べ50％ほど腰部の圧力は増加しています．これは，座ることの多い職業である運転手に腰痛が多いことからも理解できます．重い物を持ち上げるときは，腰を曲げて持つのではなく膝を曲げ，物を持ったら膝を伸ばすような訓練をするとよいでしょう．

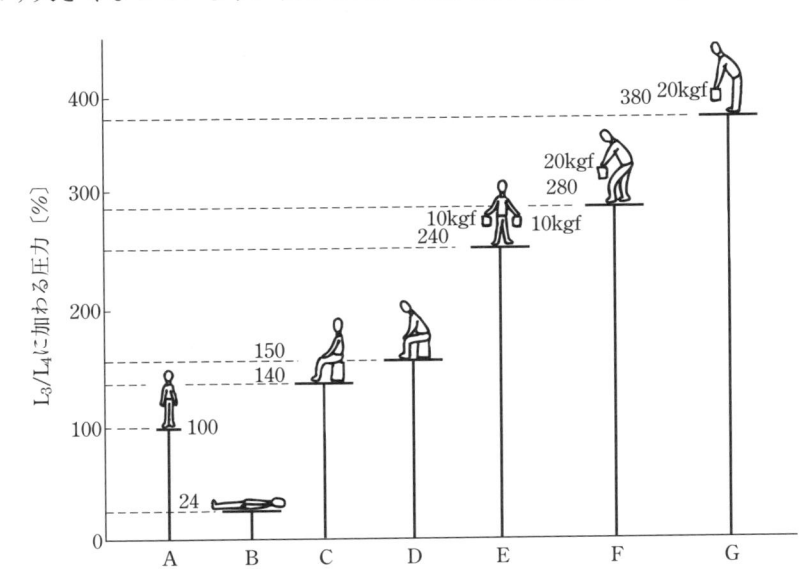

図 2.24　いろいろな姿勢と腰部圧力（E.グランジャン：産業人間工学）

2.7 人間の能力拡大と人間工学について

人間は道具を発明し，それに改良を加え，今日あるすばらしい文化を育ててきました．こうした道具や機械装置の操り方に問題が生じています．それは，例えばお年寄りや子供ではテレビやDVD再生装置のリモコンを操ったり，DVDレコーダに録音したりすることが困難になったからです．また，パソコンを購入しても使いきれず，仮に使えたとしても目的とする作業が思うようにできるようになるまでには相当の時間がかかります．このようなハイテク技術に適応できない人が増えているのが現状です．筆者の家にテレビ，DVDレコーダ，ケーブルテレビ（CATV）変換器の3つがあり，それぞれにリモコンがついています．これらの装置で使うリモコンの押しボタンスイッチの数を数えたら，なんとテレビ用リモコンには54個，DVDレコーダ用には67個，そしてCATV用には46個もありました．合わせて167個のボタンです．これらのボタンを上手に使いこなせれば，すばらしい映像による娯楽を楽しめます．しかし，これだけの数のボタンを使い分けて操作できる人は果たして何人いるでしょうか．こうしたものの使いにくさは人間工学の力を借り，いずれは解決できると思います．例えば，人間の音声指令を機械側が認識し，音声によって動作する機械です．以上述べたように，今では機械側にたくさんの機能がついているものが多くなり，それらの機能をすべて使いこなせないのが現状です．

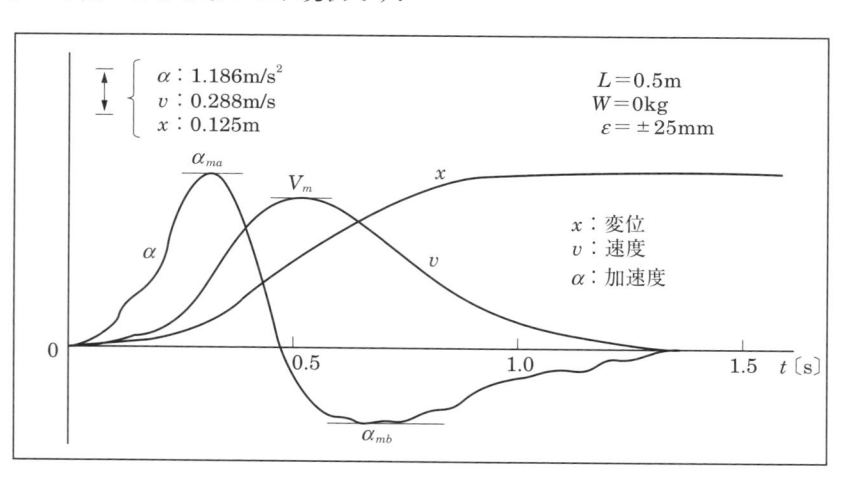

人間の能力にはすばらしいものがあります．その一端を紹介します．図2.25は，手を右から左に50cm移動させたときの手の変位，速度，加速度です．図を見ると明らかなように変位は直線ではなく，始動時と停止時にやや丸みを帯びています．そのことは，速度曲線（変位の微分）を見れば明らかで始動時から徐々に速度が上がり，途中で最大になり，ついで停止時まで徐々に減速しています．加速度曲線（速度の微分）を見ても急激な変動は見られません．このように人間の動作は静かで滑らかな動きをします．

図2.26は，「飛び降りても助かる研究」と名づけて，机から飛び降りたときの実験結果です．縦軸は床反力と被験者体重の割合を示します．膝を曲げないようにして飛び降りると体重の5倍もの力が足にかかりますが，膝を積極的に曲げると体重の2倍まで床反力を減少できます．この場合は，急激

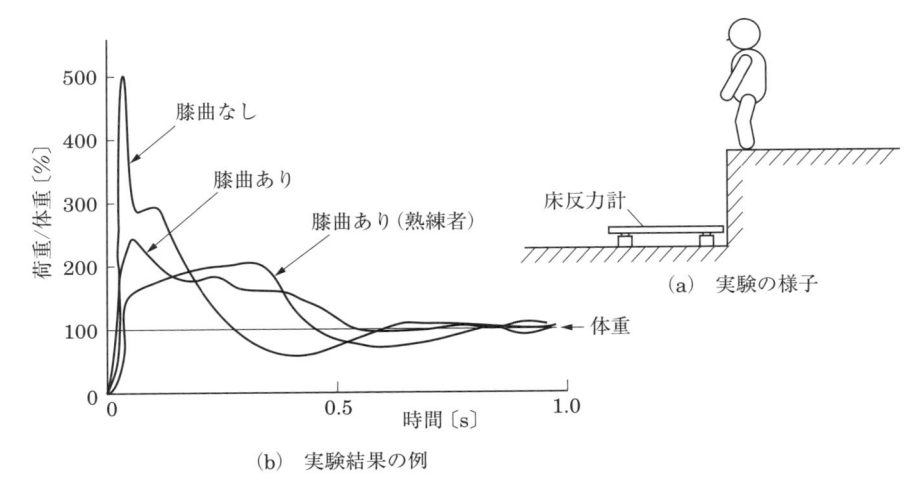

図2.26 高所から飛び降りたときの床反力
(a) 実験の様子
(b) 実験結果の例

な変化がなくなりますので，忍者が音もなく塀から飛び降りるというようなイメージです．

人間は前述のようにすばらしい動きをすることができます．しかし，その人間の能力に用具，道具，工具，機械を付加しますと，図2.27に示すようにこれまでに社会の様相を変えた様々なことができるようになります．看護でいえば，水銀体温計が電子体温計に，水銀式血圧計が電子式血圧計に，さらに患者の背上げをボタン1つで支援できるギャッジベッドが出現しました．そのほかにも各種のME機器が実用に供し，電子工学，情報工学，機械工学が看護のなかにも応用されています．

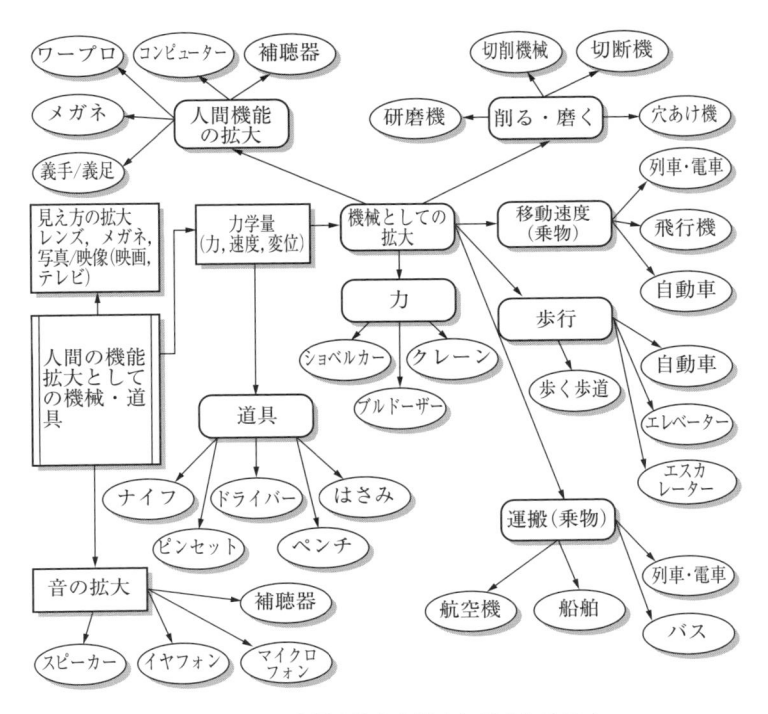

図2.27 人間の能力を拡大してくれるモノ

2.8 人間と物との関係を考える

"モノ"には使う"モノ"と飾っておいて楽しむ"モノ"とがあります．使う"モノ"でも針やゼムクリップのように小さな"モノ"から，ハサミやホチキスのような文具，ノコギリ，ねじ回しのような大工道具，工具などいろいろあります．台所に目をやると電子レンジ，炊飯器，冷蔵庫，包丁，鍋，釜，皿，ナイフ，フォーク，箸などとたくさんの調理器具，用具，小物用品が目につきます．電化製品を使う，小物をつかむ，道具を握るなど人間の手や指の姿勢は，使う対象物によって異なります．工具のような作業用具は，それを力強く握り，対象物を切るとか穴を開けるという作用を対象物に働きかけます．そのためにしっかりと握らなければ，その目的は果たせないので図2.28 (a) に示すような握り部に工夫がなされ安全で使いやすいように工夫されています．図2.28 (b) は黒板で講義中の姿です．左端までくると教壇が切れていますので黒板の端は右利きの教員は書けなくなります．そこで，図(b)のように教壇両側を長くするという改良を行った実例があります．このような改良も人間工学の役割なのです．

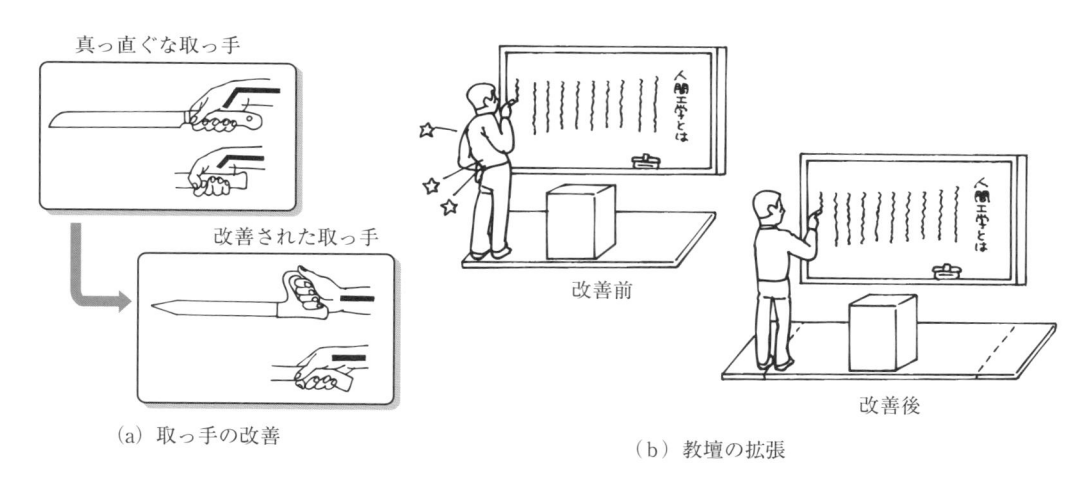

(a) 取っ手の改善 　　(b) 教壇の拡張

図 2.28　人間工学の役割―道具・機器などの改良

人間が発揮できる能力には自ら限りがあります．したがって，道具も機器も使わずに行える作業はいまや皆無に等しいといえます．そこで，素手で行う作業，道具・機械を使う作業を以下のように整理してみました．

(1) 素手でしか行えない作業には，雑草とり，子育てなどがあります．看護では，患者の体位変換がまさに素手で行う作業です．
(2) 道具を使って行う作業には，針仕事（小さな針を使う），編み物（編み物棒を使う），裁断作業（ハサミを使う），大工作業（カンナ，ノコギリ，金づちを使う）などたくさんの例があり

ます．看護では食事介助（スプーン），清拭（タオル），洗髪（洗髪用品）など，いろいろとあります．

(3) 機械を使う作業には，乗物，工作機械，農機具を使う作業などがあります．看護では，血圧測定，ギャッジベッドによる背上げ，ストレッチャーによる患者移送などがあります．

このようにみてきますと，いまや道具や機械を使わない作業をみつけることのほうが困難です．多くの人に使われる道具，機器，機械装置は使いやすく改善され続け，また，新しく創造されています．こうした改善や創造は人間工学を無視しては行えないのです．

以上述べたように，人間が何らかの形で作業を行うほとんどの場合，その作業に応じた道具や機器を使うことが当然のようになりました．

図2.29 (a) はダンベルを持っての運動の様子を示します．この場合のダンベルは運動時の負荷を増すためのものです．図2.29 (b) は手提げカバンの掛ける位置が異なっています．図2.29 (b) の手提げカバンでは，③の場合が，ボディメカニクスで詳述するように肘部の力のモーメントが大きくなるため一番負担が大きいのです．①のように下げて持つ方法が一番楽です．

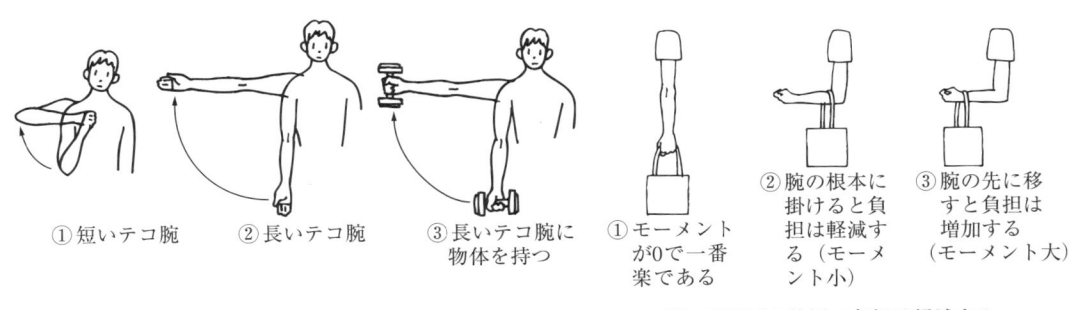

① 短いテコ腕　② 長いテコ腕　③ 長いテコ腕に物体を持つ　① モーメントが0で一番楽である　② 腕の根本に掛けると負担は軽減する（モーメント小）　③ 腕の先に移すと負担は増加する（モーメント大）

(a) 運動と人間工学　　　　　　　　　　(b) 手提げの位置で負担は軽減する

図2.29　物を持つ手の位置と負担

図2.30は箪笥や冷蔵庫のような大型家具を2階に運び上げる様子を示します．下側の人は荷物が斜めとなるので重力が余計にかかるので負担は大きくなります．出来る限り水平を保ち，持ちやすい方法にするのがよいのです．

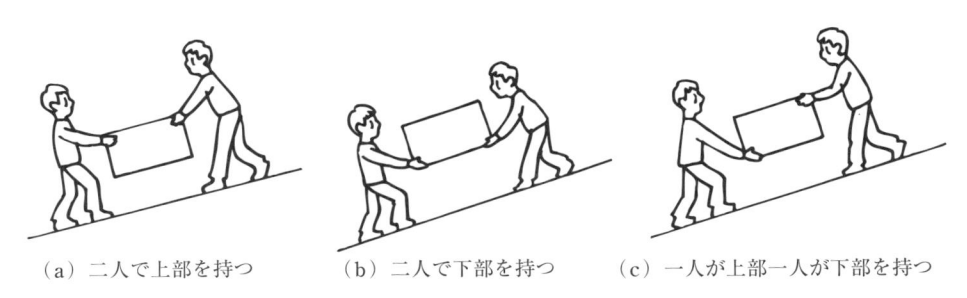

(a) 二人で上部を持つ　　(b) 二人で下部を持つ　　(c) 一人が上部一人が下部を持つ

図2.30　負担は重量物の持つ位置で異なる

2.9 人が物を操る能力を考える

　前節で人とモノとのかかわりについて考え，モノが人によって運ばれる場合，そのモノが人に触れる部位で負担の増減があることを述べました．看護においては大掛かりな装置や機械を操作するということはありませんが，ギャッジベッドの操作，ストレッチャの移動，簡単な装置では血圧計の操作があります．ここでは自動車のような少し大掛かりな機械装置を操作する場合の能力を考えてみます．

　図2.31はスイッチのオン・オフ操作についての図です．左右でオン・オフができるのがよいか，上下がよいかという問題です．一般的には上に倒せばオンで下に倒すとオフが人間心理に合致しています．

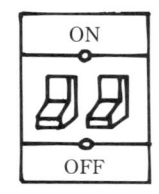

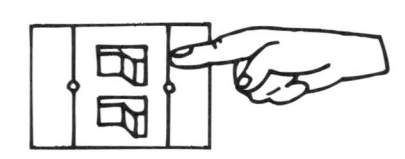

> スイッチが横向きに配置されていると迷いが生じ，誤りも犯すであろう．左のスイッチのように上がオン，下がオフと約束しておけば，オン／オフが左右に約束されているよりまちがいは少ない．

図 2.31　スイッチは縦型か横型か

　図2.32は操作者が機械を運転する様子を示しています．この機械は架空のもので，人が機械を操作するとはどのようなことかを示すための図です．この操作の目標は大型モータの回転数をある目標値Rに合わせることで，その操作を人間が行うというものです．いまモータが目標値Rを下回っていることを操作者がメータで確認すると，操作者はハンドルを右に回し，回転数を上げる操作を行います．目標値に達すれば，ハンドルを動かさずにおきます．回転数が上がりすぎると，その回転数を目標値まで下げなければならないので，今度は左へハンドルを回します．こうして，モータの速度が目標値になるように操作者はハンドルを左右に動かします．これは，自動車の運転とまったく同じで，上述のことはモータの回転数を自動車の直進走行に置き換えれば理解できるでしょう．自動車の速度の増減はアクセルとブレーキで行いますが，アクセルとブレーキという点が異なるだけで考え方は同じです．ここで述べた機械操作は，人間—機械系（Man Machine System）といい，自動車，電車，航空機，船舶などの乗り物はこのような名称で呼ぶことがあります．また，これら乗り物も機械の一種なので，本書ではこうした乗り物も機械と呼ぶことがあります．

　図2.33は図2.32の人間−機械系を信号の流れから見るために簡単化した図です．これをみるとわかるように，人間と機械は一緒になってある目標を達成させるために一対となっているのです．

図中の制御量が目標値に一致していればコントロール（制御）はうまくいったといえます．乗り物のように機械の中に人間が入ることになると，機械側の問題，人間側の問題があるので，すでに第1章の図1.3（p.4）で示したようにそれぞれの問題をあらかじめ検討しておかないとよい機械はでき上がりません．図1.3中のハードウェアというのは，金物という意味で，機械の部品や機械そのモノをいいます．また，ソフトウェアというのは手順書やプログラムのことをいいます．コンピュータではよくソフトウェアという言葉を使います．コンピュータは「コンピュータ，ソフトなければただの箱」といわれるように，ソフトウェアがなければコンピュータは動かないのです．これらハードウェア，ソフトウェアに加え，人間のメンタル，組織，環境なども考慮しておかないと機械の運転はうまくいきません．

看護分野というより医療設備としてのCTスキャナーやレントゲン装置などは上述の人間—機械系といえるでしょう．将来，ロボットによる手術も行われるようになるでしょうが，ロボットが自ら手術を行うということではなく，そこには医師が介在します．そのため，このようなロボット手術も人間-機械系といえます．

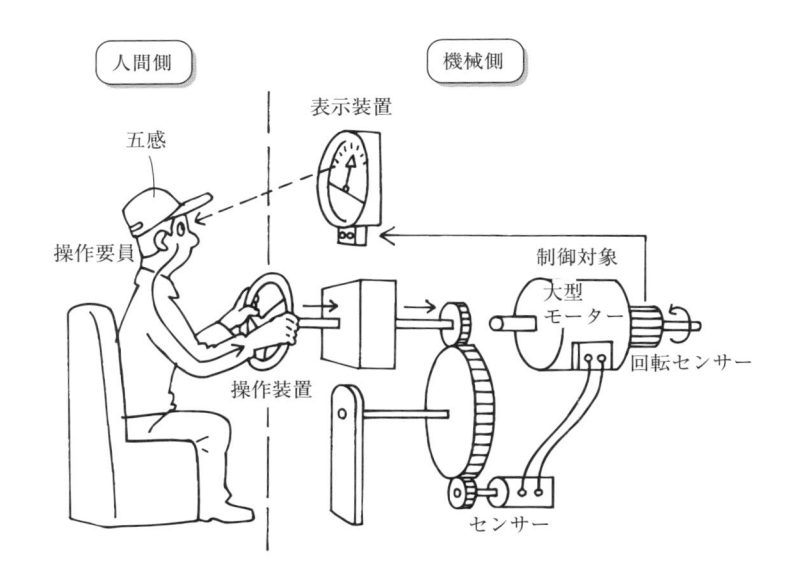

図 2.32　機械を操つる人と人間工学

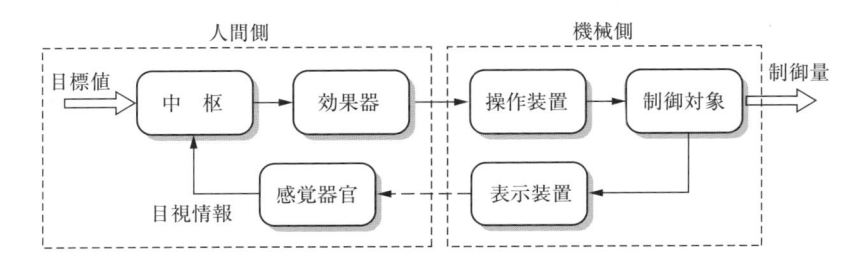

図 2.33　大まかな人間-機械システム

2.10 人が人を操るしごと（看護・介助）

　人間の能力と作業指令とのバランスを考えてみます．図2.34は人間の能力の大きさと作業指令の大きさを比較するために，"はかり"のバランスで類似させた図です．例えば，図2.34に示したように，作業指令が厳しいために指針がマイナス側へ振れた場合は，能力を上回る作業指令を受けたことになります．したがって，その指令を受けた看護師は，指令に追いついていくことができません．その結果，ストレスを感じ，肉体的にも精神的にも疲労してしまうことがあるかもしれません．場合によっては，誤りや操作ミスを犯し，受け持つ作業は事故につながることがあるかもしれません．その逆に，能力が指令を上回るような場合は，針はプラス側へ振れます．その状態

—
不安定な状態
指針が負になることは，作業指令が人間能力を上回っている．これは能力を無視して作業することになり人間－機械系は危険な状態にあることを示す

平衡がとれた状態
（安全で効率がよい）

＋
安定な状態
指針が正になることは，人間能力が作業指令より上回っているので，人間－機械系はより安全であることを示す

人間の能力

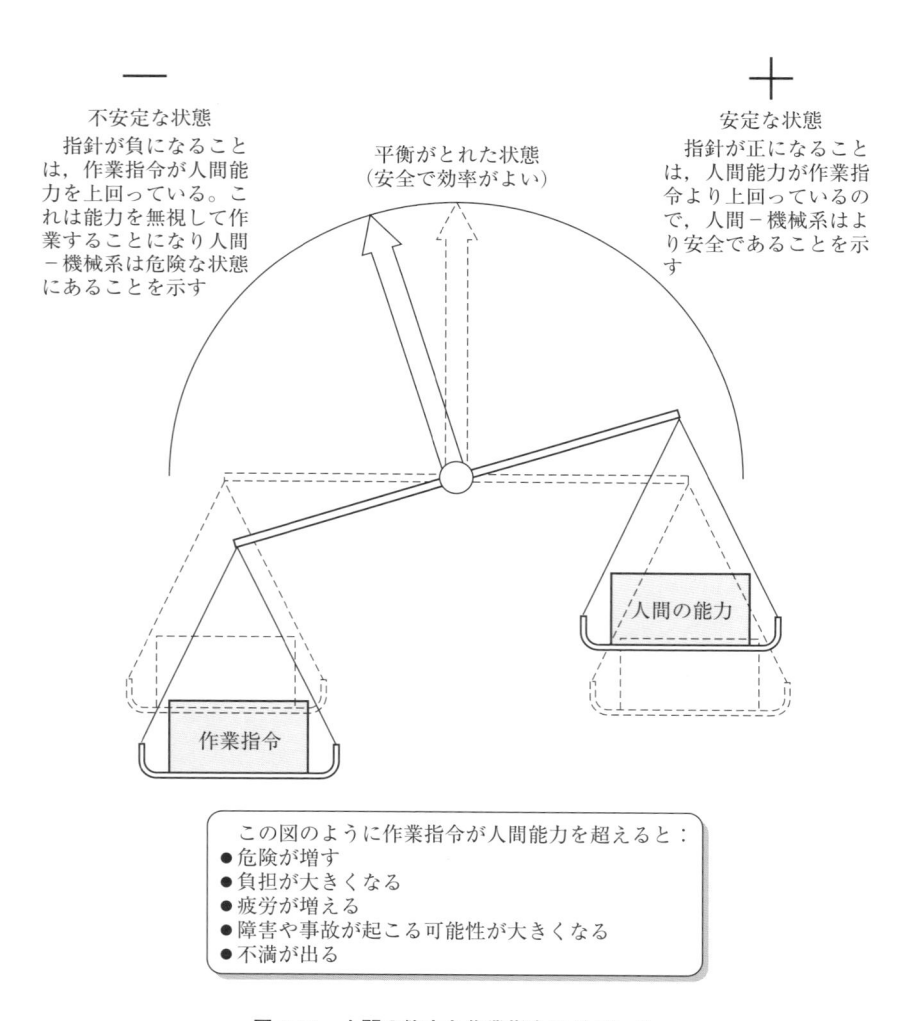

作業指令

この図のように作業指令が人間能力を超えると：
● 危険が増す
● 負担が大きくなる
● 疲労が増える
● 障害や事故が起こる可能性が大きくなる
● 不満が出る

図2.34　人間の能力と作業指令のバランス

は，すべての作業指令を看護師が理解でき，それをすべて達成できるので，看護業務は余裕をもって行うことができます．

四則演算しかできない簡単な電卓を使う場合，取り扱い説明書を読まなくても操作はできます．したがって，人間能力は作業指令を上回わり，図2.34の指針はプラス側へ傾くでしょう．機能の多いパーソナルコンピュータを購入すると，その取り扱い説明書の厚さと複雑さに驚かされます．使える機能は，コンピュータが持つ機能の何十分の一かであって，すべての機能は使いこなせません．この例の場合，指針はマイナス側に振れ，作業指令が人間能力を上回った場合と考えられます．高級な機器を使いこなせるようになると，人間能力と作業指令のバランスがとれ作業能率は極端に上がります．私たちの能力がこのような状態になるよう努力したいものです．

言葉が悪いのですが「人が人を操る」つまり，看護（傷病者に手当てをしたり，その世話をしたりすること），介助（そばにあって起居・動作などを助けること．また，助けとなること）するということについて考えてみます．傷病者に手当てをするということは，看護学を学んだ人が可能であって，一般の人にはできない作業です．しかし，入院患者の生活をみるとわかるように，看護業務の中にはいろいろな介助業務が含まれています．図2.35はその介助業務の一端を示しています．この図で示した介助業務のいずれもが力を必要とし，看護師にとって腰部障害を受ける可能性が高い介助です．

人はモノと異なるので，乱暴な扱いはできません．図2.35のようないずれの介助もまずは患者の容体を頭に入れて，持ち上げることを知らせ，何のためにどこまで移動あるいは移乗するかをあらかじめ決めておきます．持ち上げる際には，自身の姿勢，相手の姿勢を考慮します．そして持つあるいは抱える箇所を特定してから持ち上げを開始します．このように持ち上げるということひとつをとっても患者は物と異なりますので，相手の意向に合わせ，安全・安楽を保って動かす必要があります．

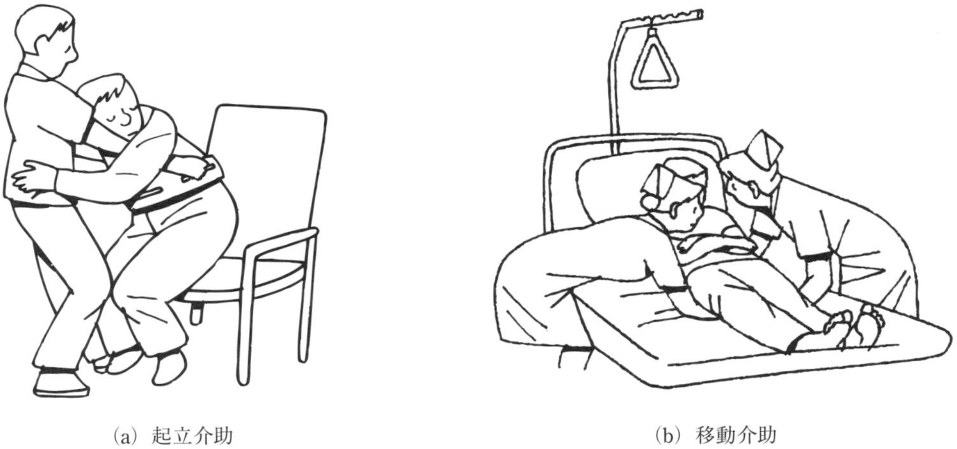

(a) 起立介助　　　　　　　　(b) 移動介助

図2.35　腰部障害を受ける可能性のある介助の例

章末問題

2.1 実験（手のひら）：あらかじめ手のひらを広げ，親指と小指の先端間の間隔を測っておく．次に机の幅を手のひらを広げ親指と小指の先端間で測定せよ．測定後に物差しでその距離を確認せよ．

2.2 実験（歩幅）：普通の速さで既知の距離を歩いた場合の歩数を数え，1歩当たりの距離をあらかじめ測っておく．次に，教室の一端の壁から他端の壁まで歩きその歩数を数える．この歩数から，その間の距離を求めよ．

2.3 人間の特性と人間工学との関係を述べよ．
  (a) 人間の特性（手足の届く範囲，発揮できる力など）について考えよ．
  (b) 次に，自転車あるいは自動車に人間が乗って運転するという場合，人間の特性とこの自転車あるいは自動車との間にある関係について述べよ．

2.4 よくないと思われる人間の姿勢の具体例を列挙せよ．また，その具体例はなぜよくないかの理由を述べよ．

2.5 モノを持つことに関し，次の場合について考察せよ．
  (a) 軽いモノ
  (b) 重いモノ
  (c) 軽いが大きいモノ
  (d) 重くて大きいモノ

2.6 実験（手を広げた幅）：両手をいっぱいに広げ，その両手間の長さをあらかじめ測っておく．次に，窓枠，黒板の幅など身近なモノの長さを測定せよ．

2.7 実験（反応時間）：図2.36のように友人の学生Pが30cm（50cmがあればそのほうがよい）物差しの端を吊すように持つ．それを落とした瞬間，被験者の学生Qはそれを素早くつかみとる．この間に移動した物差しの距離を測れ．

自由落下した物体の移動距離 x〔mm〕がわかっている場合，その移動に要した時間は次式で与えられる．

$$t = \sqrt{\frac{x}{4900}} \ \text{〔sec〕}$$

上式で得られた結果をもとに，危険を感じてからブレーキを踏むという自動車運転場面を想定し考察せよ．ここで求めた結果（反応時間）をブレーキ動作の反応時間とみなして，自動車が速度100km/hで走っていた場合，その反応時間の間に何メートル進むか計算せよ．

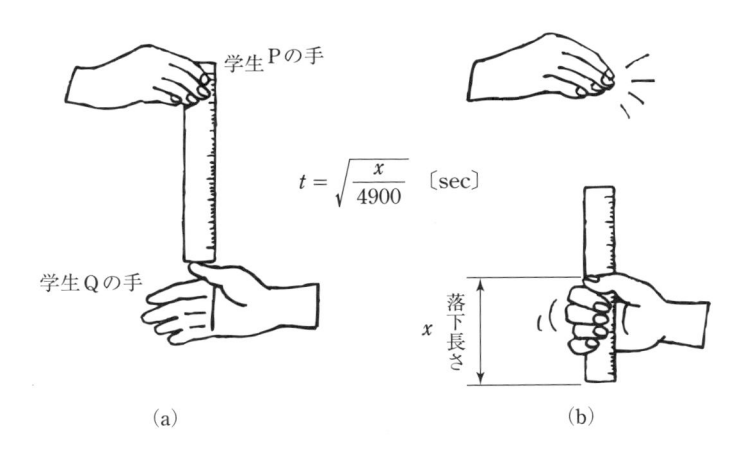

図2.36 実験（反応時間）

2.8 人間の姿勢と人間工学とは関係があるというが，その関係とはどのようなことをいうのか説明せよ．

2.9 人間工学的立場にたってモノを持つことを説明せよ．

2.10. DVDレコーダーに録画された映像中に含まれるコマーシャル部分を除く作業をするとき，消したい部分をリモコンで操作するが，必ず何コマか先に進んでしまう．これはなぜであろうか，その理由を述べよ．

2.11 図2.37は手を前に出して前屈した状態を示す．図より明らかなように，この人のでん部は足より後ろに移動している．このような姿勢になるかどうか，確かめると同時になぜでん部が後退するのかを考察せよ．

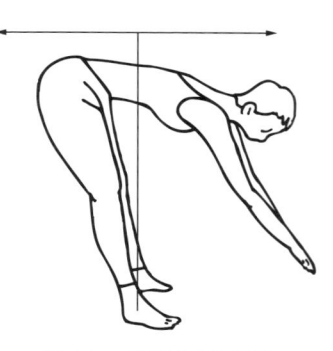

図 2.37 姿勢の自動調整

第3章 自身の身を守るボディメカニクス

　ボディメカニクスを直訳すると身体力学となります．これは，高いビルディングを建設するときに使うクレーンを想定するとわかるように，重いものを持ち上げるときに土台の部分がしっかりしていないとクレーンは倒れてしまいます．こうした転倒とか根元が折れるというようなことは力学の問題です．人間も同じで腰の部分が弱いと前屈して重いものを持ち上げることはできません．腕も同様で上腕の関節部分が弱ければ，この場合も物を持つことはできません．物を持ち上げるときの力のかけ具合をみればクレーンも人間も同じです．看護業務で腰痛を発症する場合が少なくありません．そこに身体力学つまりボディメカニクスの原理を応用すると腰痛予防に役立ちます．本章では，腰部負担を軽減するボディメカニクスの意義と予防の方法について説明します．

3.1 看護人間工学とボディメカニクスについて

　メカニクス（mechanics）とは日本語では力学と訳され，「力とその効果を研究すること」がその簡単な意味です．また，バイオメカニクス（biomechanics）には，「生体に加わるあるいは生体が出す力とその効果を研究すること」，「生き物の体に応用する力学原理を研究すること」などの意味があります．したがって，バイオメカニクスは解剖学と生理学を工学技術に関係づけた研究分野であるといえます．このようなメカニクス，バイオメカニクスという用語に対し，ボディメカニクス（body mechanics）という用語があります．この用語は看護の分野でさかんに用いられ，また，臨床場面で実際にその技術が活用されています．このボディメカニクスという用語に対しても以下に述べるようにいろいろと意味づけあるいはコメントがなされています．

　人間の姿勢は変化するので，それに関連してボディメカニクスは生まれてきたものです．これは，手，足，膝，脊柱など身体部位に対し力学原理を応用した人間の動作，姿勢にかかわる運動，保持の技術です．バランスの悪い姿勢あるいは不適切に力を出すために起こす障害，それを治すための運動や訓練に対し，よく使われています．図3.1は，バランスの悪い姿勢の例です．これらの図を見ればわかるように，身体のどこかに無理な力がかかっていることは誰もが認めるでしょう．こうしたバランスの悪い姿勢のどの部位に無理な力がかかり，どのようにしたらその無理な力を排除できるかを考え，それを正す分野がボディメカニクス技術です．

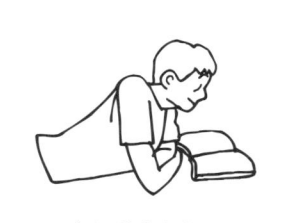

（a）読書をする

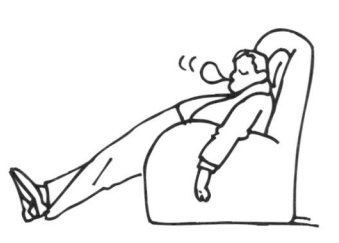

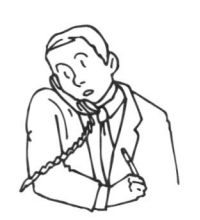

（b）電話をかける

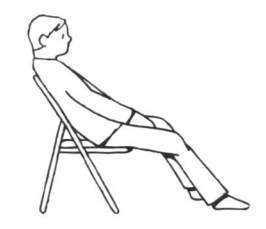

（c）いねむりをする

（d）座面がずれた座り方

図 3.1　わかっているがついやってしまうよくない姿勢

比較的広い意味で人間工学という分野があって，これに包含されるようにバイオメカニクス，さらにその中にボディメカニクスが位置づけされているといえます．ナーシングバイオメカニクスという言葉も最近聞かれますが，これは，ボディメカニクスに包含されます．図3.2は，人間工学，バイオメカニクス，ボディメカニクスの関係をおおまかにくくった図です．ここでの共通項は力学です．人間工学では，工学が表面に現れていますが力学は表面に出てきていません．しかし，人間が存在するところには必ずその身体を専有する空間を確保しなければならないことがわかります．家や建物内で人間が居住する空間，乗物の座席・運転席の専有空間は余裕を持たせてあります．こうした空間内で，立ったり座ったりするときには，その場所での寸法，構造，力学についての配慮が必ず必要となります．以上のことを考えると，力学は人間工学，バイオメカニクス，ボディメカニクス，ナーシングバイオメカニクスに共通する基本的な学問であることがわかります．

　患者の移動，移乗，体位変換など日常生活援助にこのボディメカニクス技術を応用すると，腰の痛みや脊柱障害から看護師自身の身を守れる可能性があります．そのためにも看護師は，自らボディメカニクスに習熟する努力をして臨床の場でそれを活かすとよいのです．このボディメカニクスについて，次節以降で順次説明していきます．

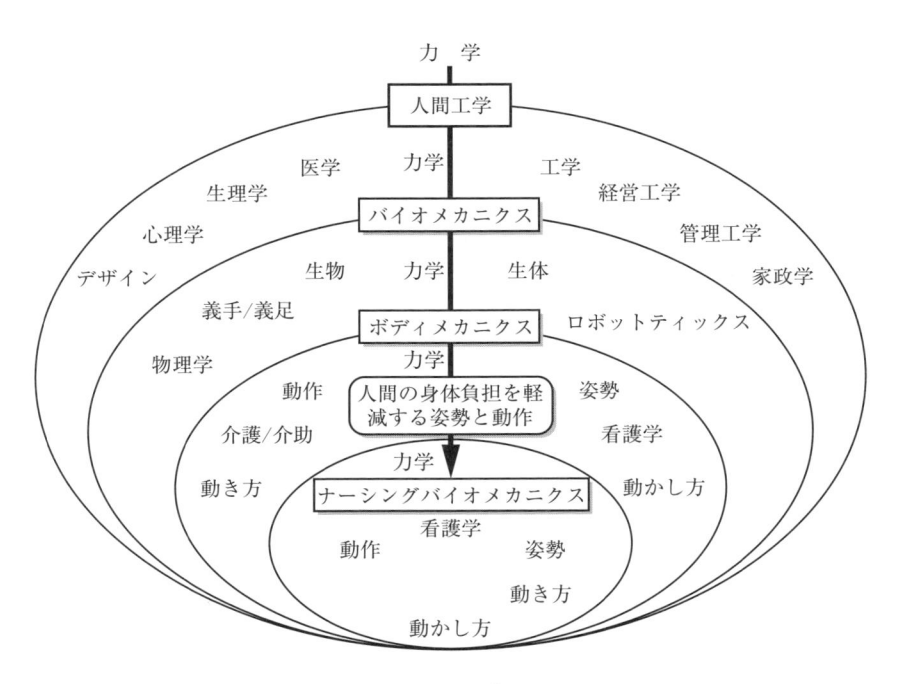

図3.2　人間工学とボディメカニクス

3.2 人間の動きの中での姿勢のあり方

　日常生活介助は，看護師自身の身体部位が力を出すことによって達成できます．この力は身体の内から発生する力ということで内力といいます．これに対し外部から力の作用を受けることもあります．その力は外力といって，抱きかかえている患者が動くときの力とか，支えている患者が倒れそうになり，それをかかえるときに看護師が受ける重力などです．こうした外力の大きさに対処し看護師の身体各部位は力を出し，患者を介助しています．こうして患者から与えられる力と看護師が出す力，両者が動く身体各部の相互関係がボディメカニクスでは重要なのです．

　図3.3は脊柱障害を起こす要因をまとめた図です．ここに示したように，障害要因には看護師の姿勢や動作の問題，同僚や周辺事情があります．しかし，起こした障害の原因を見てみると自身が注意すれば防げたものばかりです．ボディメカニクスは，あらゆる身体部位，身体の動きに力学（物理）法則を応用したものであって，「人間の動きの中での姿勢に関する運動・保持技術」といえます．

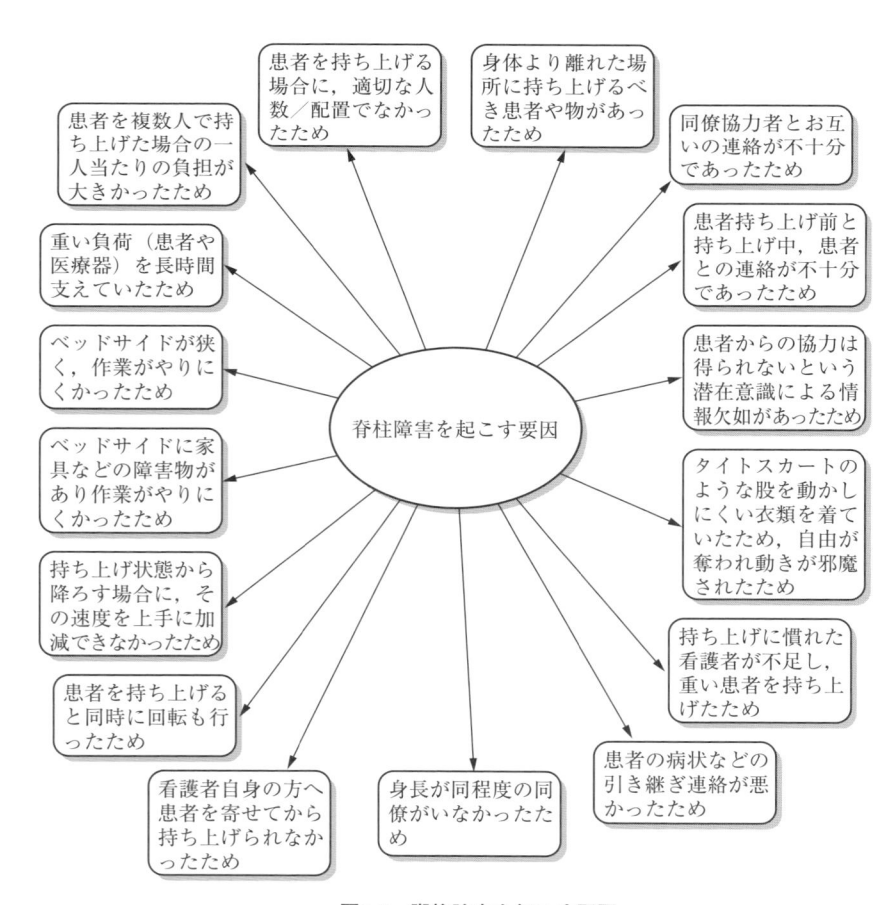

図3.3　脊柱障害を起こす要因

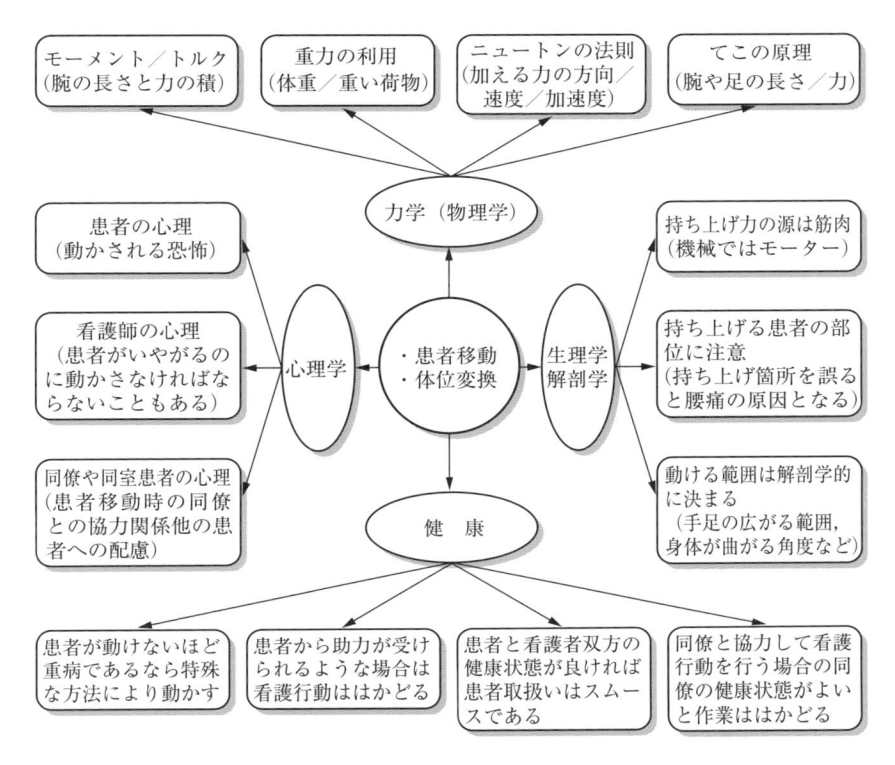

```
モーメント/トルク      重力の利用        ニュートンの法則      てこの原理
(腕の長さと力の積)   (体重/重い荷物)    (加える力の方向/     (腕や足の長さ/力)
                                      速度/加速度)
```

```
                          力学(物理学)

患者の心理                                      持ち上げ力の源は筋肉
(動かされる恐怖)                                 (機械ではモーター)

看護師の心理                                     持ち上げる患者の部
(患者がいやがるの     心理学  ・患者移動  生理学   位に注意
に動かさなければな           ・体位変換   解剖学   (持ち上げ箇所を誤る
らないこともある)                                と腰痛の原因となる)

同僚や同室患者の心理                             動ける範囲は解剖学的
(患者移動時の同僚                                に決まる
との協力関係他の患                               (手足の広がる範囲,
者への配慮)                                     身体が曲がる角度など)

                            健 康

患者が動けないほど   患者から助力が受け   患者と看護者双方の   同僚と協力して看護
重病であるなら特殊   られるような場合は   健康状態が良ければ   行動を行う場合の同
な方法により動かす   看護行動ははかどる   患者取扱いはスムー   僚の健康状態がよい
                                      スである           と作業ははかどる
```

図3.4 体位変換と関連分野

　図3.4は患者の体位変換，移乗，移動にかかわる関連分野とそれにかかわる関連事項です．看護師は重い患者を取り扱うために，力を出さなければなりません．その力のもとは筋肉です．しかし，その筋肉を詳しく調べようとすると，それは生理学の分野です．その筋肉は複数個の骨に結合し，関節を中心として骨を回転させます．関節を中心として回転する骨格は，看護師の腕や足の動きとなり，患者という重い身体を動かすことができます．このとき患者を速く動かそうとすれば目に見えない力（慣性力）が作用します．患者と看護師の距離が離れていれば看護師はそれにもまた大きな力を出さなければなりません．"モノ"を動かす力は，物理学で有名なニュートンの運動の法則に従います．また，腕を伸ばして作業を行うと身体の負担が大きいという事実は，テコの原理と力のモーメントという力学原理で説明ができます．

　回転能力の大きさを表す量として定義される力のモーメント（トルク）という用語もボディメカニクスではしばしば用いられます．こうした力学とボディメカニクスとの関係は第4章で詳しく述べます．

　患者を動かすということは，図3.4に示したように患者，看護師の健康状態にも影響します．また，考え事や心配事を抱えながら看護作業を行うなら，それは生活介助の能力や負担にも影響してきます．同様に，心配事を抱えている患者を動かすような場合は，その患者は看護師への助力を怠るかもしれません．このように患者を動かすというだけのこと考えても，一般作業者が物を扱うようなこととは異なり，心理や物理のことを考えて助力する必要があります．

3.3 ボディメカニクスの教えるところ

　図3.5は，重量物の持ち上げを行う際，ボディメカニクスに基づく好ましい動作・姿勢のあり方をまとめたものです．これらを1つずつ眺めると，なるほどと納得できるものばかりです．例えば，「床上の物はしゃがみ身体に近づけて持ち上げよ」とありますが，これは持ち上げるべき物を身体から離した状態で持ちあげると，後述するように腰部に大きな力がかかるからです．また，「負荷の大きい力作業は大きな筋肉を使う」とあります．これは物体を持ち上げるために大きな力を必要としているのに小さな筋肉ばかりを使っていれば，その筋肉には負担がかかり，いずれ障害を被ることになります．

　以下同様に，「両足は持った重量物を動かす方向に揃える」は，重量物を動かす場合，揃えた両足方向へ動かすのが楽で安全です．もしも，動かす物が両足方向とは逆方向であったら，身体をねじらなければなりません．その結果，腰部傷害を招く恐れがでてきます．

　「見通せる範囲内で作業を行う」は，見通しが悪い場合の行動はせばめられます．したがって，動かす物をどこへ移すのかをあらかじめ検討し，見通せる範囲内で一気に動作を完了させるのがよいでしょう．「動作は自然な経路をとり，その距離はできる限り短くする」は，作業現場はいろいろな障害物があるとみてよいでしょう．そのため障害物を乗り越えて移動させることのないようにしたいものです．また，移動経路が見通せることを確認して動作を行うのがよいでしょう．振り子の周期は支点に結ばれた紐あるいは棒の長さで決まります．人間の手も肩関節を中心に，一種の振り子のような振る舞いをします．「適度な動作速度で作業を行う」というのは，この振り子の振る舞い同様に上腕と前腕の長さで決まる固有の周期を利用すれば楽に動作が行えるということです．

　物体は動きだすと，その物体にブレーキをかけるような抵抗が作用しない限りいつまでも動き続けます．この働きを慣性といいます．「慣性を動作に利用する」ということは，例えばストレッチャーやベッドを動かす場合，静止状態から動かすときには力を必要としますが，動きだしたらそれほど力をださなくても移動できますので，その移動力（慣性）に従って，身体を合わせて運ぶようにすればよいわけです．

　図中に書かれたボディメカニクスの内容は，以上述べたように解釈すると，納得することばかりです．

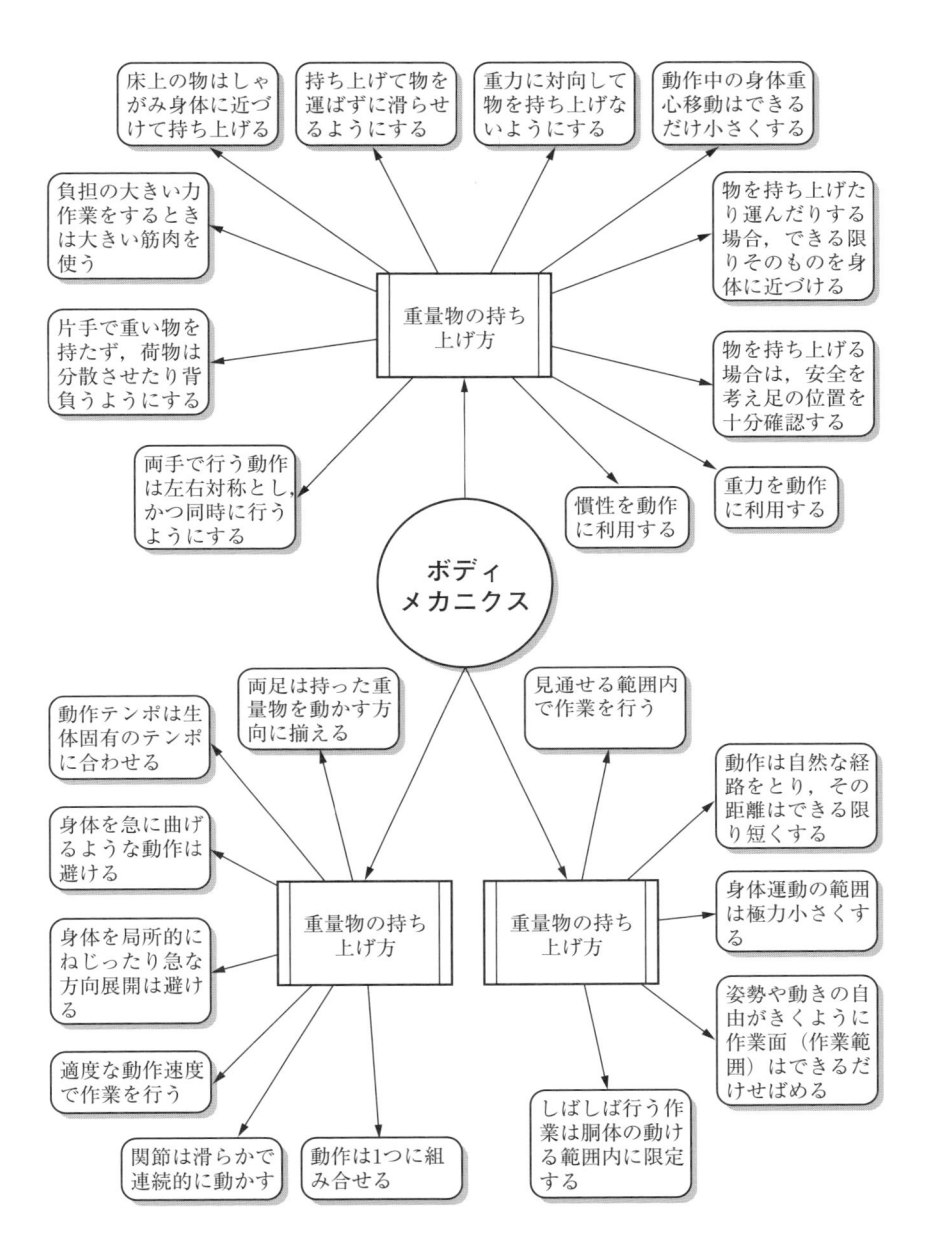

図3.5 ボディメカニクスとはなにか

ボディメカニクス

重量物の持ち上げ方
- 床上の物はしゃがみ身体に近づけて持ち上げる
- 持ち上げて物を運ばずに滑らせるようにする
- 重力に対向して物を持ち上げないようにする
- 動作中の身体重心移動はできるだけ小さくする
- 負担の大きい力作業をするときは大きい筋肉を使う
- 物を持ち上げたり運んだりする場合，できる限りそのものを身体に近づける
- 片手で重い物を持たず，荷物は分散させたり背負うようにする
- 物を持ち上げる場合は，安全を考え足の位置を十分確認する
- 両手で行う動作は左右対称とし，かつ同時に行うようにする
- 慣性を動作に利用する
- 重力を動作に利用する

重量物の持ち上げ方
- 両足は持った重量物を動かす方向に揃える
- 動作テンポは生体固有のテンポに合わせる
- 身体を急に曲げるような動作は避ける
- 身体を局所的にねじったり急な方向展開は避ける
- 適度な動作速度で作業を行う
- 関節は滑らかで連続的に動かす
- 動作は1つに組み合せる

重量物の持ち上げ方
- 見通せる範囲内で作業を行う
- 動作は自然な経路をとり，その距離はできる限り短くする
- 身体運動の範囲は極力小さくする
- 姿勢や動きの自由がきくように作業面（作業範囲）はできるだけせばめる
- しばしば行う作業は胴体の動ける範囲内に限定する

3.4 ボディメカニクスを支える基本原理について

　図3.6はボディメカニクスを支える基本原理をまとめた図です．ボディメカニクスは力学の諸原理に関係し，それらが看護師の看護動作や看護師がモノを移動する場合に応用している基本原理をこの図より読み取ることができます．その原理をよく理解すれば看護で対象とする人間（患者）および看護業務で必要な医薬品や食事など重量物の移動・運搬作業あるいは看護業務でとる姿勢の正しいあり方を理解することができます．

　図中に示した看護に無関係と思われる力学の基本原理（運動法則，重心，テコ，摩擦）について，なぜ看護に必要であるかを考えてみましょう．次章以降で，看護動作が楽であるとかやりやすいというように看護動作の評価を行うことがあります．例えば，臥床者の膝を立て，その膝頭を引くと仰臥位から側臥位への体位変換が楽にできることを述べています．その理屈は，テコの原理に基づいています．そうするとテコの原理を物理で習っていれば，その問題の理屈は容易に理解できるでしょう．ただしどの部分が力点であって，どの部分が作用点であるかなど「物理のテコ」と「臥床者の膝をテコと見立てた場合のテコ」をどのように対応させるのかは，やはり説明が必要です．このように，身体の力学と物理の力学の対応づけがうまくいかないと，いくら物理の力学を学習したとしてもその原理を理解し，それが人間の身体構造とどのように対応しているのかはわかりません．

　本書では力学の初歩である「力とはなにか」から説明します．力は目に見えないのですが，それは大きさと方向を持っているので，ベクトルという概念で表記できます．これが理解できれば，例えばテコを例にすると，テコにかかる力を仮定し，テコを使うと小さな力で大きな力を発揮できるということがわかってきます．こうしてテコの原理は力のかかり具合で理解できるようになります．このとき，モノや物体を回す能力のことを力のモーメントという力学用語を用い，さらに，その力のモーメントの定義に従い簡単な数式を導入すると，前述したテコは小さな力で大きな力を発揮するということが数値の上で理解できます．それでは，次に力学原理が人間の身体にいかに有効に活用されているかをわかりやすく説明します．

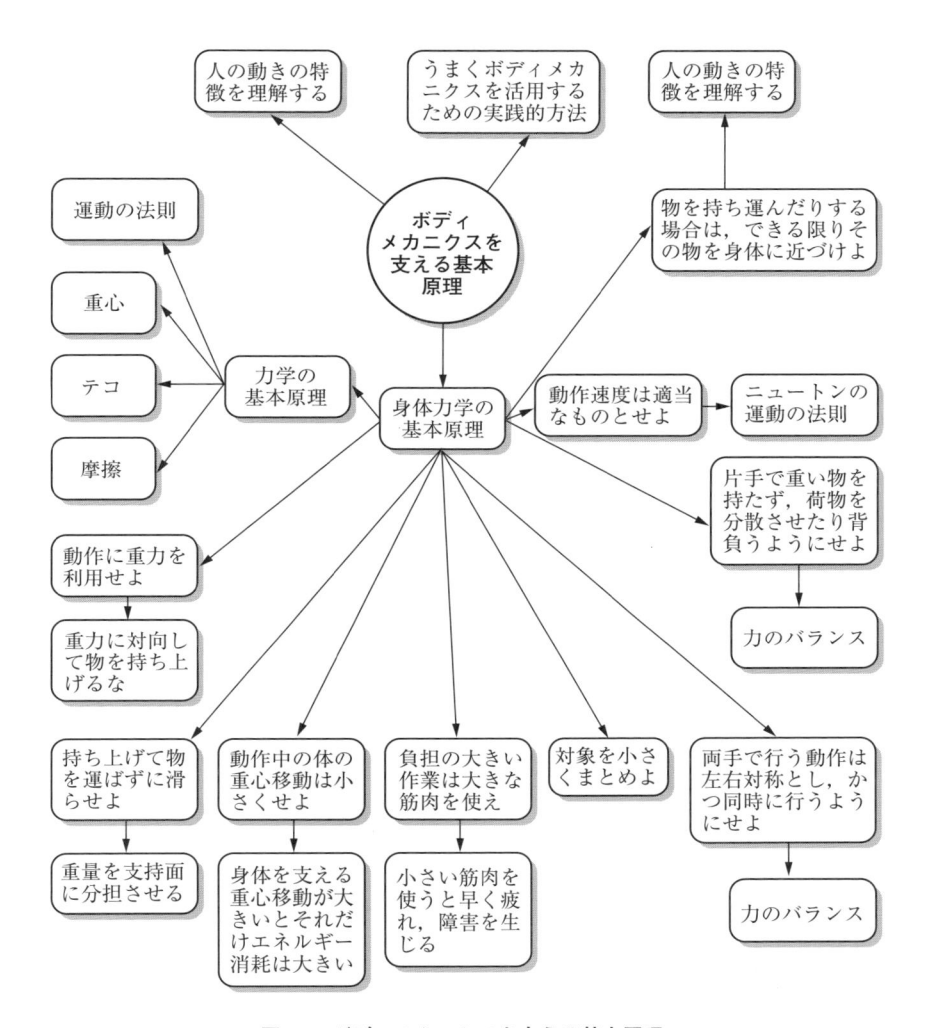

図3.6 ボディメカニクスを支える基本原理

3.5 看護に必要な力について考える

　看護師は日常作業としてベッドのシーツ交換，患者の体位変換，体温測定，血圧測定，検査室への患者誘導，点滴などの業務をこなしています．これらのすべての業務を行うにあたり，看護師は力を大なり小なり発揮しています．それは，シーツ交換であるならシーツ端を引っ張る，皺をのばすためにシーツを手のひらで圧しながら滑らす，患者を仰臥位から長座位へ抱き起こす場合なら背中に手を回してその手に圧縮力を加えて起こします．また，手動のベッドを上下させるためにクランクを回転させてベッドを上下させます．このクランク作業は，回すという作業ですからクランクシャフトにモーメントを加えて回すという表現をします．そのためには，モーメントの概念も理解する必要があります．

　このように，力を伴う看護業務には，引っ張り力，圧縮力，せん断力，トルク，力のモーメントなど初歩的な力学の学習が求められます．

　図3.7は台車を押す，物を持つ様子を示しています．図のように台車を押して移動させる場合は，押す人の手は圧縮力が作用しています．同じように台車を引っ張って移動させる場合もありますが，この場合は当然引っ張り力です．図3.8は臥床者の背面には力がかかっていることを示しています．図のように人間の頭部，肩部，腰部，足部というような身体部位には重力による力が分布してかかっています．もしもこの人が立位になれば，足の底に全体重がかかることになります．図3.9は二人の看護師が分担して患者を持ち上げている図です．患者は重いので二人またはそれ以上の人で持ち上げること

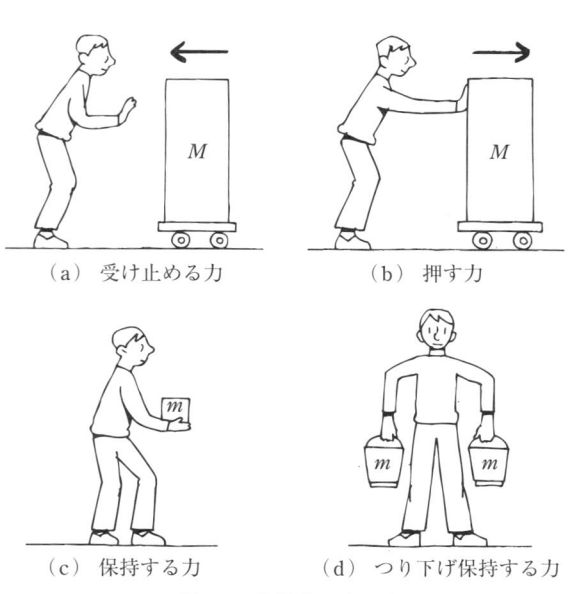

(a) 受け止める力　　(b) 押す力

(c) 保持する力　　(d) つり下げ保持する力

図 3.7　発揮する人の力

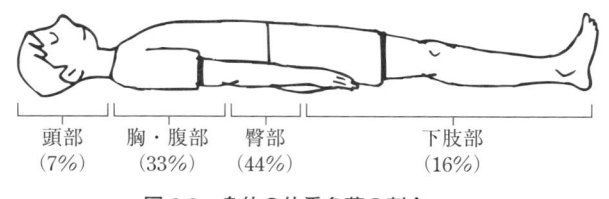

頭部 (7%)　胸・腹部 (33%)　臀部 (44%)　下肢部 (16%)

図 3.8　身体の体重負荷の割合

になります．この図のような格好ですとつり橋の構造と似ていることがわかります．図3.10は一人の看護師が患者を図のような格好で持ち上げた場合，看護師の足底にかかる力の変化を測定したときのグラフです．この測定には床反力計という力測定器を使用しています．この図で明らかなように，見えなかった力が測定技術を活用すると見えるようになります．これまで，看護ではこのような力の測定はあまり行われていませんでしたが，筆者らは長い間，看護師の発揮する手の力，手から足に伝わってくる床反力を測り，解析を行ってきました．手にかかる力を測る場合，その力を電気信号に変換しますので，看護師役の被験者からは計測用の電線が出ていて，動作に若干不自然さはあります．しかし，技術が進歩すれば，このような実験データは無線で遠隔まで送り届けることができますので，これからはますます見えなかった力の測定が容易になることと思います．

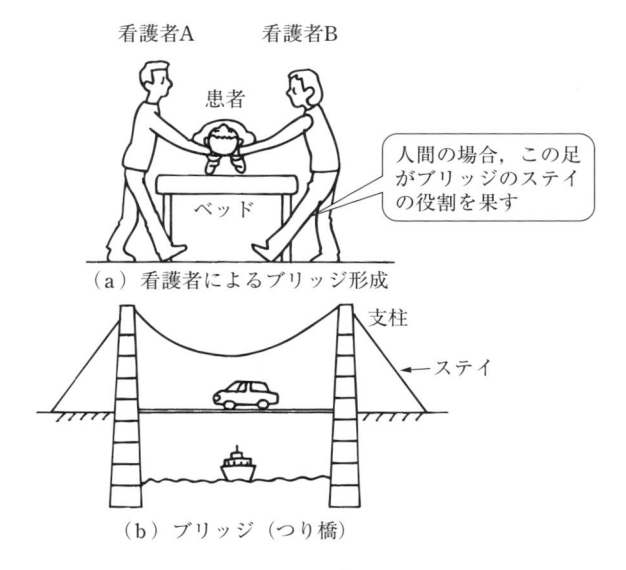

図3.9 二人持ち上げ介助とブリッジ

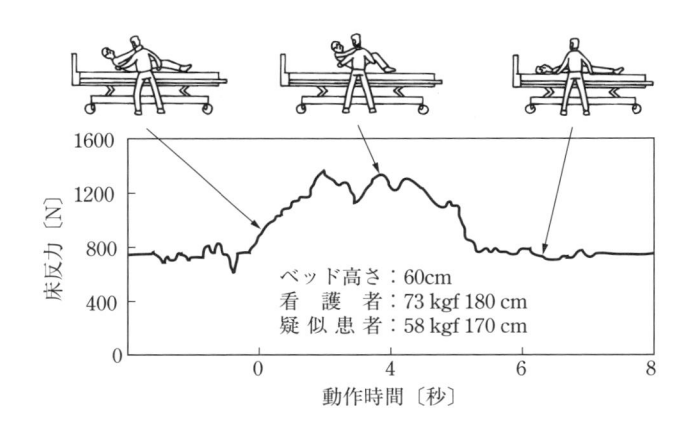

(a) 看護者によるブリッジ形成
(b) ブリッジ（つり橋）

図3.10 患者持ち上げ時の床反力

ベッド高さ：60cm
看　護　者：73 kgf 180 cm
疑似患者：58 kgf 170 cm

3.6 重力という力は何か

地球上の物体は万有引力により地球の中心に引かれています．地球が物体を引く力を重力といい，重力の大きさを重さ（重量，目方）といいます．人間の重さは体重といっています．重力の大きさである重さ（重量）をWとすると，Wは質量mと加速度gに比例し，次のように表すことができ，単位は〔N〕（ニュートン）です．

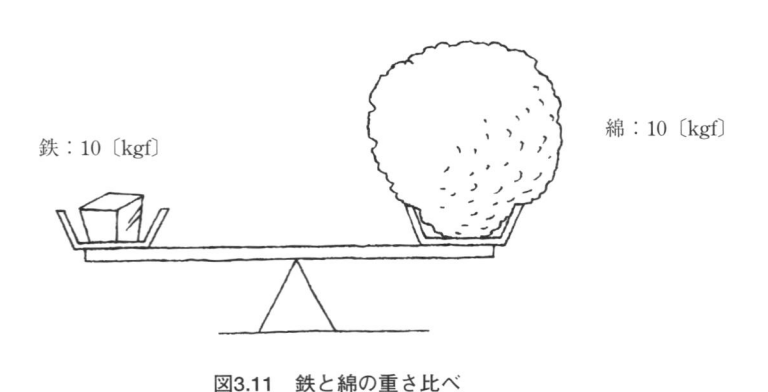

$$W = mg 〔N〕 \tag{1}$$

ここで，gは重力の加速度と呼ばれ，9.8m/s^{2}であって地球上ではどこでもほぼ同じ値です．質量mの単位は〔kg，キログラム〕，重さ（重量）Wの単位は〔N〕です．力の単位は，いまでは〔N〕（ニュートン）が使われますが，いまだに〔kgf〕（キログラムエフ）も使われています．単位の換算は，1〔kgf〕が9.8〔N〕です．「重さは10キログラム」などといいますが，それは10キログラムエフ〔kgf〕の力のことです．この10〔kgf〕（キログラムエフ）というのは力ですから，前述した1〔kgf〕＝9.8〔N〕より，10〔kgf〕を力の単位ニュートンに換算すると98〔N〕（ニュートン）という大きさの力に等しいことがわかります．質量と重さ（重量）を混同すると力学がわからなくなるので十分な注意が必要です．図3.11は鉄の質量が1〔kg〕と綿の質量が1〔kg〕のものを比較しているところです．心理的に大きいほうが重いような錯覚にとらわれますが，大きさが異なっていても，質量が同じであれば重力（重さ）は同じです．同じ重さでもサイズが大きいと人間が持つ場合，持ちにくいので重く感じることはあります．

図3.11 鉄と綿の重さ比べ

図3.12は地球上と月面上で同じ人の体重を測っている様子です．この人の質量を50〔kg〕とすれば，地球上での体重は50〔kgf〕です．体重は力ですから，50〔kgf〕の力をニュートン単位で表すなら，9.8倍して490〔N〕となります．一方，月面では後述するように月の重力加速度が地球の1/6ですから，体重50〔kgf〕の人の秤の目盛りは8.3〔kgf〕（81.7〔N〕）を示します．質量はどこでも（地球

でも月でも）変わらない固有の値です．重さや重量という重力は地球上ではほぼ同じですが，月へ行けば月の重力加速度が地球の1/6なので，前述したように体重の重力は異なります．

　お米10kgを手に持った場合，私たちの手には重力という力（重量，重さ，目方と呼び方は違いますが同じ意味です）が作用します．このお米の重力という力の大きさは10〔kgf〕ですから，今流の単位〔N〕に換算すれば，98〔N〕（ニュートン）ということになります．このお米を月面に持って行ったとしましょう．前述したように月面上の重力加速度は地球の1/6です．月面上において人が手に持つお米の重さは式（1）のg（9.8m/s^2）が1/6ということですから，1.7〔kgf〕と軽くなります．地球上のどこの場所においても質量を持つあらゆる物体には，重力というかたちの力（重さ）がかっています．看護業務で患者を持ち上げるという介助を行うことはしばしばあります．そのときに看護師が被る腰痛は，患者の重力によることが多いわけです．軽い赤ちゃんをケアするような場合は，それほど問題はないのです．しかし，それが重い患者の介助となると大きな重力（実は体重です）がかかるので，十分な注意が必要となります．このとき，後述するボディメカニクスが役立つわけです．

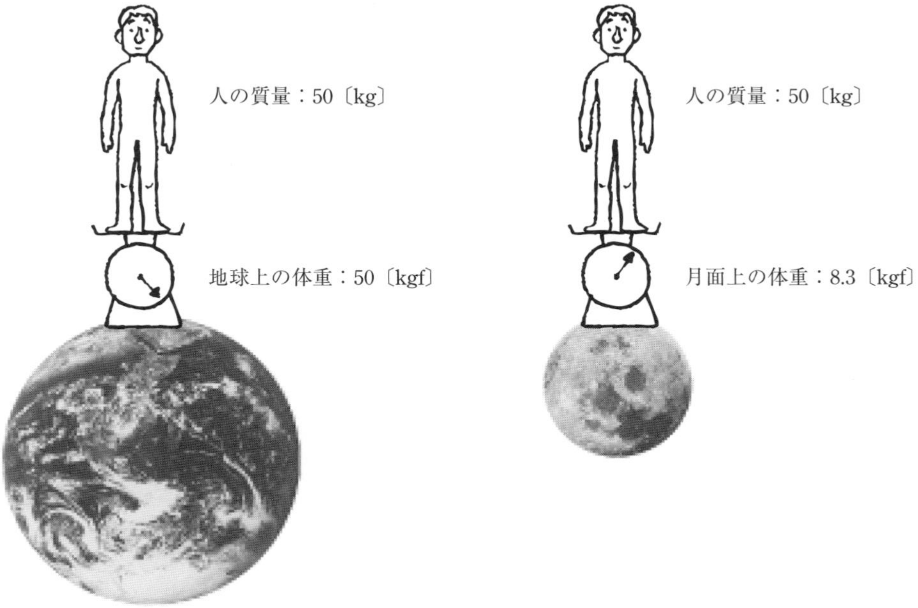

図3.12　地球の重力と月の重力

3.7 看護の力とニュートンの運動法則のかかわり

ニュートンの運動法則は3つあります．ここでは，その3つの運動法則について簡単に説明します．

(1) ニュートンの運動第1法則：慣性の法則

運動の第1法則は，"慣性の法則"としてよく知られています．ここで慣性というのは，「ある静止物体に外力が加わらない限り，その物体は静止し続ける．また，物体が運動中であるなら，その物体は外力が加わらない限り運動し続ける」という性質をいいます．図3.13に示すように，アイススケートをする人は，ひとたび動き出すと片方のスケート靴のエッジを氷面に対し傾け，ブレーキをかけない限りほぼ等速運動をします．もちろん氷といえども摩擦があり，また，身体に加わる空気抵抗もあるのでいずれは止まります．この止めようとする摩擦や空気抵抗は上述した外力の一種です．氷上でスケートをする人の運動は，足に力を加えブレーキをかけない限りほぼ等速運動で動いていることは理解できるでしょう．

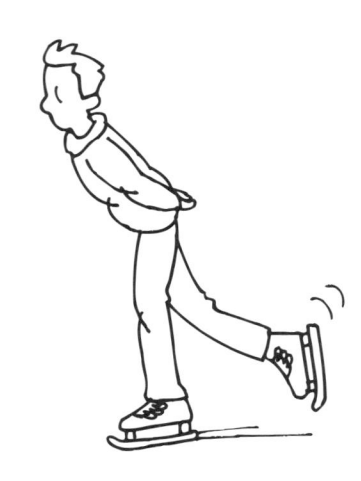

図3.13 アイススケートと等速運動

(2) ニュートンの運動第2法則：運動の法則

ニュートンの運動第2法則は，「力が物体に働くときは，その力の方向に加速度が生じ，加速度の大きさは働いた力の大きさに正比例し，その物体の質量に反比例する」です．このことを式で表すと，$a = f/m$ であるというものです．これはまた「力は質量と加速度との相乗積に正比例する，すなわち $f = m \times a$ である」ということもできます．ここで，f は力，m は質量，a は加速度です．$f = m \times a$ という関係は，運動方程式といわれている大切な式です．

(3) ニュートンの運動第3法則：作用反作用の法則

ニュートンの運動第3法則は，「物体が他の物体に力を作用させている間は必ず反作用がある」というもので，作用反作用の法則として知られています．

図3.14に示すように，人が手で壁を押すと，壁は動かないが押した人の手には力を受け，あたかも壁もその人に力を与え返しているかのように振る舞います．この場合，一方の力，例えば人が壁に加えた力を作用といい，他方の力である壁が手を押すかのようにみえる力は反作用といいます．

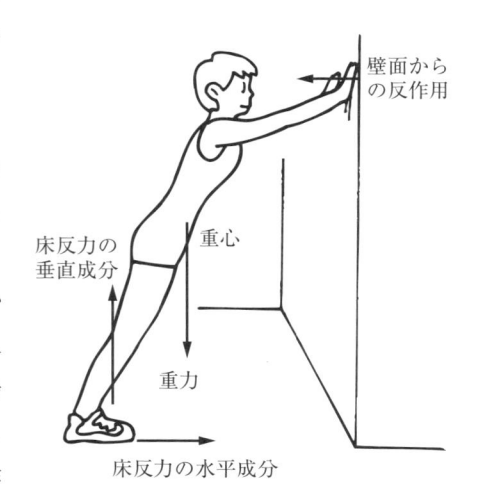

図3.14 押すと押し返す作用反作用の力

運動の第1法則で述べたように，物体が静止しているならそれを動かすために，また，運動しているならそれを止めるために力が必要です．図3.15 (a) は，子供達が日常よく行うボールを蹴る場面，図 (b) はボールを受け止める場面，図 (c) は椅子に座る場面を示しています．これらの様子をよく見ると，図 (a) ではボールを足で蹴るので足がボールに向けて力を加えています．図 (b) では，ボールが前方から手中に向かってくるのでそれを受け止めるため，つまり運動しているボールを静止させるために子供の手はボールに対して力を出しています．最後の図 (c) は，運動はしていないのですが人の体重，つまり重量（人間の質量かける重力の加速度）が椅子に加わっています．しかも，その人が座り続けていれば，いつまでもその力は椅子に作用し続けます．このように図 (a) は静から動へ，図 (b) は動から静へ物体の運動が変化するときに力が生じます．ところが，図 (c) は，地表（地球の中心）に向けて常に作用し続ける重力の加速度による力ですから，人間の質量が運動しなくても，椅子には常に一定な重力が作用し続けています．これは，われわれが重量物を持ったとき重いと感じることでわかるように，その重量物の質量の大きさに比例した重力という"力"が椅子に作用し続けているのです．

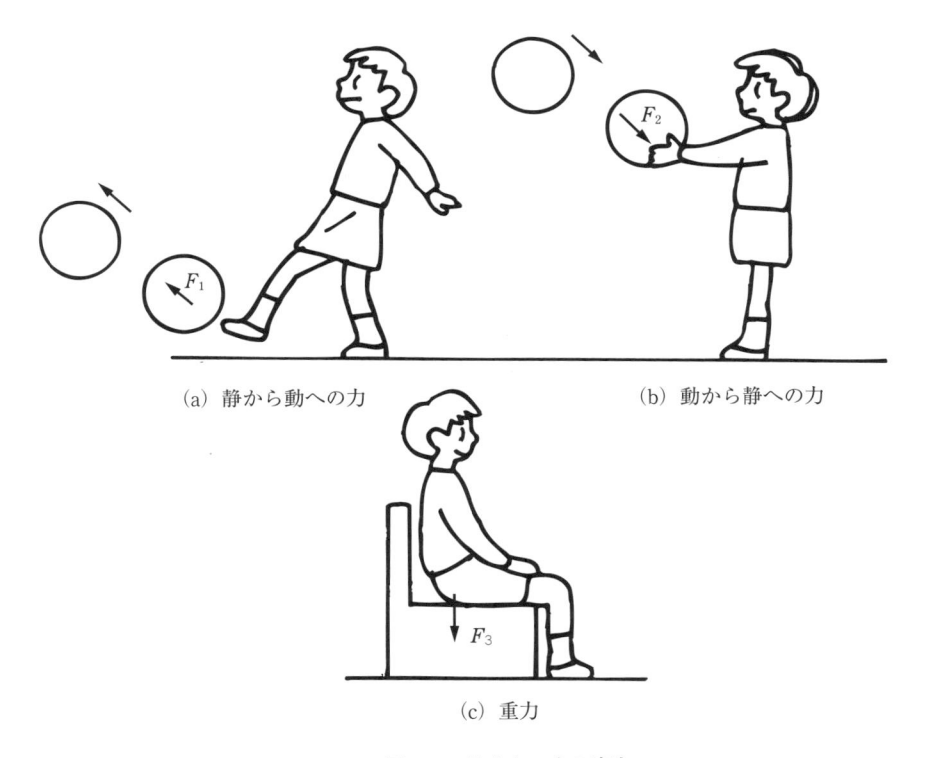

(a) 静から動への力

(b) 動から静への力

(c) 重力

図3.15　見えない力の魔力

3.8 引っ張り力，圧縮力，せん断力とはなにか

看護師自身の筋力によって，身体各部は自由に動かせます．その筋力は患者を動かしたり，動いている患者を静止させたり，あるいは仰臥位から側臥位へ体位を変換させたりすることができます．図3.16は，腕立て伏せを行っている様子を示します．この場合，肘関節に力がかかっていますが，この力を圧縮力といいます．圧縮力というのは，物体を押しつぶすような力です．図の場合では，両手と両足に体重が分散してかかっています．つまり，片手には体重の1/4がかかっていることになります．

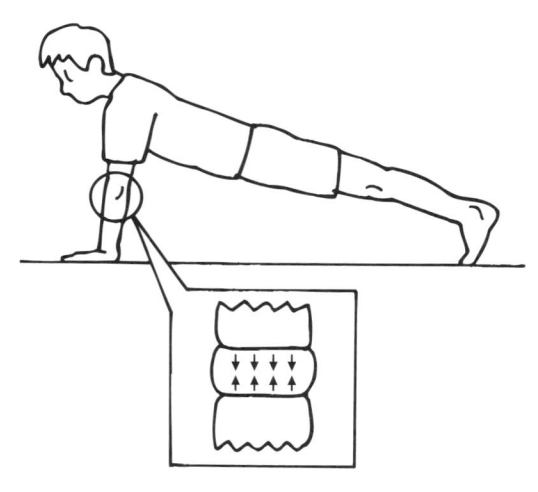

図3.16 圧縮力とは

図3.17は鉄棒で懸垂を行っている様子を示します．この場合は，同じ肘関節に引っ張り力がかかっています．ただし，図の場合は体重が両手にかかっていますので，片手には体重の1/2がかかっていることになります．この引っ張り力は，綱引きのとき綱にかかる力と同じ力で，紐のようなものを引っ張る場合の力のことをいいます．力がかかる身体部位は，図に示すように形状を変形させることによって耐えています．つまり，図3.16に示した圧縮力では生体組織を押しつぶし，その断面を膨らませています．図3.17の引っ張り力は，生体組織を引き伸ばすと同時に，その断面形状を細く変形させています．こうした解剖学的変形は，一般に外力がなくなればもとの状態に戻ります．このように変形した生体組織がもとの状態に戻る能力は弾性といいます．外力を受け弾性能力を失うような力，つまり外力に耐える能力の限界を上まわるような力が生体組織に作用するとき障害は発生します．

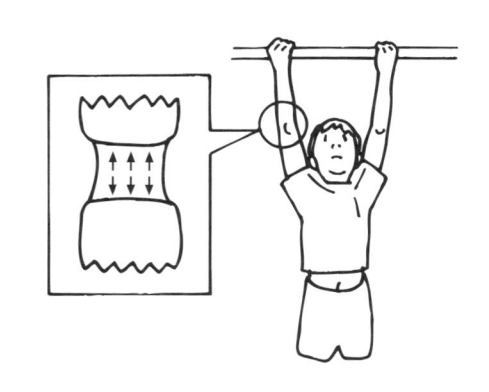

図3.17 引っ張り力とは

一般に，力は図3.16，図3.17に示したように関節に直接作用することもありますが，断面に平行に加わる場合もあります．この断面に平行に加わる力というのはせん断力といいます．このせん

断力を図3.18に示すように硬いスポンジの上に乗った場合で説明しましょう．いま，スポンジの上に乗った人が図(a)のように何もしないで起立している場合は，このスポンジには体重が加わるため下方へ圧縮されます．この場合の力は図3.16に示した力と同じ圧縮力です．図(b)に示すようにスポンジの上に乗ったままで，壁に手をあて上体を前傾させると，このスポンジは図示したようにその反力で変形するでしょう．スポンジの下面は大地に接触していて不動ですからスポンジの上面から下面に向かって，図(b)のようにずれるような力が作用します．そのためにこの硬いスポンジは，図のようにひし形に変形します．このように，物体にずれを起こさせるような力はせん断力といいます．マットレス上の臥床者を動かすような場合，臥床者の背中とマットレスとの間にはせん断力がかかります．身体側のせん断力は褥瘡（床ずれ）発症に深く関係するので，長期にわたる臥床患者の介助には注意が必要です．また，ギャッジベッドを背上げをするときにも臥床者の背面にせん断力がかかる場合があるので注意が必要です．

　以上述べたように，私たちが運動したり姿勢を変えたりすると身体各部に圧縮力，引っ張り力，せん断力が加わります．このうちの圧縮力とせん断力は，褥瘡発症と深いかかわりがあることは前述の通りです．

　図3.18(c)は仙骨，椎間板，椎骨の部分を示します．仙骨と椎骨，椎骨と椎骨との間にはクッションの役割を果たす椎間板があります．そのため上体を前方に曲げたり後方に反ったりすると，椎骨と椎間板の間が図のようにずれます．このときのお互いがずれるときに作用する力は図(b)と同じせん断力です．同時に圧縮力も図中に示したような各所に作用しています．このように，圧縮力，引っ張り力，せん断力は人体の骨格系のいろいろなところに作用しています．

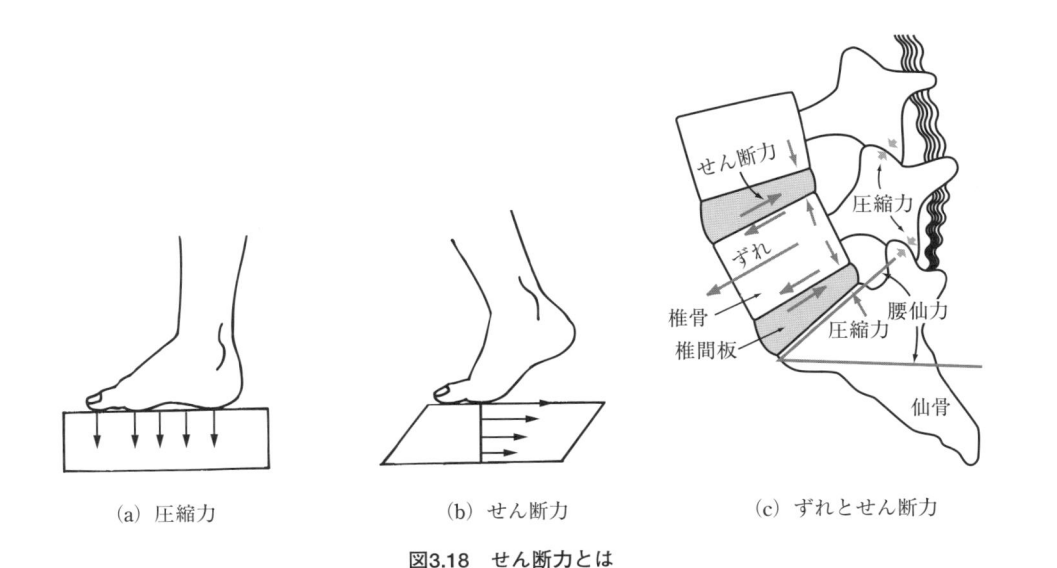

(a) 圧縮力　　　(b) せん断力　　　(c) ずれとせん断力

図3.18　せん断力とは

3.9 力を発揮すると何ができるのか

　3.5節〜3.7節で述べたように，私たちが日常使う力には押したり引いたりする力と重力があります．このうち重力は，物を手に持つとその手にかかる力です．物を持たなくても足の裏には体重という重力が常にかかっています．例えば，図3.19 (a) のように子供を手に抱えると，抱えた手には子供の体重に相当する力がかかります．と同時に腰部には信じられないほどの大きな力がかかります．この腰部にかかる力については5.6節で詳しく説明します．図3.19 (b) は手に持った荷物が身体の各所に影響を及ぼすことを示しています．上体を前屈させた状態で手に重いものを持つと，腰には非常に大きな力がかかりますので注意が必要です．スケートをする人（図3.13参照）の推進力はどこからくるのでしょうか．これは，スケーターが発揮する内力（筋力）で，自身が進みます．内力を発揮しなくても誰かがこのスケーターの背部を押しても推進は可能です．ストレッチャーを押すような場合の力は看護師が発揮し，その力によってストレッチャーは前進します．この力は重力を支える力と異なり，物体を動かすために使われます．

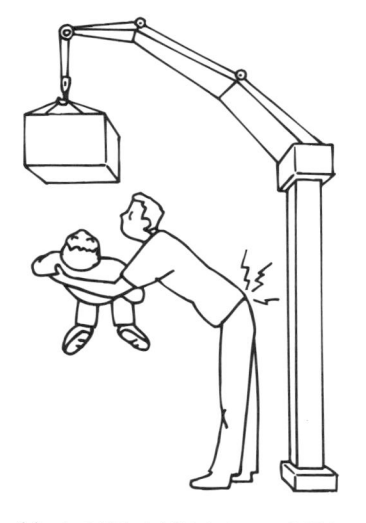

(a) 人の持ち上げはクレーンと同じ　　(b) 全ての力は腰部に集中

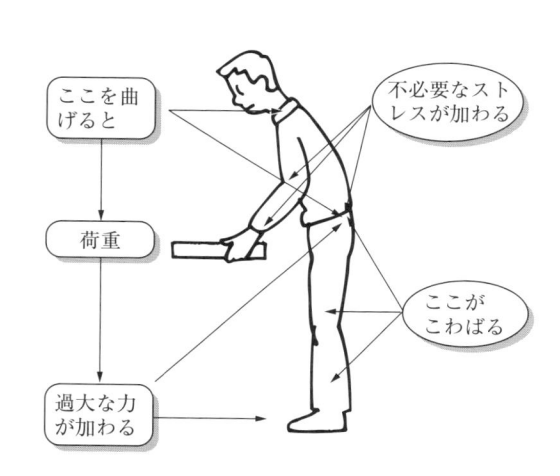

図3.19　重力のために腰部に負担がかかる

　力は後述するように大きさと方向を有するベクトルです．図3.20は机の上におかれた鉛筆に力を加えるとその鉛筆が移動する様子を示します．図 (a) は鉛筆の中央（重心）に直角方向の力を加えると，その鉛筆は図のように平行に移動します．図 (b) は鉛筆の中央（重心）位置に斜めから力を加えた場合で，やはり図のように加える力に平行に鉛筆は移動します．図 (c) は中心（重心）からはずれた位置に図 (a) と同様に鉛筆に直角方向の力を加えた場合を示します．力点が重心位置か

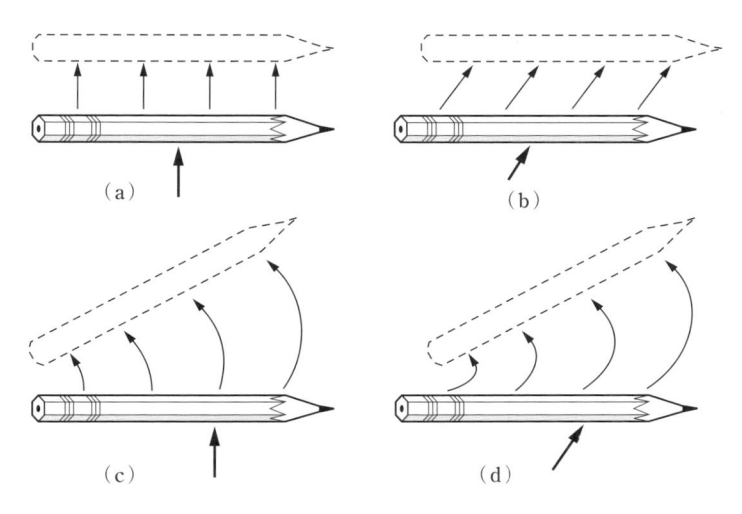

図3.20 加える力の位置で動きは異なる

らずれているので，図のように回転しながら前方に移動します．図 (d) は図 (c) と同じ位置で斜めに力を加えた場合を示します．この場合は斜めに力が作用するので鉛筆は大きく回るようにして前方へ移動します．このように鉛筆の重心および重心からずれた位置に力を加えると，加えた力の方向によっていろいろな動きをすることがわかります．重心位置からずれた場所に力が作用すると物体は回転運動を伴います．

物体に力を作用させれば，その物体は移動することを説明しました．ところが，力をかけても動かない場合があります．それは，コップを握るというようにコップの周囲2か所（親指と人差指）から逆向の力がかかる場合です．この力はコップを滑らないように保持する力です．この場合は，加える力が弱ければコップは滑り落ちてしまうでしょうし，強ければコップを割ってしまうことも考えられます．

力は物を動かしたり，物を持ったりする場合に使われますが，まれには物を壊したりすることもあります．

図3.21は鉛筆を握って文字を書く様子を示しています．この場合は，鉛筆にいろいろな方向からの力を加えて，文字を書くという動作をしています．このように，鉛筆に加える力の加え方を加減して，文字を描き出すというような力の使い方もあるのです．

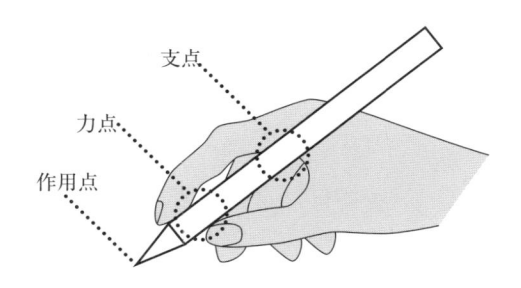

図3.21 鉛筆を持つ手の姿勢

また，看護においては，ベッド上の臥床患者を長座位に介助することがあります．このような場合には，看護師は患者の背部に手を当て，図3.20 (c) のように回転力を発揮するようにして患者背部に力を入れています．

3.10 力と圧力の違いは何か

　力と圧力とは，どこが異なるかを説明します．例えば，先を削っていない買ったばかりの鉛筆で手のひらを押しても痛くありません．ところが，鉛筆削りで先を削った状態で手のひらを押すと，ほんのわずかな力でも猛烈に痛く感じます．その違いは，鉛筆先端の面積の大小によるのです．圧力というのは，単位面積当たりの力をいいます．体重が50〔kgf〕の人が靴を履いて立った場合と竹馬に乗って立った場合を考えてみましょう．いま，靴と竹馬の重量を無視し，靴の人と竹馬の人が体重計の上に乗り重量を測れば体重は両者同じです．ところが，靴底が地面に与える圧力と竹馬の竹が地面に与える圧力は異なります．それは，地面との接触面積の違いによるものです．

　ここで，靴の裏側サイズを長さ25〔cm〕，幅10〔cm〕と仮定し，竹馬の竹の太さを直径5〔cm〕と仮定してみます．そうすると，靴の両足の面積は500〔cm^2〕で，竹馬両脚の面積（円の面積：πr^2）は157〔cm^2〕となります．力（体重）を面積で割ったものが圧力ですから，両者の圧力を求めると，靴の圧力は0.1〔kgf/cm^2〕，竹馬の圧力は0.318〔kgf/cm^2〕となり，同じ体重であったにもかかわらず竹馬の圧力は靴の約3倍も大きいのです．

　さらに，圧力を理解するためにハイヒールで踏まれるとなぜ痛いかということを考えてみましょう．図3.22は，床に接している部分の面積が異なる3つの同じ重さの物体を示します．これは物体が床面に接触している面積の大小で圧力の値は異なることを示しています．図(a)は接触面積が一番大きいので図3.22中で床面の圧力は一番小さいことがわかります．図(c)の接触面積は一番小さいので，逆に圧力は一番大きいことがわかります．このことは，前述の靴と竹馬の床面圧力と同じように接触面積が小さいほど圧力は大きくなるということで理解できるでしょう．以上の説明からわかるように，ハイヒールの踵の断面積は普通の靴に比べてきわめて小さいので，前述した理由で圧力値は非常に大きく，ハイヒールで足を踏まれると痛いということがわかります．

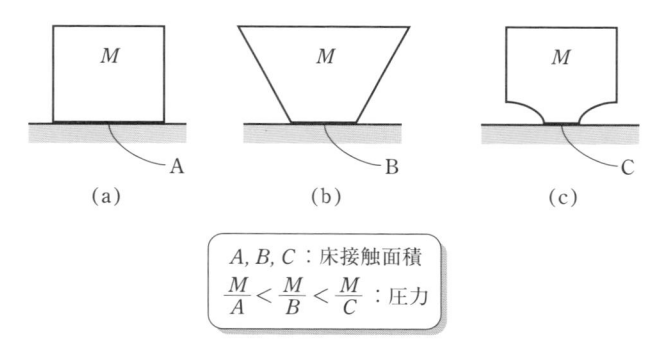

A, B, C：床接触面積
$$\frac{M}{A} < \frac{M}{B} < \frac{M}{C} : 圧力$$

図3.22　ハイヒールで足を踏まれると痛いわけ

次に液体の圧力を考えてみます．水1ℓ（重量：1〔kgf〕）入りの容器底の面積を100cm^2（= 0.01m^2）としますと，この底にかかる圧力は，重量を面積で割った値ですので，0.01〔kgf/cm^2〕という圧力値になります．このように，液体の入ったボトル底の圧力は液体の重量を底の面積で割れば求まります．

● **圧力の応用例：消しゴム**

「カドケシ」という消しゴムがあります．これは図3.23に示すように，複数の角がある消しゴムです．なぜ，圧力と消しゴムが関係あるかということを説明します．普通の消しゴムには角が8箇所あります．新しい消しゴムを初めて使う場合，8つある角のうちの1箇所をまず使うでしょう．使っているうちに角に丸みを帯びてきますので力を入れるか新しい角に切り換えて字を消します．角を使うということは，紙に接する消しゴムの面積が小さいので圧力が高く，力を加えなくても字を消せるからです．つまり，紙に書かれた鉛筆の線上に力が入りよく消せるのです．使っているうちにゴムが磨り減り丸みが出ると，紙と消しゴムと間の接触面積は大きくなります．そのため，これまで加えていた力では，圧力が低く字は消えなくなります．ここで紹介した「カドケシ」は図3.23より明らかなように，使っていて適当に角が磨り減ってくると，また新しい角が使えるようになっています．このように，いつも角が使えるので接触面積が小さく，そのため圧力が大きいのでよく消せるというアイディアです．圧力を消しゴムに応用した人間工学のよい例です．

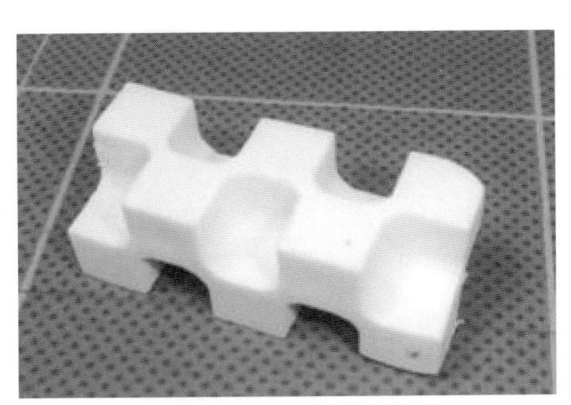

図3.23　消しゴムの圧力と字消し能力

3.11 看護と圧力―点滴・注射器から圧力を考える―

　高いところの水は低いところに流れていきますが，これは高いところの水が位置エネルギーをもっているからです．水力発電所は水が上流から下流に落ちてくるときの位置エネルギーを利用して電気を発生させています．上流には貯水池があり，下流には発電所があります．点滴もこれと同様で，点滴ボトルは，ライン刺入部より高い位置の点滴スタンドにセットします．水力発電所にたとえれば，上流の貯水池が点滴ボトルで，下流の発電所がライン刺入部に対応します．貯水池と発電所との高低差は，水の落差です．点滴の場合の落差は点滴ボトルの薬液面から刺入部までの高低差です．この落差が大きいほど，ライン刺入部の圧力は高く刺入部からでてくる輸液速度は速くなります．

　ここで，落差により液体の流出速度が変わる簡単な実験を考えてみましょう．ペットボトルの上部と下部に小さな穴をあけます．図3.24（a）のように水を満たすと，下の穴から出る水は上の穴からでる水より勢いがあります．その理由は，下の穴から液面までの水の高さは上の穴から液面までの高さより大きいからです．つまり，下穴の落差は上穴の落差より大きいので，下穴からの水流の勢いは大きいのです．このことは，下穴の圧力は上穴の圧力より大きいので水流の勢いは大きいということもできます．この2つの穴を同じ高さ位置に並べてあけると液面からの落差が同じですので当然両方の穴から流出する水の勢いは同じになります．図3.24（b）は点滴ボトルのセット高さが異なる図です．ペットボトルの実験でわかるように点滴ボトル位置が高いほうが下端チューブの圧力が大きいため，それだけ薬液は勢いよく流出します．つまり，点滴ボトルを高い位置にセットしますと，輸液速度は速くなりそれだけ輸液時間は短縮されることになります．以上の説明からわかるように，ペットボトルのように底から上に水がいっぱい詰まっている場合，

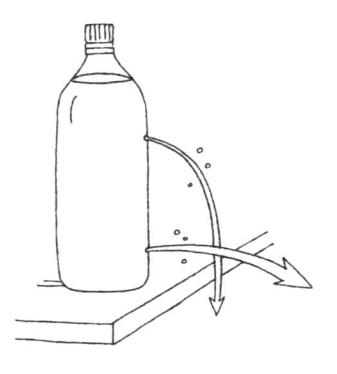

（a）穴の位置で異なる噴射力　　　　（b）高さで異なる薬液速度

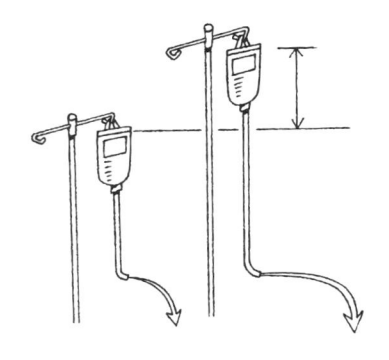

図3.24　落差による液体の流出速度

水力発電所のように太いパイプで貯水池と発電所をつなげた場合，点滴のように点滴ボトルと刺入部まで細いチューブでつなげた場合，いずれの場合も落差の高低で圧力は決まり，穴や針先からでる水や薬液の流速も決まります．

　図3.25は内筒の直径が異なる2個の注射器を示します．この2個の内筒に同じ力を加えた場合，どちらの注射器の針先から薬液が勢いよく飛び出すでしょうか．それは，細い注射器です．その理由は内筒内の圧力の高さに関係しています．3.10節で示したように圧力は単位面積当たりの力です．加える力は両者同じですので，内筒の断面積が小さいほうが圧力は高くなります．圧力が高いということは，注射器の針から出る薬液速度は速くなり，注射時間は短縮されます．

　図3.25中に直径が異なる2つの注射器の圧力の具体的な計算例を示してあります．圧力の単位〔Pa〕（パスカル）は圧力の固有の名称であって，1〔N/m^2〕は1〔Pa〕と同じです．したがって，圧力が1kgf/m^2（1〔kgf〕= 9.8〔N〕）であるという場合，これは9.8N/m^{2}に相当し，また，9.8Paにも等しいのです．例えば，9800Paというように大きな数が出てきた場合は，1000は1k（キロ）ですから，"k"を使って，9.8〔kPa〕と表記します．ここで"k"は自動車の速度を表す〔km/h〕に含まれるkと同じです．同様に，よくhPa（ヘクトパスカル）も使われ，1hは100と等しいものです．このように，1〔hPa〕は100〔Pa〕，1〔kPa〕は1000〔Pa〕であって，ここで用いた"h"や"k"は「単位の接頭語」といい，前述したように100倍，1000倍を表します．

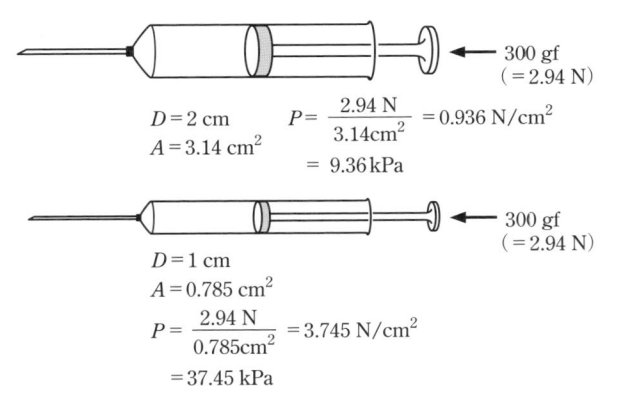

$D = 2$ cm
$A = 3.14$ cm^2
$P = \dfrac{2.94\text{ N}}{3.14\text{cm}^2} = 0.936$ N/cm^2
$= 9.36$ kPa

← 300 gf（= 2.94 N）

$D = 1$ cm
$A = 0.785$ cm^2
$P = \dfrac{2.94\text{ N}}{0.785\text{cm}^2} = 3.745$ N/cm^2
$= 37.45$ kPa

← 300 gf（= 2.94 N）

図 3.25　注射器の太さで異なる薬液圧力

　次に褥瘡（床ずれ）と圧力の関係を考えてみます．臥床者の背中はマットレスに接触しています．でん部や肩甲骨部は骨が出ていますので，その骨がマットレスを強く圧迫します．この圧迫が強いということは圧力が高いことです．3.10節で説明した竹馬の圧力やハイヒールの圧力を思い出すとわかるように，でん部，肩甲骨部にかかる圧力は高く，その部分は褥瘡になる可能性が高いのです．以上のように，看護においても圧力は深く関係しています．

3.12 どのような場面で摩擦は看護に役立つか

　摩擦を辞書で引くと「接触している2物体が相対的に運動し，または運動しはじめるとき，その接触面で運動を妨げようとする向きに力の働く現象，またはその力」とあります．摩擦力といえば，こすれ合う力，接触面で運動を妨げる力です．もしも，摩擦がなかったならどうなるでしょうか．板材を結び付ける釘やねじの目的が失われ，家屋は崩壊してしまいます．また，摩擦の作用を有効に使用しているブレーキが使えなくなり，自動車，電車，自転車などの乗物は機能しなくなります．乗物は地面あるいは線路と車輪との摩擦があるからこそ走れるので，摩擦がなければ動くことができません．同様に人間も歩くことができないでしょう．摩擦力は，一般に以下の式で表わされます．ここで，μは摩擦係数，Mは質量，gは重力の加速度で9.8〔m/s^2〕です．

$$F = \mu M g$$

　図3.26はマットレスに座っている患者です．この患者を後方へずらすとき，上式より明らかなように看護師が発揮する力Fは，摩擦係数μ（患者のパジャマとシーツ間）と体重Mgを掛けた値以上が必要です．

　図3.27（a）は臥床者背面にシーツを敷いた状態でベッド上の臥床者を動かす実験風景です．この実験によって看護師が発揮する力を測定することができました．図3.27（b）に示すように握り部には引っ張り力変換器を取り付けてあるので，この部分を引くと引っ張り力（摩擦力）が求まります．図3.27（c）はバスタオル，ナイロンシート，イージースライド

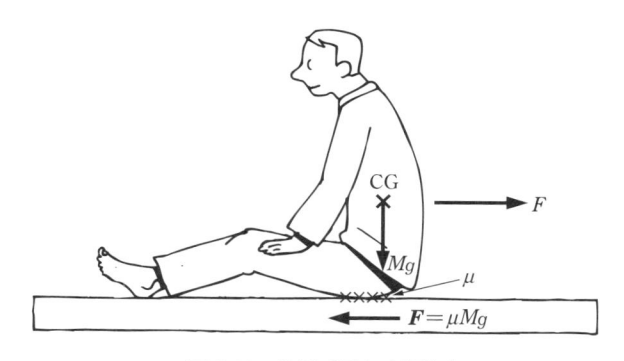

図 3.26　体重で異なる摩擦力

（患者移動用のすべりシーツ）を臥床者背面に敷いた場合の実験結果です．患者を乗せ移動させる目的で開発されたイージースライドの最大引っ張り力は150N（約15kgf），バスタオルは300N（約30kgf）で，イージースライドを使うとバスタオルの約半分の力で臥床者を動かせることがわかりました．このように摩擦の小さい材料を使うと看護師の力負担は軽減されます．この実験から患者を移動させる場合，すべりやすいシーツを使用すれば，看護師の力は半減でき，脊柱を痛める可能性は減少することがわかりました．

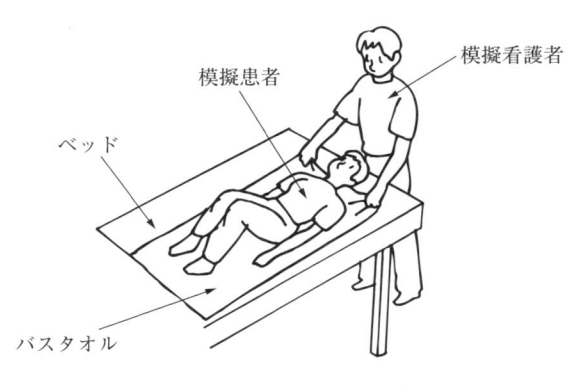

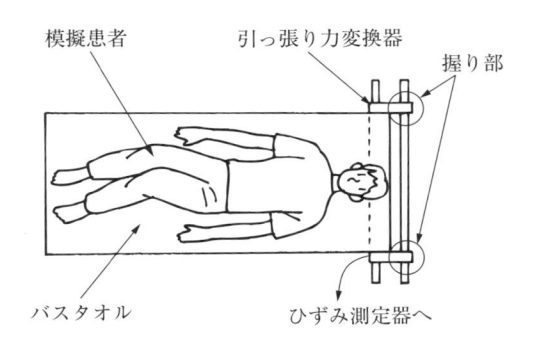

(a) 模擬患者ずり上げ実験

(b) 模擬患者ずり上げ力(摩擦力)測定方法

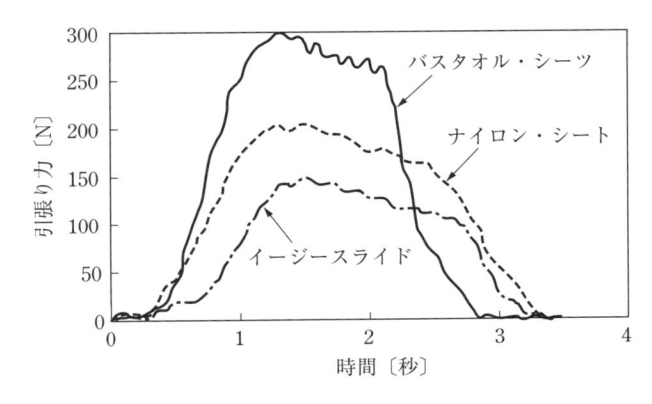

(c) ずり上げ力(摩擦力)の測定結果

図3.27 模擬患者のずり上げ摩擦力の測定

　図3.28は斜面を利用して患者を移動させる場面を示します．この場合も介助力は患者のでん部の摩擦に異存しますので摩擦係数が小さく，しかも斜面の傾斜が大きければ移動は楽に行えることがわかります．

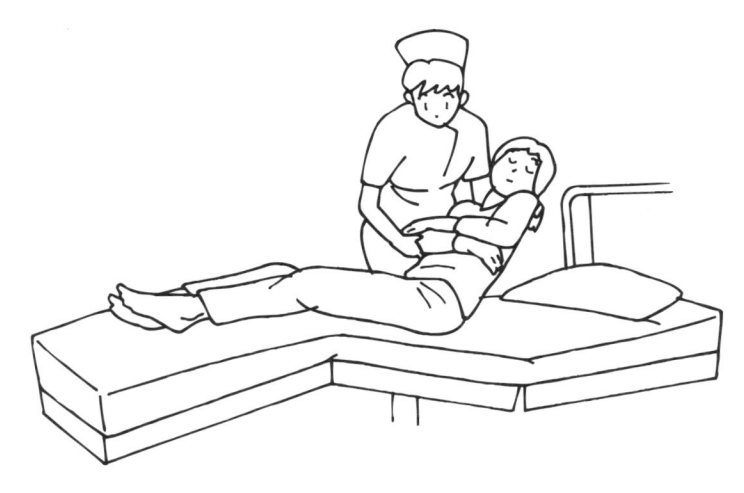

図3.28 斜面を活用した患者の移動介助

どのような場面で摩擦は看護に役立つか

章末問題

3.1 図3.29はフォースプレート上でごく簡単なラジオ体操の一部分を行った際の床反力データである．このデータから，どのような動作を行ったかを考察せよ．

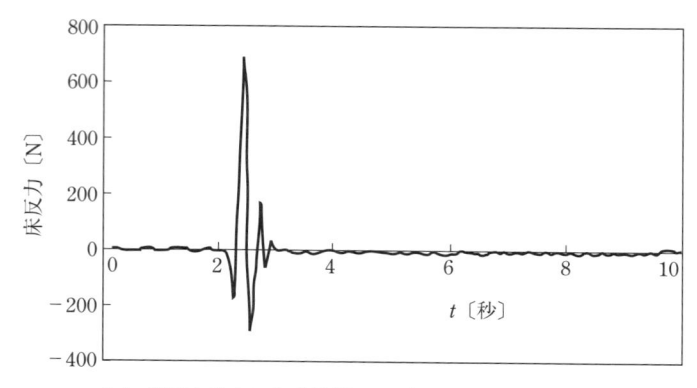

（a）床反力計上に起立状態で一瞬上下動行った場合の床反力

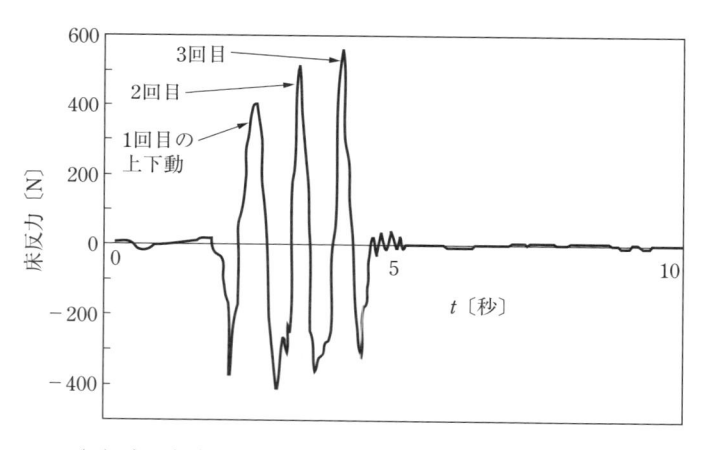

（b）床反力計上で第二ラジオ体操の1カットを行った場合の床反力

図3.29　床反力データ

3.2 ボディメカニクスは人間工学と関係があるという．それはなぜか．

3.3 看護以外でボディメカニクスが有効と思われる場面を示せ．

3.4 ボディメカニクスがなぜ看護と関係するのか．

3.5 重いモノを持ち上げる際に「大きな筋群を使う」ということがいわれているが，それはなぜか．その理由を簡単に説明せよ．

3.6 看護師の腰痛は多いという．なぜ多いのかその理由を述べよ．

3.7 腰痛を防ぐために「対象（例えば患者）に近づいて重いものを持ち上げる」とよいというが，その理由を説明せよ．

3.8 「摩擦」を利用せよということはどのようなことかを説明せよ．

3.9 患者を体位変換する場合に「小さくまとめる」ということがよくいわれるが，それはどのようなことを指しているのか．具体例をあげて説明せよ．

3.10 「物体を激しく動かすと大きな力が働く」という場合の力は，（　　　）力という．

3.11 次の文章で正しいものには○印を，間違っているものには×印を付けよ．
(1) 重量物を動かす場合，身体の近くへそのモノを近づけて動かすとよい．
(2) 事務系の仕事は重いモノを扱わないので，姿勢は気にする必要はない．
(3) 持ち上げを複数人で協力しあって行う場合，一人が声かけをすべきである．
(4) 作業に見合った服装は，障害の防止になる．
(5) 荷物の持ち上げを行う場合，背中は曲げてもよいが膝は曲げてはならない．

3.12 次の文 (1)〜(5) において正しいものを①〜⑤より選べ．
(1) 腕立て伏せをする場合の腕にかかる力は，次のうちどれかを丸印を付けて答えよ．
①圧力，②せん断力，③引っ張り力，④圧縮力，⑤摩擦力
(2) 床ずれ（褥瘡）を起こす要因で影響がもっとも大きいと思われる力は次のうちどれか．丸印を付けて答えよ．
①引っ張り力，②圧縮力，③せん断力，④圧力，⑤重力
(3) ベッド上の患者さんを移動するときの力は，次のうちどれかを丸印を付けて答えよ．
①摩擦力，②引っ張り力，③圧縮力，④せん断力，⑤重力
(4) 患者さんの膝を立てて仰臥位から側臥位へ体位変換をする場合に使う技術でもっとも適切なものは，次のうちどれか．丸印を付けて答えよ．
①モーメント，②トルク，③テコ，④重力，⑤摩擦
(5) 腕を伸ばして手に重い物体を持つと苦しくなる．その理由を説明するのにもっとも適切なものは次のうちどれか．丸印を付けて答えよ．
①テコ，②重力，③引っ張り力，④圧縮力，⑤力のモーメント

3.13 下記はボディメカニクスについて説明した文章である．下欄から適当な語句を選んで（　）に入れよ．同じ語句を2回使う場合もある．
　ボディメカニクスとは，物理や力学の原理である①（　　　），②（　　　），③（　　　）などを看護動作に応用し，看護師の力作業を緩和する，あるいは④（　　　）を軽減する技術をいう．例えば，臥床者を仰臥位から側臥位に体位変換するときに，患者の膝を立てる

のは⑤（　　　）の原理，胸の上に手を乗せたり足を組ませたりするのは⑥（　　　）ためであり，腰を落として動作をするのは⑦（　　　）ためであり，⑧（　　　）ためである．また，患者のそばに寄ったり肘関節を曲げて患者を支えたりするのは⑨（　　　）ことで重心を1つにするためである．動作を行うときには，⑩（　　　）ことにより，空間を確保する必要がある．

A. 摩擦	B. 前傾姿勢をとる	C. 身体負担
D. 息を合わせる	E. 説明する	F. テコ
G. 患者に近づく	H. 周囲の環境をととのえる	I. 自立を助ける
J. 力のモーメント	K. 患者の手足をまとめる	L. 大きな筋群を使う
M. 水平に引く	N. 圧力を分散させる	O. 重心を低くする

3.14 次の(1)～(7)の文章は「看護師が脊柱障害を起こした原因」に関する記述である．正しい文には「○」，正しくない文には「×」を括弧の中に記入せよ．

(1) (　) 患者を持ち上げる場合に，適切な人数，配置でないと腰部に障害を受けることがある．

(2) (　) 体より近い位置に持ち上げるべき患者や物があると腰部に障害を受けることがある．

(3) (　) タイトスカートのような自由を奪われる衣類を着ていると腰部に障害は受けない．

(4) (　) 患者持ち上げに慣れた看護師二人で重い患者を持ち上げると腰部に障害を受けやすい．

(5) (　) 患者を看護師自身の方向へ寄せてから持ち上げないと障害を受けやすい．

(6) (　) ベッドサイドに家具などの障害物があると腰部に障害を受けやすい．

(7) (　) ベッドサイドが広く，作業がやりやすいと作業は早くできるので腰部に障害を受けやすい．

第4章 ボディメカニクスを理解するための力学

　物や人に力を加えると変形したり動いたりします．その力については第3章で述べました．この力は大きさだけでなく方向も考えないと与えた力の効果は議論できません．そこで，ここでは大きさと方向を持つベクトルについて説明します．長い棒を用いると重いものも動かせます．この力の応用はテコです．小は文房具類から大は大型機械装置や乗り物にいたるまでテコは広く応用されています．これは，ベッド上の患者の体位変換にも応用できます．物や人を回すには回転の能力が関係し，その能力は力のモーメントといいます．力のモーメントを使うと作業負担を求めることができます．最後に重心とはなにか，それをいかにして求めるかについて本章では説明します．

4.1 看護とベクトルの話し

　図4.1は介助者が車椅子を押している様子を示します．介助者は車椅子の取手に手をあてて押します．このとき介助者が出す力の方向は，位置P点に太い矢印で示しました．力が作用するP点を作用点（あるいは着力点）といいます．作用点を通り力の方向に引いた直線BCは作用線といいます．見えない力をベクトル図で表すには，作用点から力の方向に線を引きます．その線上に力の大きさに比例させた線分PAを描き先端に矢印をつけます．

　図4.1に示したように，力の大きさと方向を合わせて持つ量はベクトル（vector）といいます．人が物を持ったり，物体に力を加えたりする場合に働く力の効果（"モノ"を動かす，倒す，持ち上げるなど，図3.20参照）は力の大きさ，その方向，作用点によって異なってきます．力のほか速度，加速度もベクトルです．一方，質量，温度，時間は大きさだけで方向はありません．このような量はスカラー（scalar）といいます．

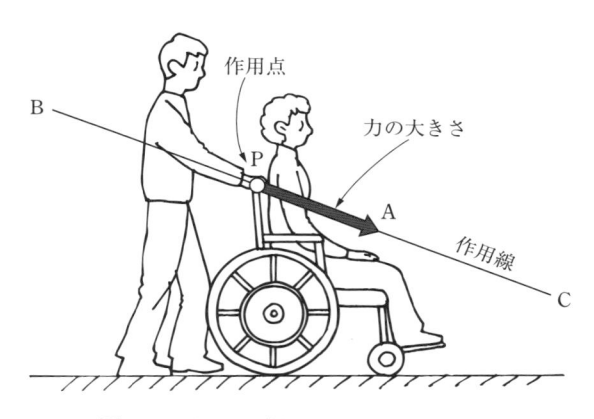

図4.1　ベクトル（力の大きさと方向）

　車椅子を動かすときのように力を加えると，それが動く源となるような力もあります．一方，カバンを背負う，あるいは持つ場合のようにカバンの重力が肩にかかり，カバンを支えるような力もあります．図4.2はカバンの重力が肩にどのようにかかっているかをベクトルで示したものです．重力とその分力をこのようなベクトル図で表すと，後述する4.7節の図4.24で説明するように肩にかかる力の評価ができます．

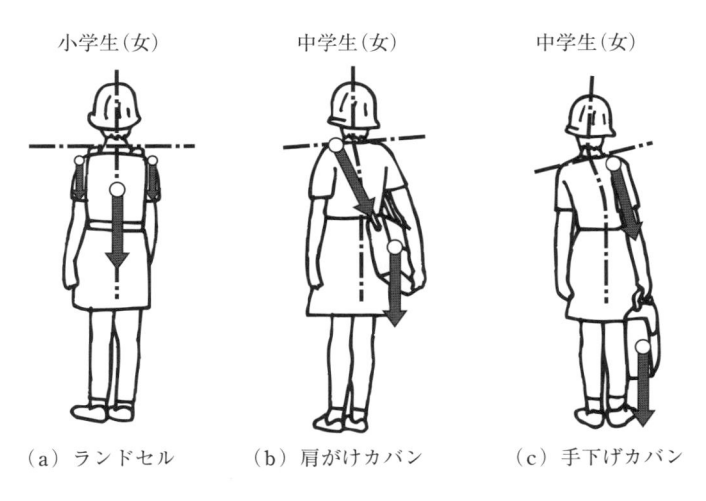

(a) ランドセル　　(b) 肩がけカバン　　(c) 手下げカバン

図4.2　肩にかかるカバンの重力

　図4.3（a）は質量10kgの物体を子供と大人が分担して持ち上げたところを示します．このとき，垂直線ABと子供が持つ紐との角度が60°，大人が持つ紐との角度が30°であるとします．図4.3（b）のように重力10kgf（質量10kg）をベクトルPWで表すと，それを支える力PW′は点線のように上向きになります．子供と大人で分担した力を60°，30°方向にベクトルで描き，図（b）のように並行四辺形を構成します．これより，子供の力と大人の力を作図で求めると5〔kgf〕，8.7〔kgf〕となります．これらの値は，図（b）を参照にして数学の三角関数を用いると容易に計算で求めることができます．看護でも二人が協力して重い患者を持ち上げることがよくあります．このとき，背の高さに違いがあると分担する力の大きさが異なるのは以上述べ理由によります．協力してモノを持ち上げる場合，背の高い人は低い人より若干力の負担が大きくなります．

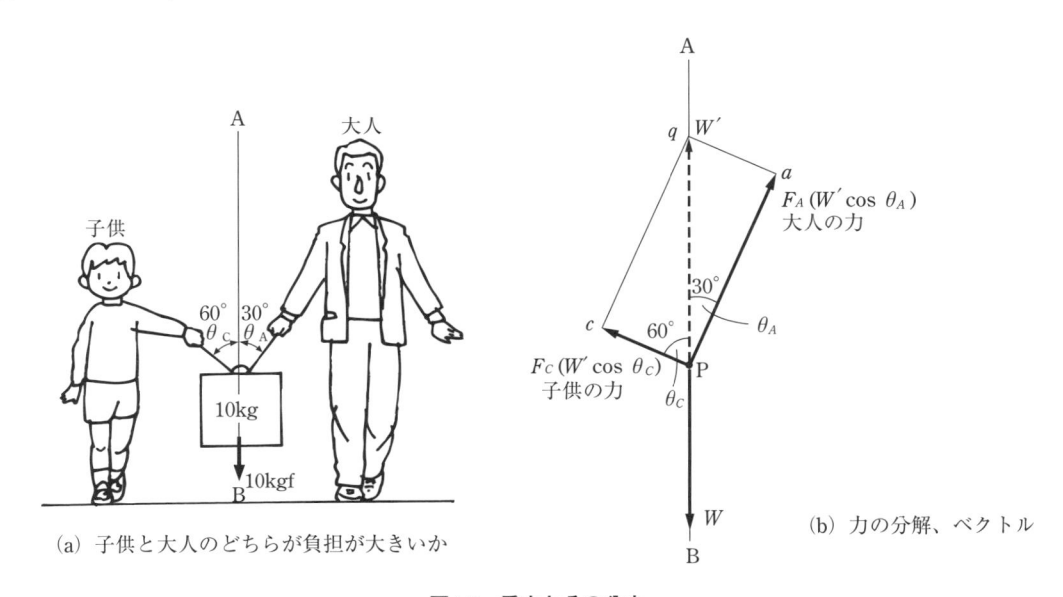

(a) 子供と大人のどちらが負担が大きいか

(b) 力の分解，ベクトル

図4.3　重力とその分力

4.2 テコの基本的な話し―第1種テコの原理―

テコは昔から人の力作業を軽減するために役立ってきました．また，秤のような測定器の指針拡大機構としても幅広く応用されています．最近では，人の姿勢や動きにかかわるボディメカニクスの分野でも"テコの原理"を応用するということがさかんにいわれています．ここでは，そのテコの原理について考え，その原理を看護業務に応用し，力作業の負担が軽減できることを述べます．

テコの原理とは，「棒の一点を支点とし，支点から遠い点（力点）に小さな力を加えると，反対側の支点から近い点（作用点）で大きな力が得られるという原理」です．

図4.4は身近でみられるテコの応用例で，ホチキス，釘ぬき，ビールの栓ぬきなどに多くのその応用がみられます．テコには第1種～第3種のテコがあるので，一般に応用されているテコがどの分類に入るかをみてみましょう．その分類によって応用は異なるので，ここではこれら3種のテコの原理と応用について細かくみてみます．

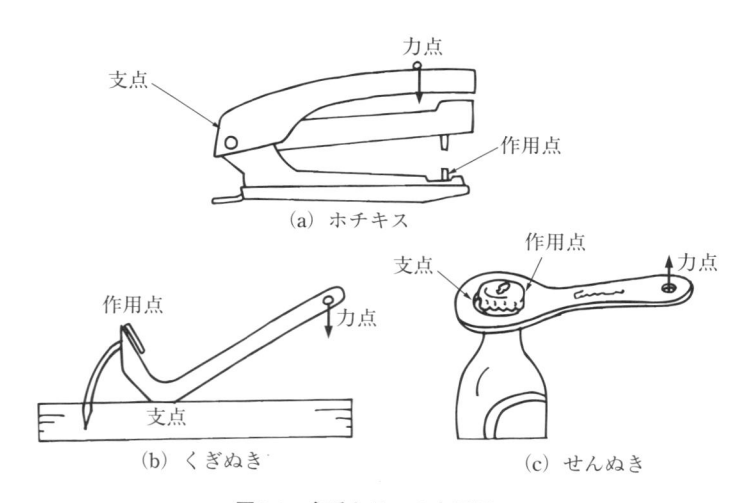

(a) ホチキス

(b) くぎぬき

(c) せんぬき

図4.4 身近なテコの応用例

図4.5 (a)，(b) は第1種のテコの基本原理を示します．このテコの応用は広く，テコというとこの第1種のテコを思い浮かべることが多いと思います．図4.5中に示した記号 F は，テコに加える力を表し，この力が加わる点 b は力点といいます．点 a はテコを支える点という意味で支点といいます．R は荷物を持ち上げるとか釘をぬくために要する力であって負荷（荷重，抵抗などとも呼ばれています）を表します．この負荷が加わる点 c は作用点といいます．図4.5 (a) の ab 間の長さは，ac 間の長さより大きくとってあります．そのため，テコ比 (ab/ac) は1より大きくなります．後述するようにこのテコを用いた物体の持ち上げ力は，力点 F の (ab/ac) 倍となります．図 (a) の場合

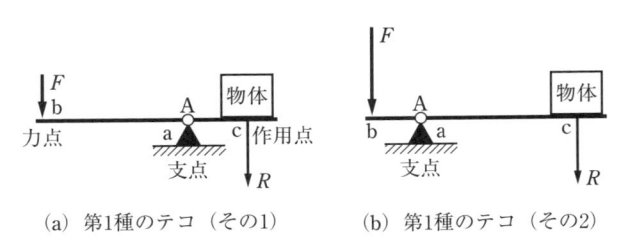

(a) 第1種のテコ（その1）　　（b) 第1種のテコ（その2）

図4.5　第1種のテコとは

は小さな力で大きな力を発揮できます．図4.5 (b) は，ab＜acであってテコ比（ab/ac）を1より小さくした場合です．この場合，力点の小さな変位を大きな負荷変位に変換できるテコとなります．そのため，物体の重量が図 (a) と同じであれば，力点の力は図 (a) の場合に比べて大きくなります．このテコの原理は測定器の指針の動きを拡大するような目的に応用されています．

図4.6は図4.5に示した第1種テコの応用例を示します．図4.6 (a)，(b) はテコ比が1より大きい場合で，重い負荷を処理できます．図 (c)，(d) はどちらかというとテコ比はほぼ1に等しく，バランスがとれている状態の例です．図 (e) のはさみは紙を切るという比較的力がいらないということで図4.5 (b) の応用です．図4.6 (f) の鋼線カッターは切断する対象が固い鉄線なので大きな力が要求されます．そのため力の増倍率（テコ比）を非常に大きくした図4.5 (a) の応用であることがわかるでしょう．

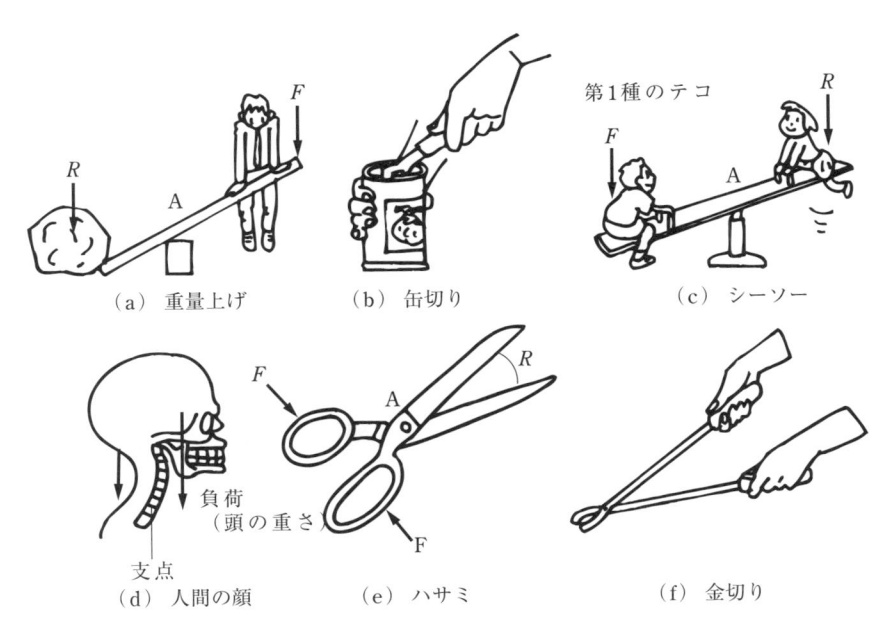

(a) 重量上げ　　(b) 缶切り　　(c) シーソー

(d) 人間の顔　　(e) ハサミ　　(f) 金切り

図4.6　第1種のテコの応用例

4.3 テコにもいろいろある —第2種, 第3種のテコの原理—

前節ではテコの基本について述べました．面白いことに支点，力点，作用点の位置関係を変えると，構造が異なったテコになります．図4.7は第2種テコの原理を示します．このテコは支点aが棒の端に位置し，負荷の作用点cを支点aと力点bの間においた場合です．この場合，作用点cを右に移動して力点bに一致させれば負荷Rと作用力Fとは等しくなります．しかし，作用点cが支点aと力点bの間にある限り，力点の力Fは負荷Rよりテコ比倍（ac／ab）だけ必ず小さくなります．これはなにを意味しているのでしょうか．例えば，作用点cをacの中間におくと，テコ比（ac/ab）は0.5となります．作用点においた物体の荷重を100〔kgf〕とすれば，その半分の力50〔kgf〕で荷重を持ち上げられることを示しています．

図4.8に第2種テコの応用例を示します．図（a）の一輪運搬車は，図4.7の原理図と同じ構成ですから容易に理解できるでしょう．図（b）は自動車のタイヤがパンクした場合にお世話になる工具の動作原理を示します．これは固く締めつけられたボルトを人間の力で回す工具であって，作用点cを支点aにかなり近づけテコ比を大きくとってあります．図（c）はクルミのような堅い殻を砕く道具です．これも図（b）ほどではなのですが，図4.7の作用点cを支点aに近づけ大きな力を発揮させるための道具です．図（d）は押し切りカッターです．これも図4.7より，その原理は容易に想像がつくでしょう．以上はいずれも力点に加わる力Fは，作用点の力（負荷）Rより小さい例です．

図4.9は第3種テコの原理を示します．このテコの力点に加える力Fは，負荷Rより常に大きな力を出さなくてはなりません．それでも人間が使う道具には，図4.10（a），（b）に示すような応用があります．この第3種テコの応用が多くみられるのは，人間をはじめとする動物の関節を動かす

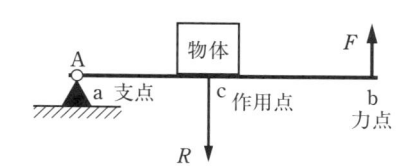

図4.7　第2種のテコとは

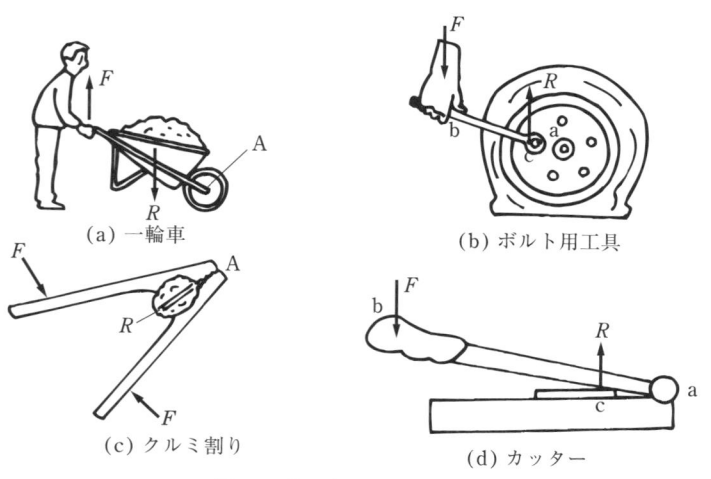

(a) 一輪車

(b) ボルト用工具

(c) クルミ割り

(d) カッター

図4.8　第2種のテコの応用

部分です．図 (c) はその一例として腕の構造を示してあります．図4.9の原理図と比較すれば明らかなように，この図4.10 (c) のテコ比は (ac/ab) であって，図4.9より明らかなように，acはabより常に大きいので，テコ比は必ず1より大きくなります．つまり，作用点の負荷Rより常に大きな力Fを力点では出す必要があり，力学的には効率が悪い構造となっています．しかし，力に関して常に不利になっていますが，一方の変位に関してはその逆で，常に拡大される構造です．そのために力こそ増倍できませんが変位が拡大されますのでその分素速い動きが可能となります．

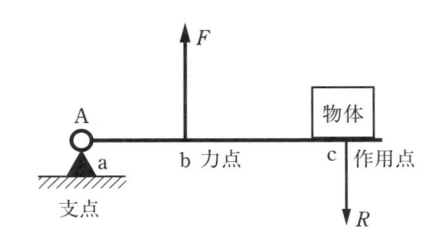

図4.9　第3種のテコとは

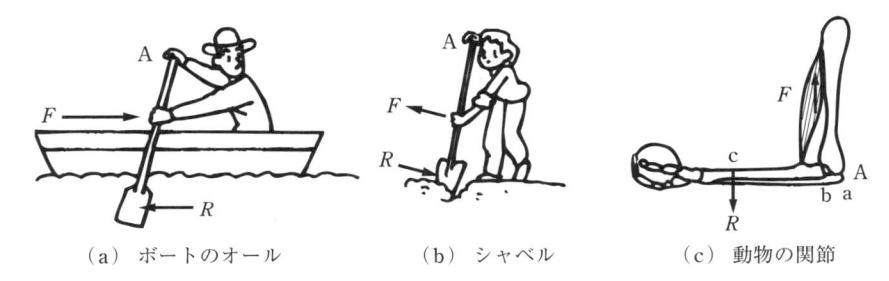

(a) ボートのオール　　(b) シャベル　　(c) 動物の関節

図4.10　第3種のテコの応用例

図4.11は，第1種〜第3種テコの典型的な応用例をまとめて示します．第1種は力の増幅，第2種は手押し車，第3種は人間の関節部です．第1種，第2種は各種の工業製品，それらを作る工場の機械装置類に多くの応用がみられます．一方，第3種のテコの原理は人間をはじめ動物の関節部分に応用がみられます．腕や膝などあの狭いところに筋力を作用させ，手や足を動かしているのですから驚きを感じると同時に筋肉が発揮する大きな力にも驚かされます．

第1種のテコ

第2種のテコ

第3種のテコ

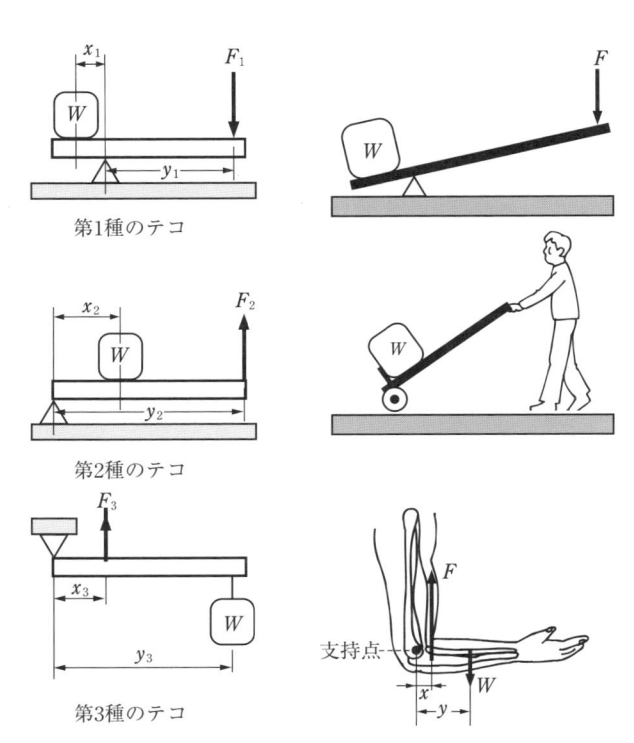

図4.11　テコの種類とその応用

4.4 看護におけるテコの原理の応用

図4.12（a）は，仰臥位の患者を側臥位に体位変換介助を行う場合の様子を示します．この介助がテコの原理の応用であることは，気がつきにくいと思います．図（b）のように簡単な図に置き換えると，これは図4.7に示した第2種のテコ（テコ比：b/a）の応用であることが理解できるでしょう．

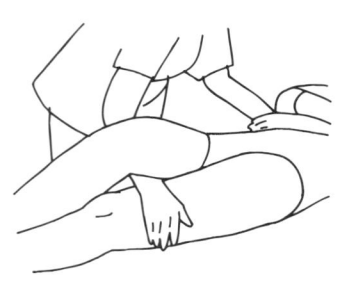

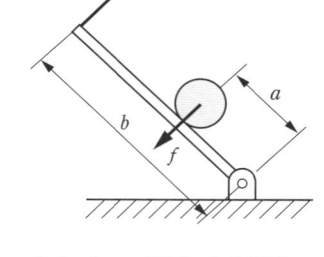

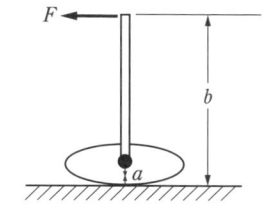

（a）仰臥位から側臥位へ　　（b）テコの原理による説明

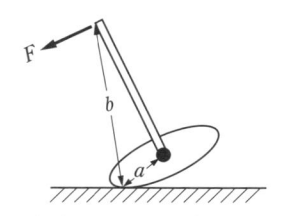

図4.12　テコの原理を体位変換に応用　その1（第2種のテコ）

図4.13（a）は，図4.12と同じように仰臥位から側臥位への体位変換の介助です．この場合は，臥床者の膝を図のように立てます．その膝頭を手前に引くと，臥床者は容易に側臥位に体位の変換ができます．この方法がテコの原理に基づくことは分かるのですが，これまでのテコの原理と少し様子が異なります．それは，図4.13（b），（c）に示すように患者のでん部は楕円形ですので，でん部が回転していくと図（c）のようにベッドと接触している部分が回転しながら移動するからです．そのために前述の図4.12（b）のように第2種のテコの原理であるということが明確に見えにくくなっています．しかし，図4.13（c）のような形になりながら仰臥位から側臥位に移るので，第2種のテコの原理に基づく体位変換ではあります．

次節で述べる回転させる能力として知られているモーメントは"$b \times F$"で表されます．膝を立

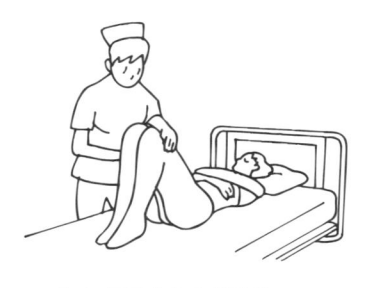

（a）仰臥位から側臥位へ　　（b）テコの原理による説明　　（c）テコの原理（でん部が回転すると接触部が移動する）

図4.13　テコの原理を体位変換に応用　その2（第2種のテコ）

てない状態と立てた状態では距離 b の長さは立てたほうが大きいので，力のモーメントも膝を立てたほうが大きくなります．力のモーメントは何かを回そうとする能力ですから，それが大きいということは仰臥位から側臥位への体位変換が容易であるということなのです．

　図4.14 (a) は，右手をベッド上に，左手を患者の肩部を支えていて，いままさに，患者を抱き起こそうとしています．この場合の力学的構造は，図4.14 (b) のようなテコの原理の応用図を描くとわかります．これを見ますと，この図4.14 (b) は第2種のテコの原理の応用であることがわかります．ただし，力を加える場合の方法がこれまでと異なり，脚部の大きな筋肉を使い腰部を上昇させるような動きをしています．この図4.14 (a) の場合は，その力学的見方がわかりにくいのですが，上記のように身体部位を分割して簡素化すると理解できます．

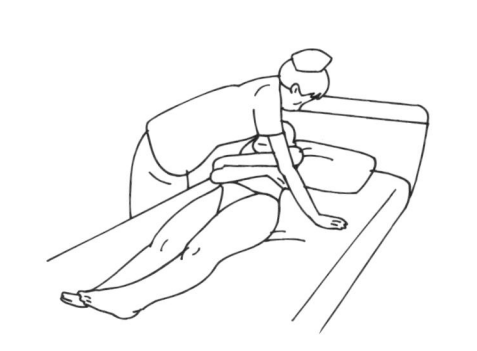

(a) テコの原理を体位変換に応用（ブリッジ）　　　(b) 人間ブリッジは第2種のテコ

図4.14　テコの原理を体位変換に応用　その3（第2種のテコ）

　立膝をした患者を仰臥位から側臥位に体位変換を行う場合のテコの原理を図4.13に示しました．この立膝の効果を示すために，患者の手足を整えない場合，患者の足をあらかじめ整えた場合など，4つの場合について看護師の手掌に力変換器を装着して実験を行いました．図4.15はその実験の様子と実験結果を示します．図より明らかなように立膝での介助は立膝をしない場合に比べて1/3の介助力ですむことがわかります．

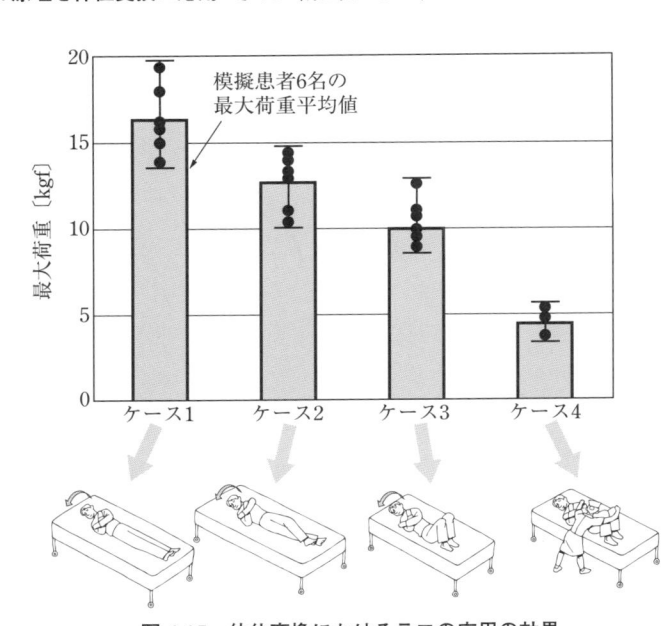

図4.15　体位変換におけるテコの応用の効果

4.5 力のモーメントとトルクの違いは

力のモーメント，慣性モーメント，曲げモーメント，関節モーメントなどとモーメントの前にいろいろな用語がついたモーメントがあります．そこで，ただモーメントというのではなにを示しているのかわからないので，「力のモーメント」というように"力の"を付けて本書では表現します．

力のモーメントは「回転させようとする能力を表し，腕の長さ（あるいは半径）と力の積で表したもの」という意味で本書では話しを進めることにします．半径の単位は"m"，力の単位は"N"ですので，これらの積である力のモーメントの単位は，〔N·m〕（ニュートン・メートル）となります．この単位はトルクの単位と同じです．トルクは工学，とくにエンジン，電動機，発電機，タービンなどの機械工学の分野で多く用いられています．このトルクの意味は「ある決まった回転軸のまわりの力のモーメント」であって，前述のエンジンや電動機のように"ある決まった軸のまわり"の力のモーメントなのです．人間の関節はエンジンや電動機のようにぐるぐるとは回りませんので，トルクより力のモーメントを使って話しを進めたほうがわかりやすいので「力のモーメント」を今後本書では使うことにします．

図4.16は，力のモーメントを説明するための図です．力のモーメントは前述のように腕の長さ（半径）と力の積です．ここで，半径というのは回転体であれば半径でよいのですが，図4.16の飛び込み台のような構造物では，半径に相当するのは台の付け根のP点から力の作用点までの距離 L です．この場合は半径というより腕の長さというほうが適切です．ここで，台の先端に荷重 F を加えた場合の力のモーメントを考えてみましょう．図の場合の力のモーメントは右まわりで，その大きさは「$F \times L$」です．ここで，この図の場合，力 F を加えた腕は動きません．したがって，この図の力のモーメントとは，$M = FL$ であって，この力のモーメントに耐えるようにP点の構造体に強度を持たせてあります．さもなければ，板の根元のP点付近は破壊してしまいます．

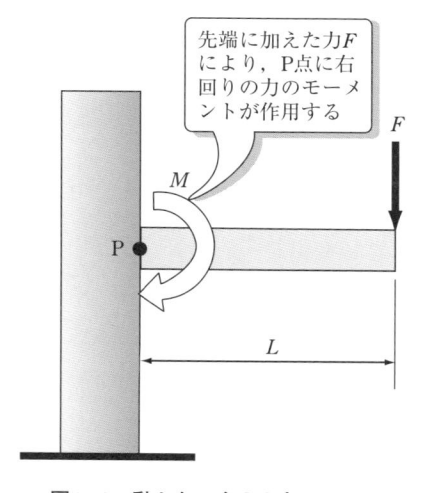

図4.16 動かないものの力のモーメント

次に，図4.17に示すように，腕先端に重り W を乗せ腕が動くような場合を考えてみましょう．この構造は台の付け根が回転するので，図中に示したロープに力 F を加えない限り台は右回りに回転してしまいます．回転させないための釣り合い条件は，回転体に作用する左回りと右回りの力のモーメントが等しくなることです．図4.17の場合，左回りの力のモーメントは "Fr" で，右回り

の力のモーメントは"WL"です．左回りと右回りの力のモーメントが等しいとおくと，以下のようになります．

$$Fr=WL \tag{1}$$

これより，ロープの引っ張り力Fを求めると，次のようになります．

$$F=(L/r)W \tag{2}$$

ここで，回転部分を肩関節と見立て，腕の長さを0.6m，回転部分の半径を0.05m，先端に乗せた重りによる力を1〔kgf〕（=9.8〔N〕）と仮定し，腕を回さないように頑張る力Fを求めますと，次のようになります．

$$F=(0.6/0.05)\times 1 = 12〔\text{kgf}〕= 117.6〔\text{N}〕 \tag{3}$$

これは，先端に乗せた重りによる力（9.8〔N〕）の12倍の力Fで引かないと平衡が崩れ，重りは下にさがってしまうことを示しています．

人間の片腕の重量は体重の約6％ですから，体重を50〔kgf〕とするなら，腕の重量は3〔kgf〕となります．これは腕だけでこの重量ですから，それに手先に重りを持つとすれば，腕を持ち上げそれが下がらないようにするためには非常に大きな筋力が必要であることがわかります．

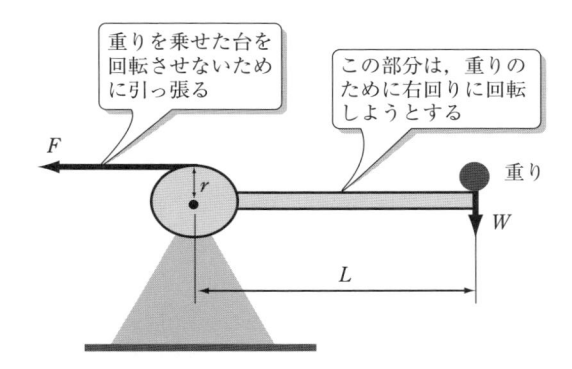

図4.17 回転体の力のモーメントとその釣り合い

4.6 力のモーメントの応用―ドアの開閉能力と力のバランスについて―

ここでは，力のモーメントをさらによく理解するため，ドアの開閉能率を例に，その開けやすさについて考えてみましょう．ドアを開閉するためにはノブ（取っ手）に力を加える必要があります．開閉能力とノブの位置，加える力の方向と大きさの関係について力のモーメントを使って説明します．

図4.18は回転軸Pを中心に回転するドアを真上から見た図です．いま，ノブにA，B，C，ノブ以外の場所にDという四つの力を別々に加えた場合，それぞれの力によるドアの開く能力について考えてみましょう．力AとBの大きさはA＜Bとします．また，力Aと力Cは同じ大きさですが，作用する力の方向が90°異なります．力Bの大きさは力Aより大きいので，力Bを加えた場合，ドアは能率よく開くでしょう．力Aが加わればドアは力Bの場合に比べ遅いが開けることはできます．

ヒンジ（回転軸）Pに近いところに作用する力Dは，作用点の位置は異なりますがBと同じ方向，同じ大きさです．この力Dはドアを開くことはできますが非常に開けにくいのです．その理由を力のモーメントを使って考えてみましょう．

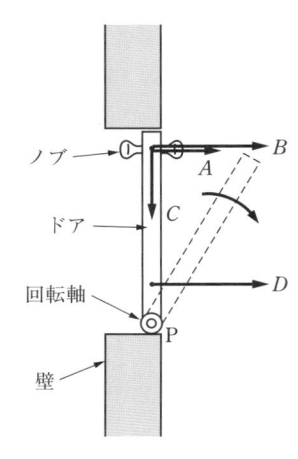

図4.18　ドアの開閉と加える力

まず，力BとDは大きさ同じで，方向も同じです．異なるところはヒンジからの距離，つまり腕の長さです．腕の長さが小さいところにかかる力Dのモーメント（(腕の長さ)×(力)）は，腕の長さが大きいところにかかる力Bのそれより当然小さいのです．力のモーメントというのは「回転する能力」でしたから，力のモーメントが小さいという力Dでは開ける能力は小さいのです．一方，力Cの場合は図より明らかなようにヒンジを押す力はありますが，腕の長さはゼロですから力のモーメントもゼロとなります．そのため開けようとする能力はないのです．この力Cでは絶対にドアは開きません．このように作用点の位置と力の方向によってドアを開ける能力はまったく異なってきます．簡単なドアひとつ開けるにも力の方向とその大きさで開き方が違うことが理解できたと思います．

次に具体的な力のモーメントの計算とその応用を考えてみましょう．図4.19は1本の棒が水平に平衡がとれている状態

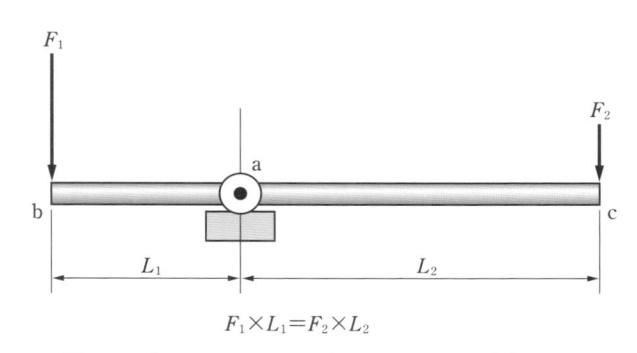

$$F_1 \times L_1 = F_2 \times L_2$$

図4.19　力のモーメントがバランスしていれば動かない

を示します．このとき，どちらかの端に力を加えれば，加えた方向にこの棒は回転します．図のように左端に下向きの F_1 が加わった場合，この棒が回転しないためには右端にも下向きに F_2 を加える必要があります．このとき，力の大きさは，左回りと右回りの力のモーメントが等しいという，図中に示した力のモーメントの平衡式より F_1 と F_2 の関係は求まります．その関係は，$F_2 = (L_1/L_2) F_1$ です．ここで，(L_1/L_2) はテコ比といい，「4.2 テコの基本的な話し」で述べたテコ比（ab/ac）とまったく同じであることに注目してください．このように力のモーメントが理解できるとテコの原理も数式で理解できるのです．図のように L_2 が L_1 より大きい場合は，力 F_2 は力 F_1 より小さな力で平衡させることができます．

図4.20は中央を支えた板の左右端に異なる重りを乗せた様子を示します．図 (a) は平衡がとれない状態，図 (b) は平衡した状態です．図 (c) はC点に力 F を加え無理に平衡させた状態です．力 F がなければ図 (a) のように傾きます．それでは，どのくらいの力 F を加えれば平衡が保てるのか力のモーメントを使って求めてみてみましょう．まず，左回りの力のモーメントと右回りの力のモーメントが等しいということを式で表すことを考えます．左回りの力のモーメントというのは，"重り10〔kgf〕による力のモーメント（= 0.5 × 10〔m・kgf〕）"と，支点の右に位置しますが，力 F による左回りの力のモーメント $0.1 × F$〔m・kgf〕）の和です．次に，右回りの力のモーメントというは，"重り20〔kgf〕による右回りの力のモーメント（= 0.5 × 20〔m・kgf〕）"です．以上の説明を式で表すと以下のようになります．

$$0.5 × 10 + 0.1 × F = 0.5 × 20 \tag{1}$$

これは力のモーメントの釣り合いの式で，これより力 F を求めると，$F = 50$〔kgf〕となり，これだけの力 F をC点に加えると板は平衡するのです．

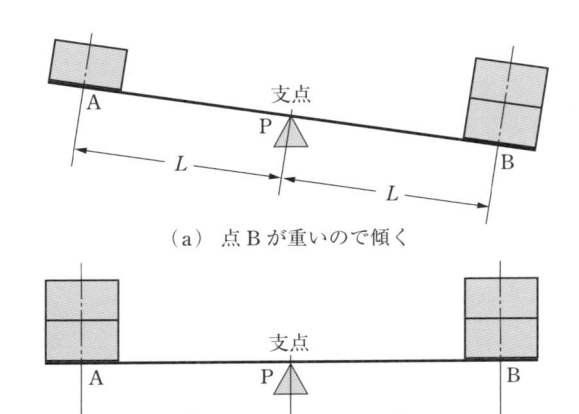

(a) 点Bが重いので傾く

(b) 点A, Bが等しい重さなのでバランスする

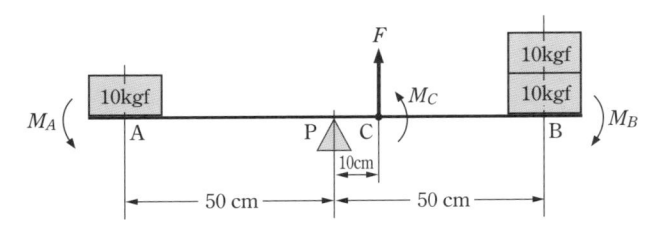

(c) 図(a)の傾きを直すため，点Cに力 F を加える

図4.20 力のモーメントとバランスの原理

4.7 力のモーメントの計算で作業負担がわかる

　人間の動作姿勢に力のモーメントを応用すると，ある程度その姿勢に対して関節部の筋力が推定できます．しかし，身体構造は極めて複雑で，しかも人によって体格，寸法が異なりますので正確ではありません．図4.21は重さ W の物体を手に持ち，その手を伸ばさない場合と伸ばした場合の様子を示します．物体を持つ場合の肩関節が受ける負担を力のモーメントを使って計算で求めてみます．図4.21の左側に描いた図は右側の人が物体を持った状態を簡略化したテコのモデル図です．この図はすでに図4.9で示した第3種のテコで，図中に示した F は筋力です．W は物体の重量，x と y はそれぞれ力点（筋力），作用点（物体）までの長さです．図中に示したように筋力 F は $(y/x)W$ で求まります．この式の誘導は，図4.21(b)を参照してください．腕を伸ばすと y が大きくなるので，テコ比 (y/x) も大きくなります．そのため，筋力 F（肩の負担）は大きくなることがわかります．

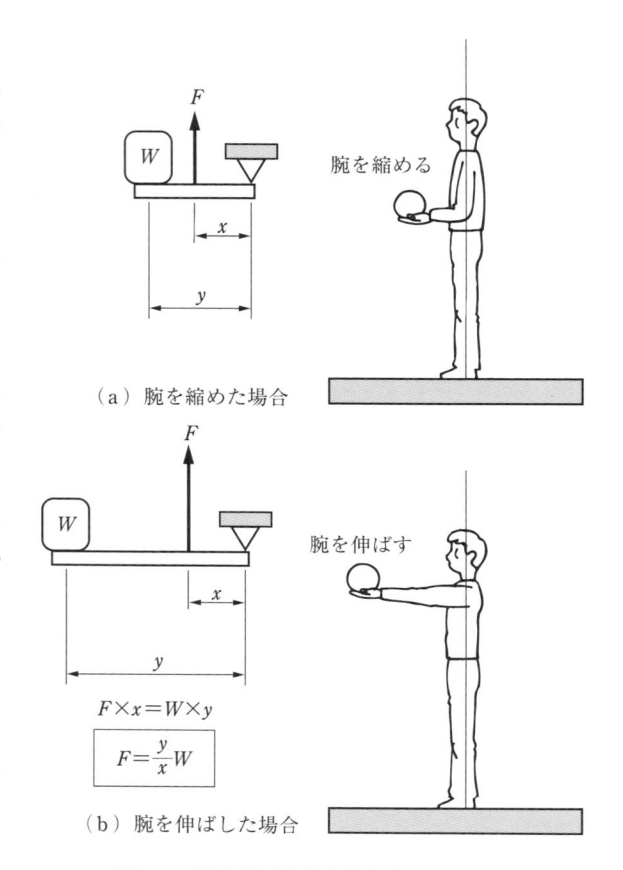

(a) 腕を縮めた場合

$F \times x = W \times y$

$$F = \frac{y}{x}W$$

(b) 腕を伸ばした場合

図4.21　腕を伸ばすと大きな力が必要だ

　図4.22はおじぎをしたときの様子と，腰部負担を求めるために簡略化したテコ（モデル）です．図4.23は図4.22のテコモデルをわかりやすくするために，図(a)を等価な図(b)に書き換えて示しました．変形しているテコでも図(b)のように見方を変えることができるのです．そうするとこのテコは第1種のテコ（図4.5(b)参照）であることがわかります．ここでは，上半身の重量（30kgfと仮定）をニュートン単位の重力（= 300N）に換算して計算してあります．最終的に求める仙骨部にかかる力を E で表しています．これまで述べた力のモーメントの平衡式（図4.23(b)中の式参照）より力 E は，"1800N" と求まります．この値は約180〔kgf〕に相当するので，体重が50〔kgf〕の人であれば，その3.6倍もの力が仙骨部にかかっていることになります．これは，前屈した上体を支える脊柱起立筋などの背筋が出す力でもあります．人が前屈するだけでも相当な荷重が腰にかかるということを理解していただけたかと思います．

次に，力のモーメントを使ってカバンによる肩の負担を考えます．図4.24 (a)は斜めに，図(b)は片側に10〔kgf〕のカバンを下げた様子を示します．カバンの重力が肩にかかった様子を図のように矢線で示します．図(a)は肩に40°斜めにカバンの力がかかっていると仮定します．図のように斜めの力を水平，垂直方向の力 F_1，F_2 に分けて示します．これから腰回りの力のモーメントを求めると図中に示したように右回りの力のモーメント "1.79〔kgf・m〕"となります．一方，図4.24 (b)に示した片側の肩にカバンを掛けた場合の腰回りの力のモーメントは，やはり図(b)中に示したように右回りの力のモーメント "2〔kgf・m〕" です．4.5節で述べたように，力のモーメントは「回転させようとする能力」です．この力のモーメントが大きいという図(b)では，カバンを持っている人から見れば，その大きな力のモーメントに耐えるような筋力を発揮しなければならないことになります．そのため負担は図(b)のほうが大きいといえます．このように肩に掛けたカバンの重さによる腰回りの力のモーメントを計算で求めることができます．力のモーメントが大きいということは，それに耐えなければならない筋力を考えると，身体負担は大きいということになります．

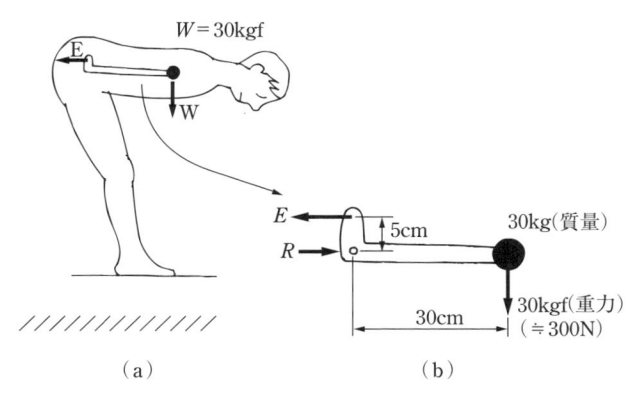

図4.22　おじぎとリンク機構（機械のもと）

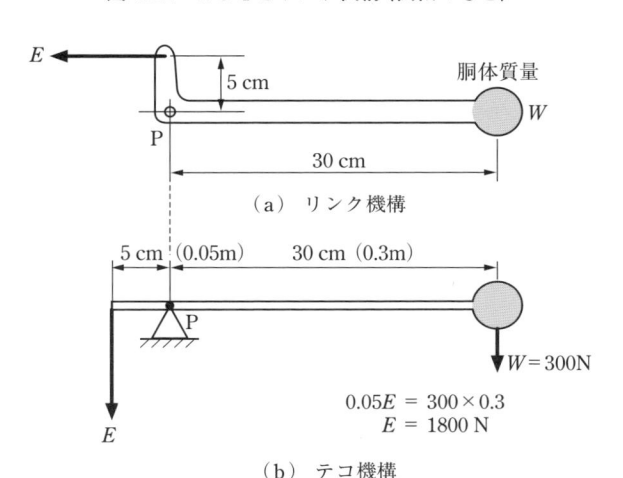

$0.05E = 300 \times 0.3$
$E = 1800 \text{ N}$

（a）リンク機構

（b）テコ機構

図4.23　腰部に加わる力の計算モデル

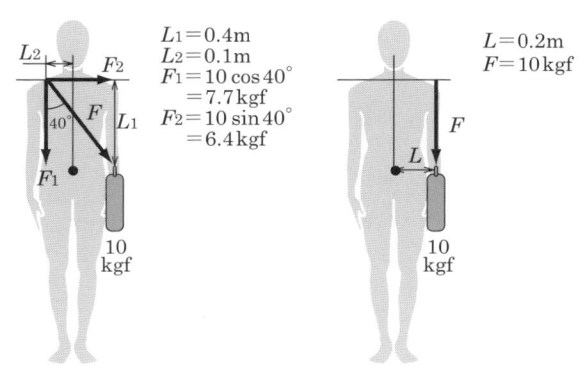

$L_1 = 0.4\text{m}$
$L_2 = 0.1\text{m}$
$F_1 = 10\cos 40°$
　　$= 7.7\text{kgf}$
$F_2 = 10\sin 40°$
　　$= 6.4\text{kgf}$

$L = 0.2\text{m}$
$F = 10\text{kgf}$

$M = 6.4 \times 0.4 - 7.7 \times 0.1$
　　$= 1.79 \text{kgf·m}$
（a）カバンを斜めにかけた場合

$M = 10 \times 0.2 = 2\text{kgf·m}$
（b）カバンを肩にかけた場合

図4.24　カバンを斜めにかけるとなぜ楽か

4.8 人の重心はどのように求めるのか

普通に重心という場合の重心は，物体が地球の重力方向に引っ張られるときに釣り合う点のことです．看護動作の研究でいう重心とは，多くの場合，床面（x–y平面）に投影された重心をいいます．ところが，人間をはじめ一般的なモノは立方体です．とすると，x–y平面に加え，上下方向（z方向）の重心位置も考える必要があります．例えば，起座位の人が立ち上がる場合，x–y平面の重心も当然変化しますが，同時にお臍近くにある重心も前方や上方へ変化します．また，歩行中のお臍付近の重心は，わずかですが上下に揺れ動きます．このように上下に動くような動作の場合，重心も上下に動きますので，その重心軌跡を求めて議論することがあります．この運動中の上下方向の重心は横方向から写真撮影を行い，手，足，胴体，頭など各部位の質量を仮定し計算で求めなければなりません．上下方向の重心は直接測定することはできないのです．ところが，x–y平面の重心は，平面状の床反力計（Force Plate）という力測定器上に乗り，床反力（荷重）を測ることによって比較的簡単な計算で求めることができます．床面の重心は，測定しやすいにこともあって，測定された重心軌跡によって作業や動作負担を評価することがよく行われています．本節でも床面に投影された重心，つまりx–y平面の重心について主に説明します．

図4.25（a）のように長さ30cmの物差しを両手人差指で支え，その両手を同時に近づけます．そうすると不思議なことに必ず中央，つまり15cmのところで両人差指が触れ合います．また，図4.25（b）に示すように片端に消しゴムをのせ，同様な実験を行うと，今度はやや消しゴムをのせた側で両指は触れ合うことがわかります．図4.25のような物差の重心は，両手の人差指が触れ合うところです．図4.26は現在の電子秤やばね秤が普及する以前にごく一般に使われていた棒秤です．支点Aは固定されていて，

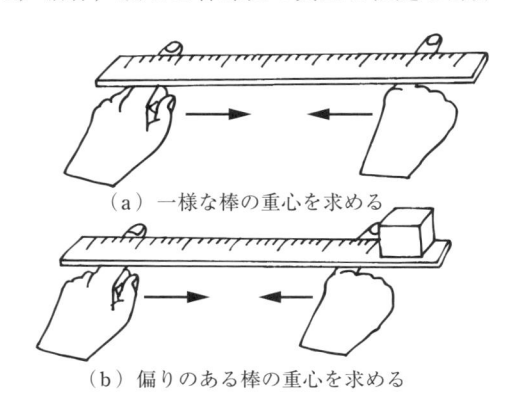

図4.25 簡単に求まる重心位置
（a）一様な棒の重心を求める
（b）偏りのある棒の重心を求める

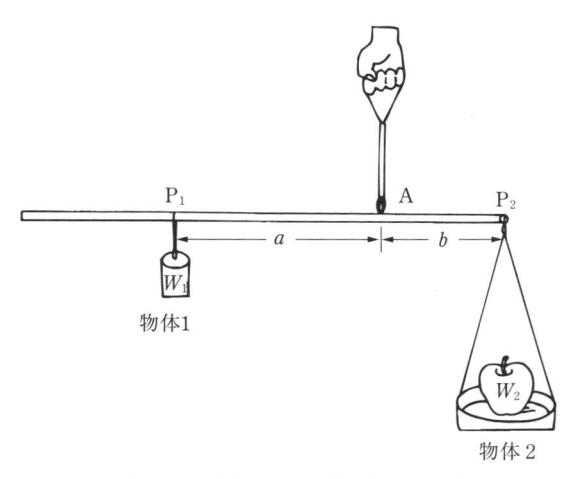

図4.26 昔なつかしい棒ばかりのバランス

位置P_1に既知重量の重り（分銅）を，位置P_2には未知の物体をのせます．P_1に吊した分銅の位置を左右に動かし，棒秤がちょうど水平になったところのP_1の位置を読みとれば，それが未知物体の重量となります．ここで，P_1の位置にはあらかじめ測ろうとする未知重量が直読できるように目盛がつけられてあります．この棒秤の測定原理は，これまでに述べた力のモーメントが平衡する条件から容易に理解できます．

次に，大きくて複雑な形状をした物体の重心はどのように求めるのかを考えてみましょう．図4.27(a)は，重心が不明なコンクリートブロックの適当な位置にロープを掛け，持ち上げようとしている様子です．これを主ロープで持ち上げると図(b)のように傾くでしょう．一度，ブロックを下ろしロープ位置を変えてから，再び持ち上げ，図(c)のように水平になるようにします．このとき主ロープの延長線と交わる点が重心です．看護の場合でこのような状況を考えると，もしも重心を考慮せずに患者を抱きかかえると，図4.27(b)のように患者は傾いた状態で持ち上げ移動あるいは移乗させることになります．一般に重心位置はわかりませんが，その位置をあらかじめ見込んで持ち上げると図(c)のように傾くことなく安楽に持ち上げを達成させることができます．

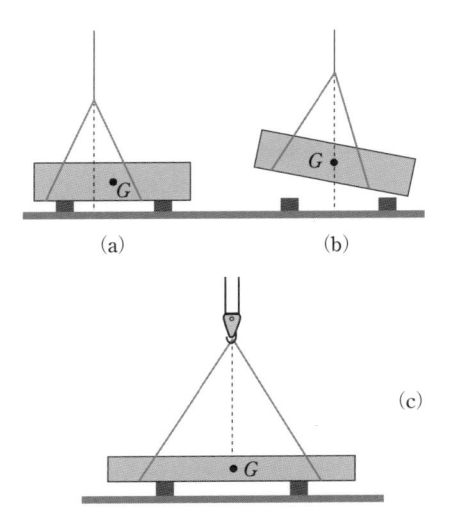

図4.27　大きな物の重心位置の求め方

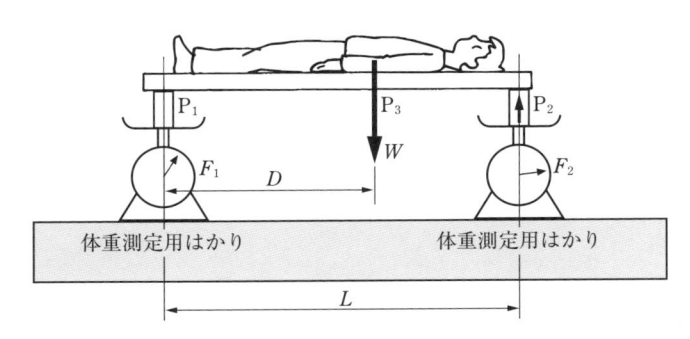

- 被験者の体重 W：$W = F_1 + F_2$
- 反時計方向の回転力 = 時計方向の回転力
- 左回りのモーメント = 右回りのモーメント
- $W \times D = F_2 \times L$
- 重心位置の計算：$D = \dfrac{F_2}{W} \times L$

図4.28　身長方向の重心位置の求め方

直立した人間の上下方向（z軸方向）重心は，図2.14(a)に示したようにほぼお臍の近くにあります．また，床面に投影したx–y平面の重心は，図2.14(b)に示したように，両足のほぼ中央にあります．人間の場合，図4.27のようにロープで吊るすわけにもいかないので，図4.28に示すように，秤の上に寝てもらうと重心は計算で求まります．このように秤の配置位置と測定された重量から，図中に示した計算式によって人間の重心位置Dは求まります．

4.9 床面重心はいかにして求めるのか

ここでは，起立している人間の床面に投影された重心を求めるための測定法および重心の軌跡を求める方法について説明します．重心を求めるために荷重変換器（Lord Cell）を使い重量分布を求める必要があります．図4.29は床反力計（フォースプレート）といって，3個（ここでは3個だが4個でもよい）の荷重変換器が図のように配置された特殊荷重計です．この上に人が立つとその人の体重が測れるし，この上でジャンプすれば，ジャンプしたために床に与える衝撃力も測れます．図のように配置された荷重変換器位置があらかじめわかっていれば，床反力計の上に立った人のx軸，y軸方向の重心を知ることができます．

次に，人間の立位状態において，床面に投影したx–y平面の重心はどのように求めるかを考えます．いま，図4.29のように各荷重変換器の座標を定めます．つまり，荷重変換器S_1の座標を(x_1, y_1)，荷重変換器S_2の座標を(x_2, y_2)，荷重変換器S_3の座標を(x_3, y_3)とします．そして，各荷重変換器で求まる力をW_1, W_2, W_3とします．ここで簡単のため，荷重変換器S_1の位置(x_1, y_1)のx_1とy_1を$x_1 = 0$, $y_1 = 0$とし，この位置を原点とします．床反力計には体重による力Wが下向きに，各荷重変換器が検出する力（床反力）W_1, W_2, W_3が上向きに作用しています．いま，重心の位置を(X, Y)と仮定し，原点を基準としてx軸方向の力のモーメントのつり合いを考えると，次式が成り立ちます．

$$W \times X = W_1 \times 0 + W_2 \times x_2 + W_3 \times x_3 \qquad (1)$$

ここで，体重Wは，3箇所の荷重変換器で得られる荷重の総和ですから，

$$W = W_1 + W_2 + W_3$$

となります．その結果，式(1)は次のようになります．

図4.29　床面の重心位置測定装置

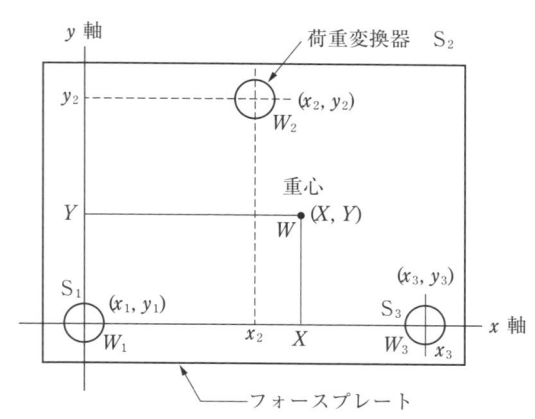

S_1, S_2, S_3：荷重変換器
W_1, W_2, W_3：荷重の測定値〔kgf〕

$$(W_1 + W_2 + W_3) \times X = W_2 \times x_2 + W_3 \times x_3$$

これより，x軸方向の重心位置Xは

$$X = (W_2 \times x_2 + W_3 \times x_3)/(W_1 + W_2 + W_3) \qquad (2)$$

と求まります．

同様に，y方向の重心位置Yを求めると，次のようになります．

$$Y = (W_2 \times y_2)/(W_1 + W_2 + W_3) \qquad (3)$$

以上のようにして，図4.29の床反力計の上に立った人の重心位置および重心の軌跡は求まります．重心を求めるために，履物のように両足を乗せて荷重を測る特殊な荷重変換器を試作しました．それを使いますと図4.30のように床反力計に立った人が荷物を移動するときの重心軌跡を求めることができます．図（a）は床反力計上で何も持たずにただ起立した場合，図（b）は15kgfの物体を右から左，左から右へと移動した場合の重心軌跡の測定例です．図（a）に示したように，何もせずじっと立っていても約5mmの重心変動はあります．ところが何か作業すると図（b）に示したように大幅に重心は変化します．このような重心の軌跡からは，例えば，看護初学者と熟練看護者の看護動作時の重心軌跡比較，高齢者と健常者の立位状態の重心軌跡比較あるいは起座位から立位へ移るときの重心軌跡の比較研究が行えます．

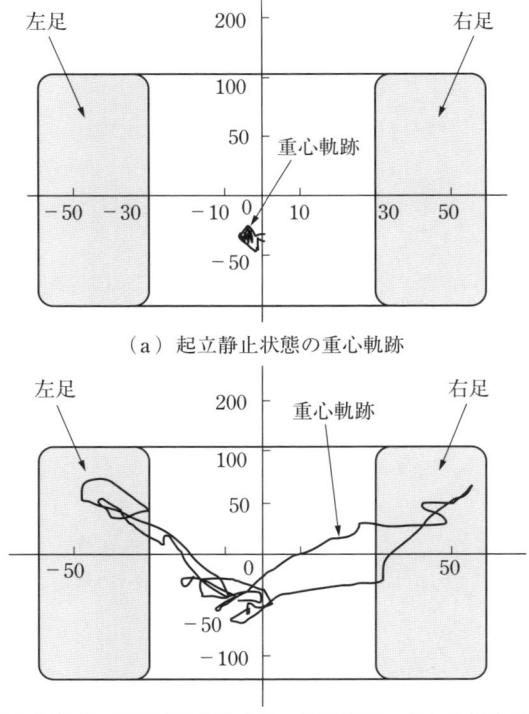

（a）起立静止状態の重心軌跡

（b）右側から左側へ重量物を移動させ，再び右側へ移した場合の重心軌跡

図4.30 物を左右に移動させたときの重心軌跡

章末問題

4.1 図4.31に示すように，床面に座っている患者の背面より斜め45度方向に30〔kgf〕の力で持ち上げた場合，ベクトル図を示しこの患者が床面方向に引かれる力の大きさを求めよ．

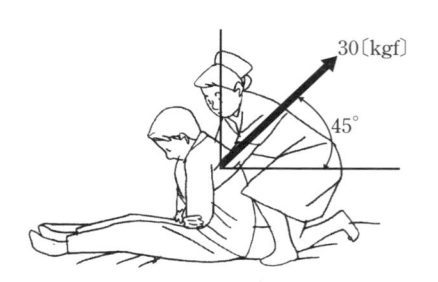

図4.31 患者の背面から45°方向に引く力

4.2 「背の高い看護師と低い看護師が力を合わせて患者を持ち上げる」場合，どのような問題が生じるか．その理由を簡単に説明せよ．

4.3 重心を理解するために，以下の実験を試みよ．
　実験（重心位置）：物差しを両指先で支え，その両指を接近させよ．両指が接触した位置がその物差しの重心である．次に，物差しの片端に消しゴムのような重いモノを乗せ，同じような実験を試みよ．

4.4 「重心移動」をあまりしないようにといわれているが，その理由を述べよ．

4.5 「テコの原理」とよくいわれるが，それはどんな原理か簡単に説明せよ．

4.6 テコの原理という理工系の専門用語がなぜ看護技術の中で扱われるのか．

4.7 「大きい力のモーメント」は，どのような場合に発生するか．その具体例を示して説明せよ．

4.8 図4.32はテコの原理3種とその応用例を示す．いま，重量Wの値が20kgfで，x_1, y_1, x_2, y_2, x_3, y_3の値が以下の通りであるという．力F_1, F_2, F_3の値を求めよ．

　　　$x_1 = 10$cm, $y_1 = 100$cm
　　　$x_2 = 40$cm, $y_2 = 150$cm
　　　$x_3 = 5$cm, $y_3 = 15$cm

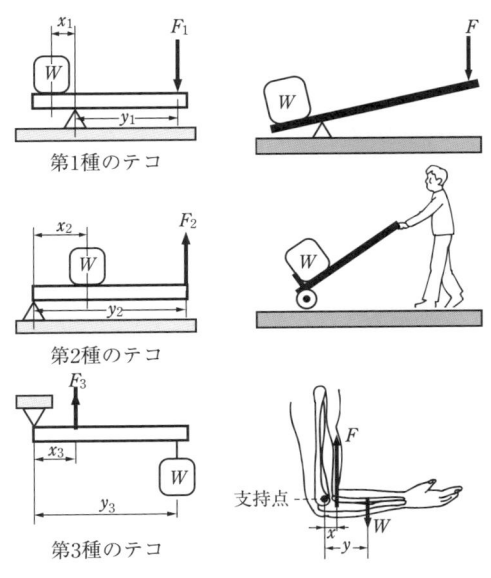

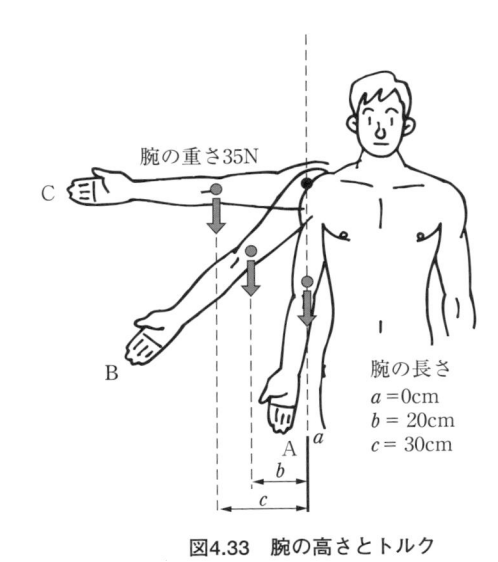

図4.32 テコの種類とその応用

図4.33 腕の高さとトルク

4.9 図4.33は腕をA，B，Cの順で上げていく様子を示す．腕の重量と腕の長さ（モーメントアーム）は図中に示したような値であるという．各位置A〜Cにおける肩にかかる力のモーメントを求めよ．

4.10 次の (1) 〜 (11) の文章は，「体位変換」と「ボディメカニクス」に関する記述である．正しい文には「○」，正しくない文には「×」を括弧の中に記入しなさい．

(1) (　) 患者移動や体位変換に物理学や力学は関係しない．
(2) (　) 力のモーメント，トルク，重力，ニュートンの法則，テコの原理は，物理や力学にかかわる分野であるから体位変換に無関係である．
(3) (　) 患者移動や体位変換を行うには，生理学，解剖学，筋肉，身体骨格，手足の可動範囲などが関係する．
(4) (　) 患者移動や体位変換を行う場合，患者の健康，看護師の健康状態は関係しない．
(5) (　) 人間の動力源は筋肉であるのに対し，機械のそれはモータである．
(6) (　) ボディメカニクスの基本原理を理解するためには，人の動きの特徴を理解しても意味はない．
(7) (　) ボディメカニクスをうまく活用する方法は，力学の基本原理（運動の法則，重心，テコ，摩擦）を活用することである．
(8) (　) 力学の基本原理（運動の法則，重心，テコ，摩擦）は，看護技術と関係はない．
(9) (　) 重い物は持ち上げて運ばないで，滑らせるようにするとよい．
(10) (　) 負担の大きい作業は小さな筋肉を使うとよい．
(11) (　) 重い物を片手で持たず，それを両手に分散させるとか背負うようにするとよい．

4.11 次の (1) ～ (10) はボディメカニクスに関する「こと」，「もの」の記述の一部である．これらに関連した具体的な行動，行為の記述でもっとも適当と思われるものを下記文章①～⑩の中から選び，括弧の中にその数字を記入せよ．

(1)　小さくまとめる　　　　　　　　（　　　　）
(2)　対象に近づく　　　　　　　　　（　　　　）
(3)　支持基底面を大きくする　　　　（　　　　）
(4)　摩擦の利用　　　　　　　　　　（　　　　）
(5)　大きな筋群を使う　　　　　　　（　　　　）
(6)　支持基底面内に重心を入れる　　（　　　　）
(7)　重心移動　　　　　　　　　　　（　　　　）
(8)　大きい力のモーメント（トルク）（　　　　）
(9)　テコの原理　　　　　　　　　　（　　　　）
(10) 安　定　　　　　　　　　　　　（　　　　）

①重い荷物を持ち上げるとき膝を曲げ，腰を落として腰の負担を減らす
②キャスターが3本の点滴スタンドより5本のもののほうがよい
③食事介助をするとき自分が座る椅子を患者のそばに寄せる
④椅子から立ち上がるとき上半身を前に倒すようにする
⑤ドアを押し開けるときは蝶番から遠いところを押す
⑥臥床患者を水平移動するとき手を胸の上に組ませる
⑦臥床者の膝を屈曲させて仰臥位から側臥位に体位変換する
⑧重い鞄を左手に持つと身体が右に傾き気味になる
⑨イージースライダーを使い患者を移動する
⑩松葉杖を使った歩行

第5章

看護の負担を軽減する基礎的な技

　先のとがった鉛筆の芯を下にして立てようとしても立ちませんが，逆の六角形の部分を下にするとなんとか立たせることはできます．人間でも片足で立つことは可能ですが，苦しい思いをします．両足を使って立てば，苦労なく立てます．さらに足を開くとか，杖をつくとかすればさらに立ちやすく，安定に立っていられます．地面に接する部分の面積を支持基底面といいますが，この支持基底面を広くする工夫をすれば安定に立っていることができます．本章ではこの支持基底面について詳しく述べます．さらに，物を持つ場合と座っている場合について，腰部にかかる力について考えます．

5.1 支持基底面ってどんな面か

　足を広げると倒れにくくなる，重心を下げるとやはり倒れにくくなるとよくいいます．ここでは，身体部位を動かし，姿勢を変えることにより身体を倒れにくくする方法について説明します．

　図5.1はカセットテープを机の上に置く場合，3つの異なる置き方があることを示しています．図（a）は3つの置き方のうちで一番安定，つまり倒れにくい置き方です．一番，倒れやすい置き方は図（c）であることはだれでも理解できるでしょう．

　ここで，倒れやすいとか倒れにくいというのは何をもってそういうのかを考えてみます．図（b）は底面の影が長い方向には倒れにくいのですが影の短い幅方向には倒れやすいでしょう．同様に図（c）は底面の影が長い方向には倒れにくいが影が短い幅方向には倒れやすいのは容易にわかります．図（b）と図（c）を比べると，影の短い幅方向の長さは同じですので両者の倒れやすさは同じです．影の長手方向は図（b）より図（c）のほうが短いので，全体的にいうと図（b）より図（c）は倒れやすい置き方であるとえます．

　このように考えると，同じカセットテープですが，その置き方によって倒れやすさは異なります．図5.1ではテープの底面に影をつけて示しました．テープの倒れやすさは，以上の説明でわかるように机上に接する底面積の広さで決まります．ただし面積がいくら大きくてもその面積の縦幅，横幅のどちらかが短いとその方向に対しては倒れやすくなります．例えば，底面の面積が100cm^{2}の木材を考えてみましょう．縦と横の長さが10cm，10cmの場合は縦と横方向の倒れやすさは同じです．縦と横の長さを20cm，5cmとしても面積は100〔cm^2〕となって同じです．しかし，この場合は20cm方向には倒れにくいのですが，5cm方向には倒れやすいことは明らかです．

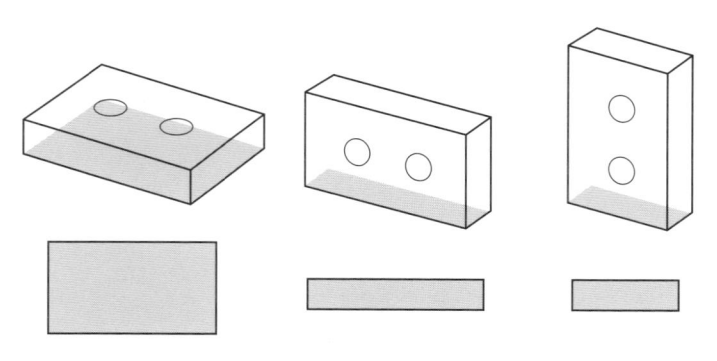

（a）支持基底面（大）　（b）支持基底面（中）　（c）支持基底面（小）

図 5.1　カセットテープの支持基底面

図5.2は，人が両足を揃えたり，横あるいは斜め方向に足を開いたりした状態で床面に接している足跡を示します．この足跡の周辺を図のように点線で結んだとき，その点線の内側の面を支持基底面といいます．起立した人の床面上の重心位置は，この支持基底面の内部に必ずあります．しかし，実際の重心位置は床平面（x, y 平面）上にあるのではなく，高さ方向（z 軸）のお臍の周辺にあります．そのお臍周辺の重心を起立している両足の内側，つまり，図5.2の支持基底面内に投影したものを普通重心といっています．高さ方向の重心は求めにくいのですが，床面に投影された重心は，4.9節で述べたように容易に求めることができます．

　図5.3（a）は両手で，図（b）は片手で鉄棒にぶら下がっている人です．このような場合の支持基底面というのは，図（a）の場合は両手を結ぶ"線"で，図（b）の場合は片手で持った鉄棒上の"点"です．このように支持基底面は，普通は面状ですが，図5.3のように線あるいは点の場合もあります．

　広い支持基底面を持つモノは安定して立つことができます．人の支持基底面を広げることができるなら，その人は立っていて，転倒しにくく安定して作業が行えます．この支持基底面を広くとるための方法は次節で説明します．

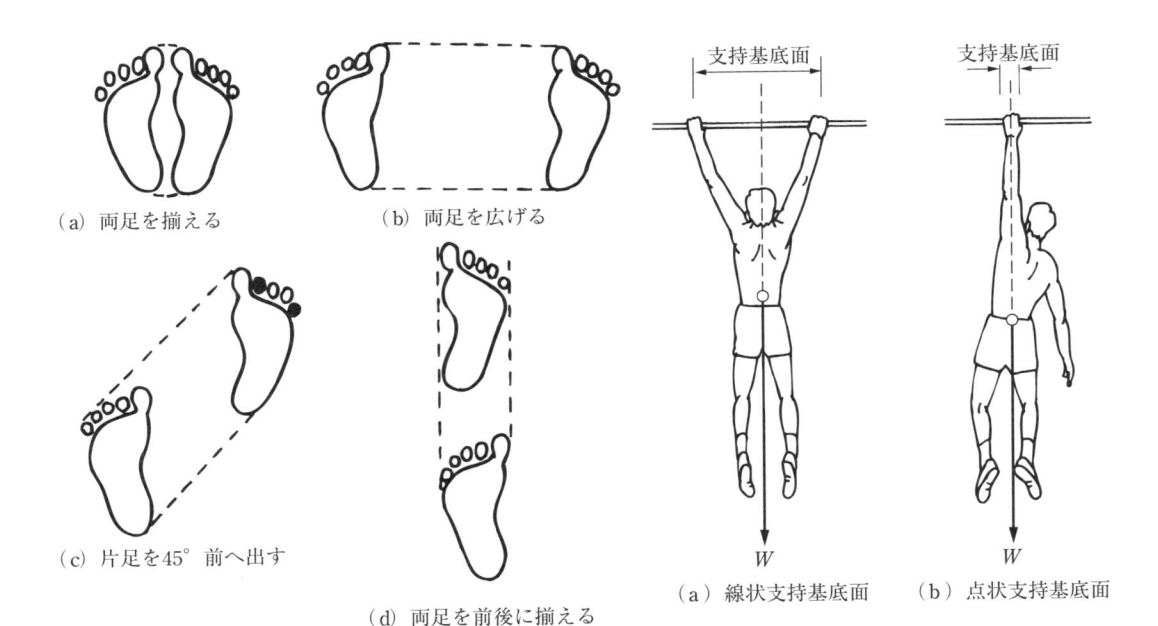

（a）両足を揃える　　（b）両足を広げる

（c）片足を45°前へ出す　　（d）両足を前後に揃える

図5.2　人間の支持基底面

（a）線状支持基底面　　（b）点状支持基底面

図5.3　鉄棒にぶら下がったときの支持基底面

5.2 支持基底面を広げるいくつかの方法について

　立っている人の支持基底面を広げると倒れにくくなるということは前述した通りです．しかし，人の足の大きさは限られていますので，それを広くするには，両足を広げるしか方法はありません．用具を使うことが許されるなら，その支持基底面を広げることは容易です．ここでは家具を例にして，その支持基底面を広くする方法について考えてみましょう．

　図5.4は倒れそうな家具を想定して描いたものです．図(a)はもともと安定に立っている箱型の机です．この机の表面積を広げるために図(b)のように板を取りつけ，さらにその板の端にちょっとした物をつり下げ図のようにしました．このような状態では重心は，支持基底面から外れてしまうので当然倒れます．この特殊な机を倒れないようにするためには支持基底面を広げる必要があります．図(c)のように家具を改善すれば，重心位置は支持基底面内に収まり倒れません．この場合の改善は手間がかかるので，この家具が倒れないようにするために板先端に脚を設けるという案も考えられます．このように机を倒れないようにするにはいくつかの改善策があります．こうした工夫をすることが人間工学的な発想なのです．

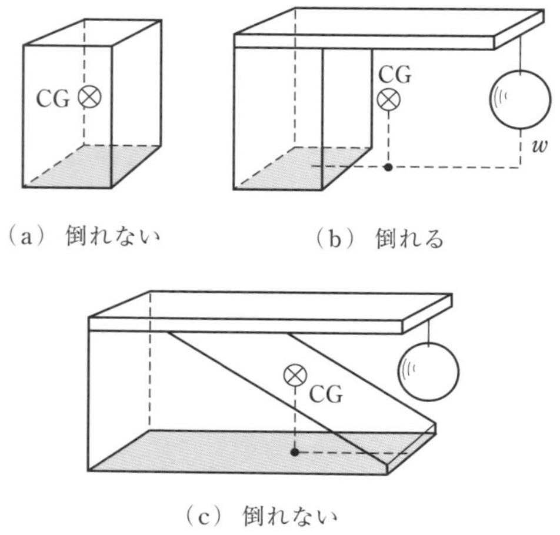

（a）倒れない　　（b）倒れる

（c）倒れない

図5.4　不安定な家具を安定にする

　人間が片足あるいは両足を怪我して歩行が困難になった場合はどうするでしょうか．図5.5は足を負傷した人が杖を使用している様子を示します．

　図5.5の場合は両手に杖を持っていますので，両足の脇にこの杖をつけば図(b)のように，また，前方に杖をつけば図(c)のように支持基底面は広がります．

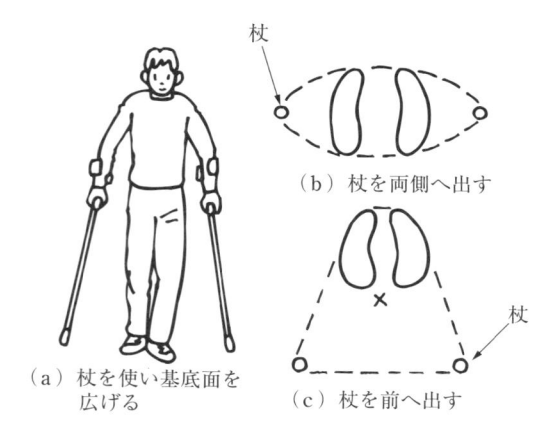

（a）杖を使い基底面を広げる　　（b）杖を両側へ出す　　（c）杖を前へ出す

図5.5　杖と支持基底面

図5.6は起立状態を基準（図(a)）にして，杖をついた状態（図(b)），四つんばいの状態（図(c)），寝て大の字になった状態（図(d)）の支持基底面を示します．支持基底面というのは，この図に示したように人の部位の先端を結んだ線で囲まれた内側の面積をいいます．この面積が広いほど，倒れにくくなります．図5.6でいえば，すでに倒れてしまったようなものですが，図(d)が一番転倒からの身を守れ，ついで図(c)，図(b)の順に倒れやすくなります．一番転倒しやすいのは図(a)ということになります．ただし，健常な人の直立状態は，倒れそうになっても上体をうまくひねるとか片足を一歩だして転倒から身を守ることができます．これが，もしも銅像のように動けない人であれば，後ろから押されれば直ちに倒れてしまうでしょう．

　足に障害を受けたり，事故で足を怪我すると人は杖あるいは手すりを使うことになります．このように用具を使用すると，図5.5，図5.6に示したように支持基底面を広げることができるので，転倒に対する安定性は確保できます．そのために，足に怪我をしても杖を使えば歩行は行えるのです．このように簡単な用具ですが，それが使用する人に合ったものであるかどうかを検討する場合にも人間工学が応用されます．

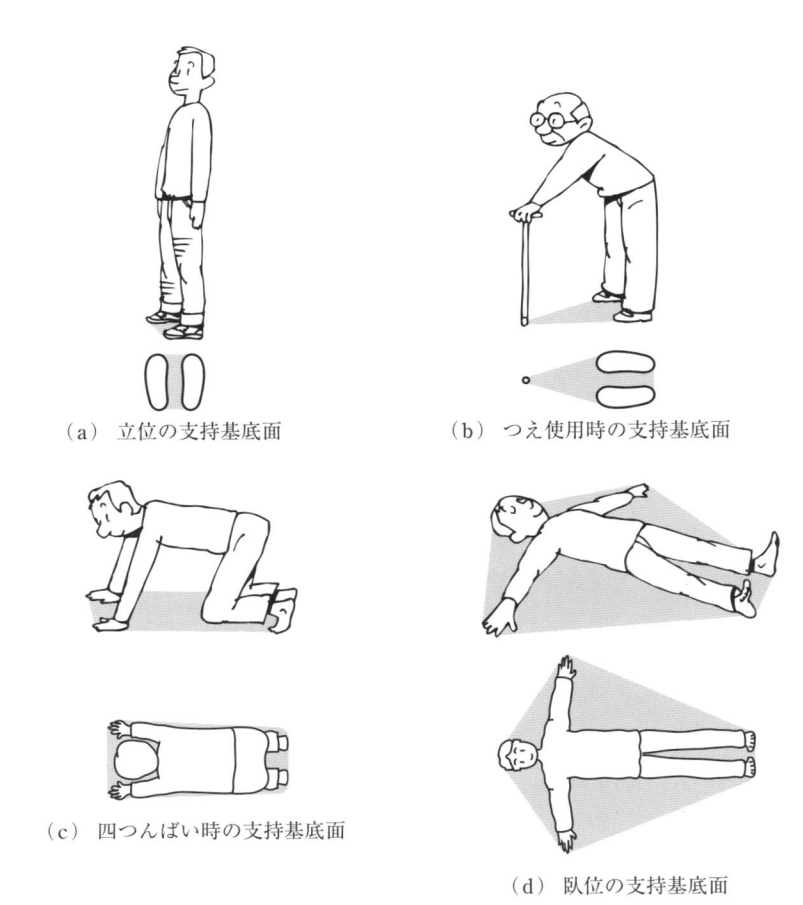

（a）立位の支持基底面

（b）つえ使用時の支持基底面

（c）四つんばい時の支持基底面

（d）臥位の支持基底面

図 5.6　人間の特殊姿勢と支持基底面

支持基底面を広げるいくつかの方法について

5.3 転倒しにくさと支持基底面と重心の関係

背が低い，重心が低い，支持基底面が広いと転倒しにくいといわれますが，それはどうしてかを考えてみましょう．

● **背が低いと倒れにくいのはなぜか**

図5.7は支持基底面の大きさは同じですが，高さが異なる2種類の直方体を示します．この直方体を構成する材料は均質あるとすると，重心位置は図に示すように直方体の中央にあります．いま，この直方体を右のほうに傾けていきますと重心の丸印が図のように直方体右端に移り，そこを過ぎると右方向に倒れます．重心が右端の手前にあるときに手をはなすと元の位置に戻ります．重心がちょうど右端にきたときの傾き角度をそれぞれ α，β とします．図5.7より明らかなように背の低い直方体の角度 α は β より大きくなっています．これは，左の直方体を大きく傾けても倒れないということを示していますので，背が低いと直方体は倒れにくいので安定であるということがわかります．

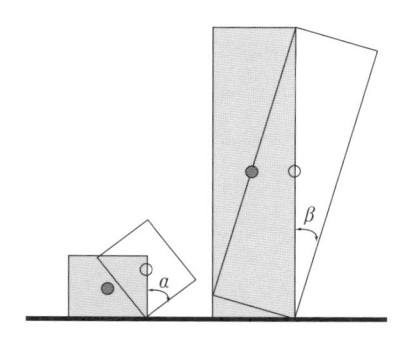

図5.7 背の高さと転倒の関係

● **支持基底面が広いと倒れにくいのはなぜか**

図5.8は背の高さは同じですが，支持基底面が異なる直方体を示します．この場合も，図5.7と同じように傾けていくと，支持基底面が大きい方の傾斜角度 β は α より大きくなります．つまり，支持基底面が広い図5.8の右の直方体は倒れにくいということを表しています．看護においても支持基底面は広くとるようにいわれています．それは，図5.8でわかるように看護師の支持基底面を広くとると患者を移乗させるときなどで安定性が確保でき，転倒しにくくなるからからです．

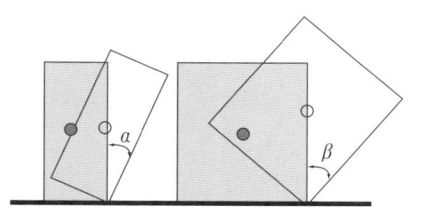

図5.8 太さと転倒の関係

● **重心位置が低いと倒れにくいのはなぜか**

図5.9は同じ高さの直方体ですが，重心位置が異なる場合を示します．この場合，重心が低い直方体の下部は重く，上部は軽い材料で構成しているとします．これまでと同様に右の方へ傾けていくと，重心が低い直方体の傾斜角度 β は α より大きくなります．つまり，重心が低いと倒れにくいことを示しています．

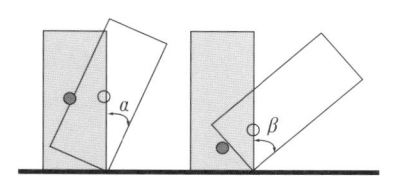

図5.9 低い重心と転倒の関係

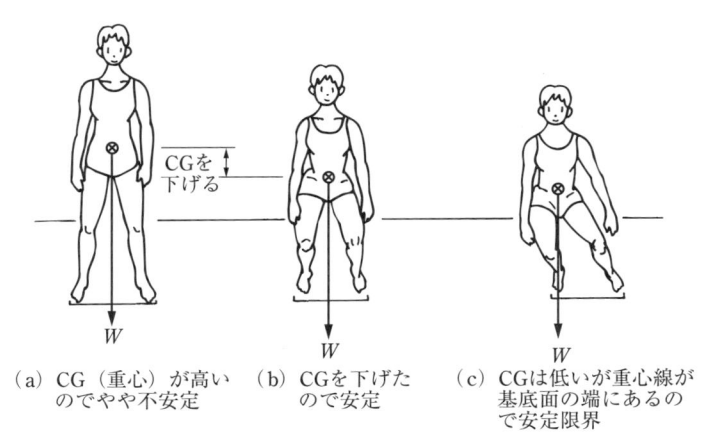

(a) CG（重心）が高い
　　のでやや不安定
(b) CGを下げた
　　ので安定
(c) CGは低いが重心線が
　　基底面の端にあるので安定限界

図5.10　人間の重心と安定性

　図5.10は運動選手が重心を下げた状態を示します．こうして重心を下げることは，テニス，相撲，野球など各種スポーツにおいてみられます．このように重心位置を下げることは図5.9に示したように倒れにくいことはもちろんですが，次の運動場面にすばやく安定して移ることができます．自動車の場合，よく重心が低いと安定性がよいといわれます．エンジンのような重い部品をできる限り下方に取り付け重心を低くし，走行時の安定性を確保しています．重心位置が低いとカーブにさしかかった場合，転倒する危険性が少なくなります．看護作業においても同様で，腰を下げ重心を低くすると，この例のように安定性は確保できます．

　最後に安定・不安定ということを図5.11で見てみましょう．図(a)の三角錐は，ある程度傾けても図(d)のように元の状態に戻ります．したがって，この三角錐は安定であるといいます．ところが，図(b)のように三角錐の先端を下にすると，図(e)のようにほんのわずか傾けるだけで倒れます．このような状態を不安定といいます．図(c)のような球体は，地面に球が接している点を重心線が常に通るので，動かせばずれるだけでそこに止まります．このような状態にある球体は中立安定にあるといいます．

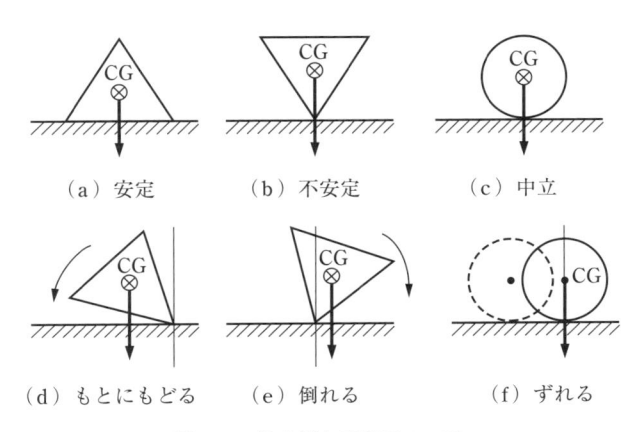

(a) 安定　　(b) 不安定　　(c) 中立

(d) もとにもどる　　(e) 倒れる　　(f) ずれる

図5.11　物の形と安定について

5.4 倒れやすさと支持基底面と重心

　これまで，重心と支持基底面について詳しくみてきました．ここでは，倒れやすさと支持基底面，それに重心とのかかわりについて考えます．

　図5.12はまずありえませんが，例として鉄塔の上層部が台風で倒れたと仮定した図です．本来，塔の重心線は中央にありましたが，上層部が倒れたためその部分が右側に傾き塔全体としての重心位置は図のように右側に偏りました．しかし，塔は転倒することはありません．それは，支持基底面が広いので，塔の上層部が倒れても全体の重心がまだ支持基底面内に収まっているからです．

　図5.13は積み木の積み方を変えた場合です．図（a）は真っ直ぐに積んだ場合で，重心線が中央にきているので一番倒れにくいでしょう．図（b）は重心線が積み木の端にきているため，かろうじて積み重なっています．図（c）は重心線が右端にきているので，倒れる寸前です．わずかの刺激で直ぐに倒れます．以上のように，支持基底面が同じでも，その上にある物の位置関係で，安定に現状を維持している場合と少しの外力が加わると倒れてしまう場合があります．

重心線　　　　　　　　　　重心線
（a）転倒前　　　　　　（b）転倒後（予想）
図5.12　タワーが折れても倒れない

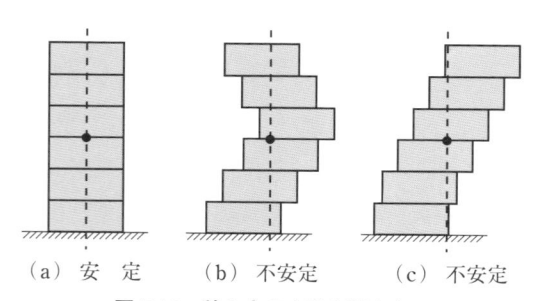

（a）安　定　　（b）不安定　　（c）不安定
図5.13　積み木の上手な積み方

　次に，人間の場合において倒れるということを少し考えてみましょう．図5.14は人間が両足を大きく左右に広げた場合です．この場合，図のように左右方向に支持基底面が広がっていますのでそう簡単には倒れません．ところが，右の図のように前後方向の支持基底面幅は狭いので，背中を押されれば簡単に倒れてしまいます．このことを図的に考えると，左右方向の安定性は図のように三角形の底辺が床面を支えていますので安定です（図5.11（a）（d）参照）．ところが前後方向の安定性は，図より明らかなように逆三角形のようです．したがって，前後方向の安定は極めて悪いといえます（図5.11（b）（e）参照）．

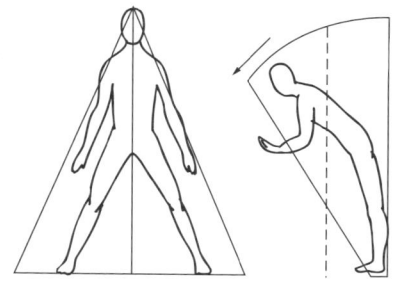

図5.14　足の位置で安定性が変わる

図5.15はおじぎをする様子を示しています．普通におじぎをする場合，でん部は後ろに突き出ます．そのため深く頭を下げても前に倒れるようなことはありません．それはでん部が後ろに出るので，前後方向の重心は常に支持基底面内に収まるからです．壁にお尻をつけた図(b)のような格好でおじぎをすると，でん部は壁面についていますので後ろにいきません．そのため支持基底面から重心が外れ前方に転倒してしまいます．これより，人間の動作は極めて上手くいくようにできていて，図(a)のように無意識のうちに重心が支持基底面内に収まるようにコントロール（制御）されていることがわかります．

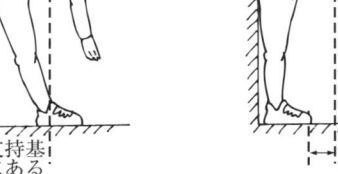

(a) 重心が支持基底面内にあるので倒れない　(b) 重心が支持基底面外にあるので倒れる

図5.15　おしりを壁につけるとおじぎができないなぜか

　図5.16は，水入りのバケツを持つ様子を示しています．このとき，図(a)では，重心線は支持基底面の外にきているので倒れないように姿勢を戻す努力をするので，身体負担は大きくなります．図(b)のようにできる限り，バケツを身体に近づけ，重心を支持基底面内に保つように心がければ上半身は傾かず負担は軽減されます．理想は，身体重心位置の真下（両足の中央）にバケツを持っていけば一番安定していますが，それは不可能です．

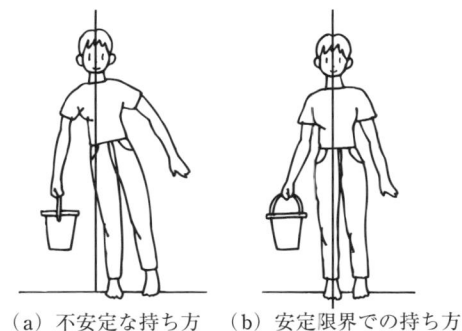

(a) 不安定な持ち方　(b) 安定限界での持ち方

図5.16　安定な水入りバケツの持ち方

　図5.17は，足の位置が異なる3つの座位姿勢を示します．この3つの座位姿勢から立位姿勢へ移るときの様子を考えます．図(a)は脚部が90°ですから，おじぎをするように前方に上体を傾斜させ，体全体の重心位置を両足の支持基底面内に移動させてから立ち上がります．図(b)は足部をやや手前に引いているので重心位置は支持基底面にかなり近づいています．そのため，図(a)のように上体を前方に移動させなくても立ち上がることができます．足部をさらに引き，上体の真下あたりに置いておくと上体を傾斜させなくても容易に立ち上がれます．図(c)は足部が前方に位置しているので，上体を大きく振るような格好で前方に動かし，勢いをつけないと立ち上がれないでしょう．お年寄りの立位を支援する場合は，立位動作に移る前に図(b)のように両足を後ろに移動させてから立ち上がりの支援を行うと楽に立ち上がれます．

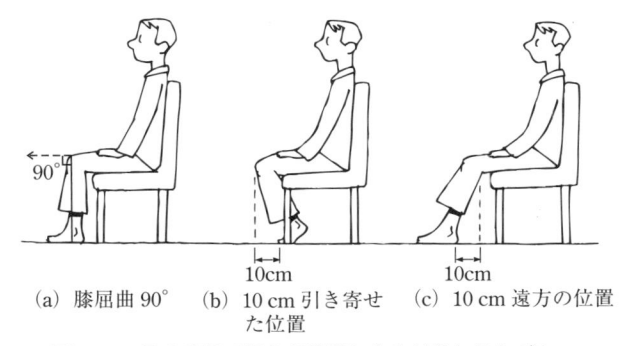

(a) 膝屈曲90°　(b) 10 cm引き寄せた位置　(c) 10 cm遠方の位置

図5.17　足の位置で起立が容易になるがそれはなぜか

5.5 速く動くとなにが悪いのか

この節では，人が動くと大きな力が床面に作用するという事実について説明します．

朝，人に会うと私たちは，「お早うございます」と挨拶をするのが普通です．この挨拶時にも足の裏には大きな力が加わっています．図5.18 (a) は，その挨拶をするときの姿勢です．図5.18 (b) は，お早うございますと上体を下げたときに足底に加わる力を床反力計という電子式体重計で測定した結果です．この図において，横軸は時間，縦軸は床反力です．ただし，床反力計に乗った状態で測定器のバランス（体重を原点に調整する）をとったため，縦軸のゼロは被験者の体重71〔kgf〕に対応します．このグラフで最初に下がった谷は上体を下げた瞬間です．それは重力方向に上体を下げたため，足底にかかっていた力は一瞬減ります．そのために体重より小さい力が測定されました．次の瞬間，プラス方向に約200〔N〕（約20〔kgf〕）の力が加わっています．この力は，下降している上体を止めようと急ブレーキ力をかけたために生じた反力です．これによって，体重71〔kgf〕に20〔kgf〕をプラスした91〔kgf〕の力が足底に加わります．そして上体を90°曲げたところで動きは止まります．ところが，直ぐにまた上体を直立状態に戻す動作に入ったので，今度は重力に逆らう動きとなるのでプラス方向に力が加わります．そして，その動きを止めるためにブレーキをかけるので，そのブレーキによる反力がマイナスの床反力として測定されました．こう

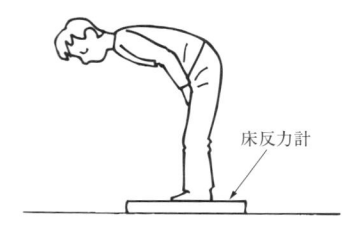

(a) おじぎでも大きな力が床にかかる

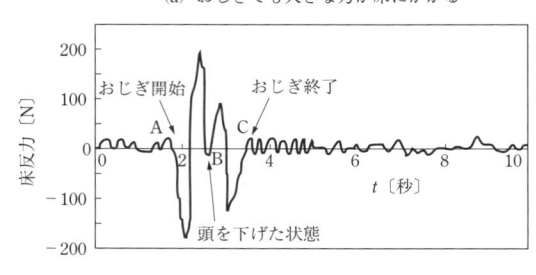

(b) おじぎをしたときの床反力

図5.18　人が動くときの床反力

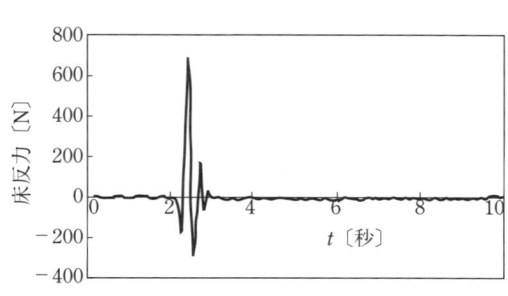

(a) 床反力計上に起立状態で一瞬上下動行った場合の床反力

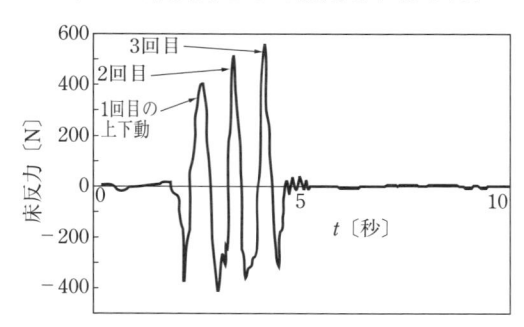

(b) 床反力計上でラジオ体操第2の1シーンを行った場合の床反力

図5.19　ラジオ体操第2でこんなに大きな力がかかる

して，おじぎをする動作ひとつとっても動きはじめと止めるときにこの図のような力の変動があります．

ラジオ体操第2の一部で，手を上げた状態でその手と上体を上下に動かすシーンがあります．この部分の動きを床反力計上で行った結果が図5.19 (a) (b) です．図 (a) は1回，図 (b) は3回繰り返した場合です．グラフの山の大小がありますが，このグラフの解釈も

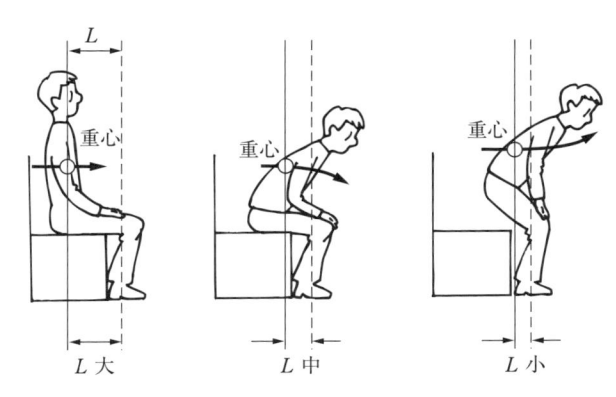

図5.20　勢いをつけて立ち上がる

図5.18 (b) と同様で，身体を下げるときにマイナス方向に，上げるときにプラス方向に力が変化します．体操の際に私たちは飛び跳ねているわけではありませんが，これらのグラフを見ると，20〔kgf〕～60〔kgf〕ほどの力が瞬時ですが足裏にかかっているのです．ジャンプするようなことがあれば，足裏には100〔kgf〕を越すような大きな力がかかるということになります．

図5.20は座位から立位への移動の様子を示します．L が大きい左の図は，椅子座面上に重心がありますので，その重心を足の支持基底面内に移動させるために前屈をしなければ立ち上がれません．もし，両足が椅子から少し前方に位置するようなら，上体を前屈させても重心が両足の支持基底面内には達しないので，勢いをつけて立ち上がることになります．身体を速く動かすと上記のように立ち上がりには助かりますが，看護ではこのような急激な動きは好ましくありません．メトロノームで音を聴きながら1秒～5秒で臥床者を抱き起こすときの主観を調べたことがあります．その結果を図5.21に示します．横軸は指定された抱き起こしに要する時間で，縦軸は実験後に臥床者と介助者に聞いた主観を示します．図からわかるように，3秒で起こすときが臥床者，介助者ともに楽であるし心地よいという結果でした．このように，人間は何か行動を起こす場合は，速くても遅くてもだめで，その中間のどこかに適切なところがあります．このような適切な箇所を見い出すことも人間工学の役割です．

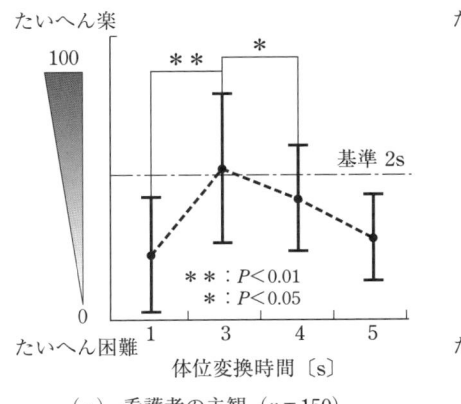

(a) 看護者の主観 ($n = 150$) 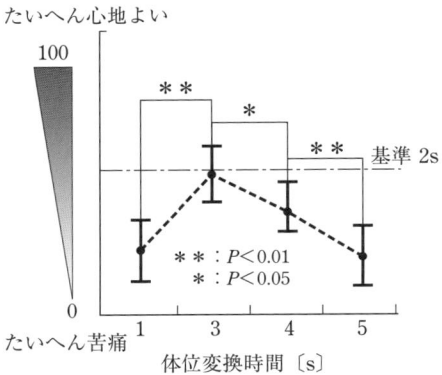　　(b) 臥床者の主観 ($n = 150$)

$**: P < 0.01$　$*: P < 0.05$

図5.21　動作時間によっては快・不快がある

速く動くとなにが悪いのか

5.6 じっとしていても負担はかかる

運動していて疲れたというのは，そこにエネルギーの消耗があるので，その理屈はわかります．しかし，じっとしていても疲れるとか負担がかかるというのはどうしてでしょうか．それはあらゆる物体には重力という力が常時作用しているからです．人の身体といえども身体部位は質量がありますので，そこには重力が作用しています．その重力を支えているのが筋肉であり，それを支えるために絶えず筋力が作用しています．そのためにエネルギーが使われているので疲れたとか負担があるということになります．

図5.22 (a) は直立状態で看護作業を，図5.22 (b) は前屈状態で同様な看護作業を行っている姿です．両者を比べると後者は前屈しているので上体を支えるためそれだけで筋肉は力を出しています．

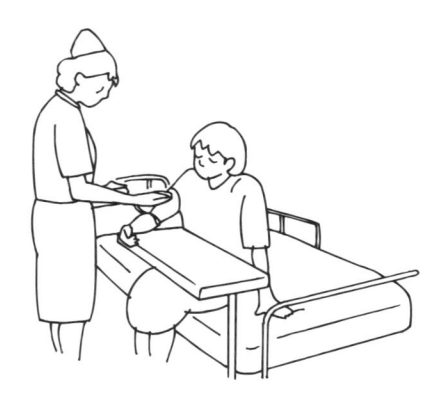

(a) 人間工学的改善を行い立位での測定 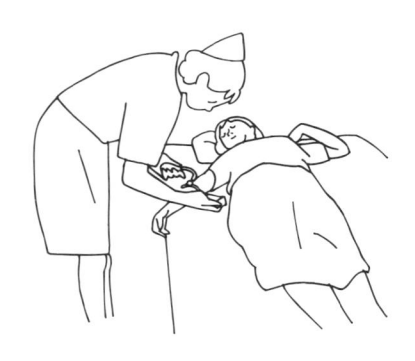　　(b) 看護姿勢の典型例（前屈姿勢）

図5.22　看護作業時の姿勢の例

同様に図5.23は手になにも持たない状態で腕を上げているだけですが，長時間この姿勢で頑張ることは困難でしょう．ましてや，手に重いモノを持った状態では長く続くことはできないでしょう．このように前屈したり手を上げたりするだけでも結構疲れることはよく経験することです．特に図中のCのように腕を90°上げた状態で保持するような場合は，AやBよりはるかに肩関節の力のモーメントが大きいので，それに耐える筋力は大きくなり疲れることになります．

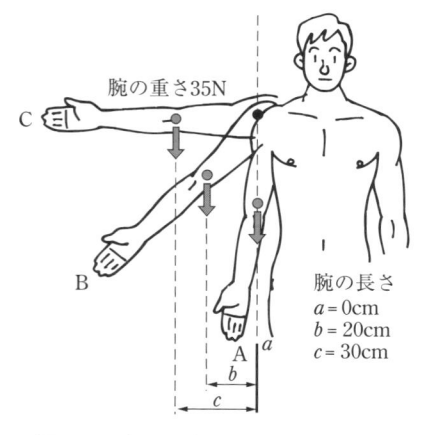

腕の重さ35N
腕の長さ
$a = 0$ cm
$b = 20$ cm
$c = 30$ cm

図5.23　腕を上げると力のモーメントは大きい

静止状態でモノを持つ場合，あるいはじっとして座っている状態で腰にどのくらい負担がかかるか力のモーメントを使って計算で求めてみます．図5.24 (a) は15〔kgf〕のモノを持って前屈した状態を示します．図 (b) はこの状態の骨格系を簡単なモデルで置き換えた図です．図において，各矢印は力を表し，力の単位〔kgf〕を単位〔N〕に変換して表しています．例えば，343〔N〕は，上体の重さ35〔kgf〕をニュートン単位に換算したものです．同様に58.8〔N〕は腕の重さ，147〔N〕は荷物の重さを表しています．図中のCは仙骨に加わる力，Fは脊柱起立筋が引っ張る力を表しています．図 (b) を参考に力のモーメントのつり合いを式で表すと次のようになります．

$$0.05 \times F = 0.3 \times 343 + 0.5 \times (58.8 + 147) \tag{1}$$

これより，Fを求めると，

4116〔N〕（= 420〔kgf〕）

となります．また，15〔kgf〕の荷物を持たない状態で計算すると

2646〔N〕（= 270〔kgf〕）

となります．前屈状態で15〔kgf〕という荷物を持つと，なんと420〔kgf〕という力が仙骨にかかります．その値は，何も持たない270〔kgf〕という値の1.6倍という大きな力がかかっているのです．ここで，420〔kgf〕という力は，体重70〔kgf〕の人の約6倍という大きな力であることに注目すべきです．

以上は大胆な仮定のもとでの計算ですが，前屈した腰部には非常に大きな負担がかかっていることは間違いのないことです．

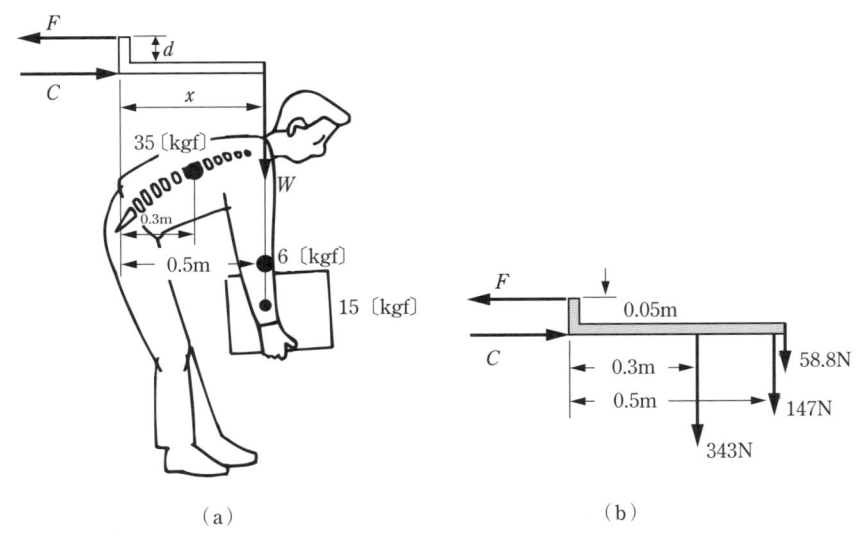

(a)

(b)

図5.24 腰部に加わる力の推定

じっとしていても負担はかかる

5.7 座っていても腰痛になるのはどうしてか

　座っている時間が長い職業である運転手あるいは電車通勤であったサラリーマンがマイカー通勤に変更すると腰が弱くなったということをよく聞きます．これはどうしてかということを理解するために，腰部にかかる力のモーメントを使って考えてみましょう．

　図5.25(a)は起立している場合，上体の重量とそれを支える筋力がバランスしている様子を示します．上体の重量による重力を350〔N〕とし，それを仙骨部が支えているものとします．この上体の重心は，上体を支える仙骨部から測って右に5cm離れている位置にあるものと仮定します．もしも，背面に何らかの力が作用していないとすると，上体は前方に傾いてしまいます．それを支えている力の源は脊柱起立筋（脊柱と胸郭の後方にある筋の総称）です．この筋肉の位置は図5.25のように仙骨から左側5cm離れているものとします．図5.25(a)の場合の力のモーメントの釣り合いを式で表すと次のようになります．

$$F \times 5 = 350 \times 5 \tag{1}$$

これより，脊柱起立筋が発揮する力Fは，

　　350〔N〕（= 35.7〔kgf〕）

となり上体の重量と同じです．

　次に，座位姿勢時に脊柱起立筋が発揮する力を求めてみましょう．図5.25(b)は座位姿勢を示します．座ったために上体の重量による重力350〔N〕の位置は右に10cm移動し，仙骨から測って10cmずれたとします．上体が傾くのを支える脊柱起立筋の力の作用点は図5.25(a)同様に左に5cmずれていると仮定します．そうすると，右回りと左回りの力のモーメントが釣り合う式は，次のようになります．

$$F \times 5 = 350 \times 10 \tag{2}$$

これより，脊柱起立筋が発揮する力Fは，

　　700〔N〕（= 71.4〔kgf〕）

となります．以上述べたように座る場合は，立った場合に比べ，脊椎起立筋は2倍もの力を発揮する必要があり，その分仙骨や脊柱などに余計な力がかかります．このようなわけで，長時間座ることの多い運転手の腰部は，大きな力という負担を常に受けているのです．

　図5.26は，座った状態で15〔kgf〕のバケツを持った場合の腰の負担を示しています．手で持った重さ15〔kgf〕は147〔N〕の力です．この力による力のモーメントと図5.26に示した上体の重力350〔N〕による力のモーメントを考慮して，力のモーメントの釣り合いを式で示すと，次のようになります．

　　左回りの力のモーメント：$F \times 5$〔N·cm〕

　　右回りの力のモーメント：$350 \times 10 + 147 \times 50$〔N·cm〕

左回りと右回りの力のモーメントが等しいとおくと，次のようになります．

$$F \times 5 = 350 \times 10 + 147 \times 50 \tag{3}$$

これより，F を求めると次のようになります．

$$F = 2170 \text{ (N)} \tag{4}$$

脊柱起立筋が発揮するこの力の値は，図5.25の直立状態の力と比べるとなんと6.2倍です．大まかですが，以上のように座った状態で15〔kgf〕のバケツを持った場合の筋力を計算で求めました．このような大きな筋力が腰部の仙骨や一部の脊柱に加わっていることになりますので，これらの大きな力が腰痛を起こす原因にもなっています．

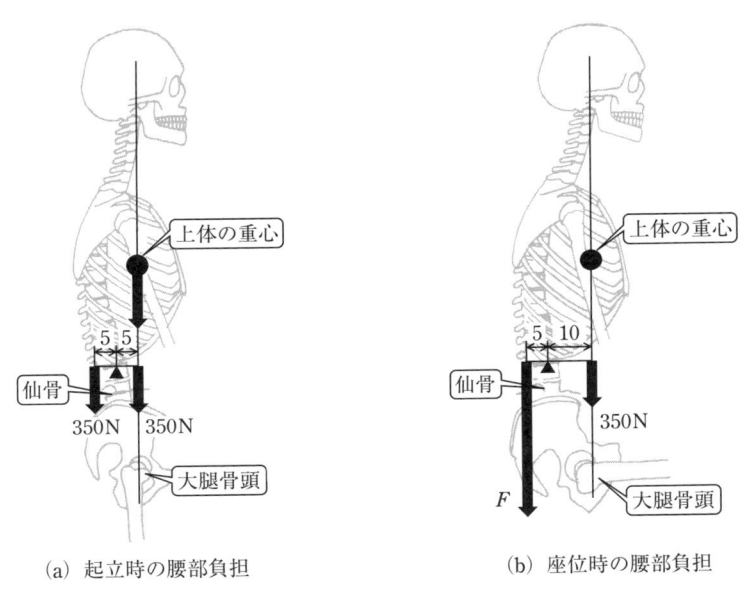

(a) 起立時の腰部負担

(b) 座位時の腰部負担

図5.25　起立と座位の腰部負担の計算

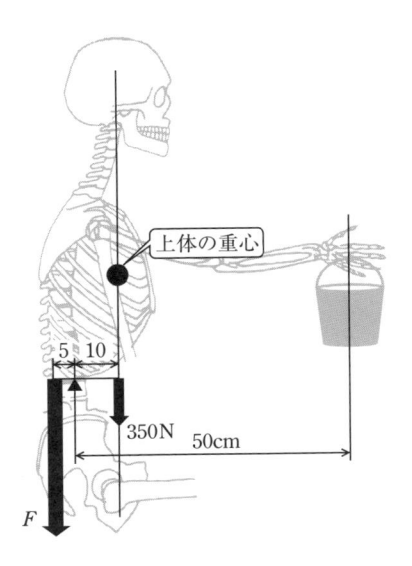

図5.26　座位で腕を伸ばして15〔kgf〕のバケツを持つ

5.8 15〔kgf〕のバケツと人を持ち上げる場合の力について

洗髪用バケツの重量は約15〔kgf〕です．このバケツを床面から持ち上げる場合の床反力および床面から持ち上げ，それを机の上に置く場合の一連の床反力の測定結果について述べます．

最初，起立状態から床に置いてあるバケツを持ち上げ，そのバケツを持った状態でいったん静止し，続いてバケツを床の上に戻す動作を行いました．図5.27は，そのときの床反力の測定結果です．横軸は時間，縦軸はニュートン単位の力で，床反力計上に乗った状態でゼロ調整をしましたので，グラフのゼロは被験者の体重（70〔kgf〕）に対応しています．バケツを持ち上げるに当たり，前屈するので106ページの図5.18のおじぎ時の床反力同様に測定した力はマイナス側（体重が減る）にいったん振れ続いてプラス側の力が現れます．そしてバケツに手が触れ持ち上げ始めると図中のGとマークした箇所から一気に400〔N〕まで力が増加します．それからブレーキ状態に入り停止させたところが図中のCマークのところです．その時点からDマークまで約1秒半静止させ，再びバケツを持ち上げ床面に移動させます．ここで，マークCD間のグラフは約150〔N〕と読み取れますので，この区間はバケツを持ち上げ静止させていたことがわかります．このように床反力の測定が行えると，バケツの持ち上げ動作中にどのような動きをしていたかがよくわかります．

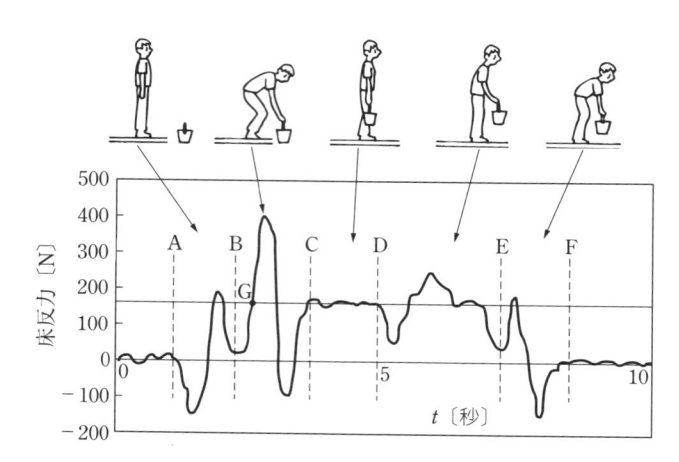

図5.27 地面からバケツを持ち上げた場合の床反力

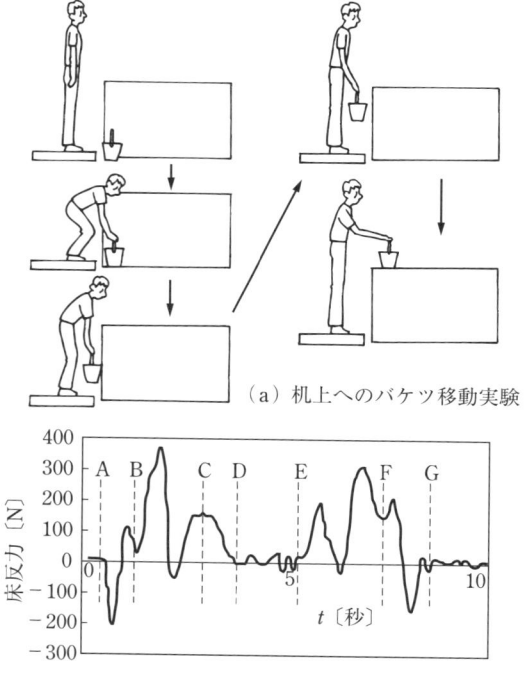

（a）机上へのバケツ移動実験

（b）普通の速さで床面のバケツ（15kg）を机上まで持ち上げた場合の床反力

図5.28 地面からバケツを机まで持ち上げた場合の床反力

図5.28は，同じような実験ですが，バケツを机にいったん乗せて，再び床に戻した実験です．図中に動作が経過する様子を示しましたので，この実験動作はどのように行われたかは理解できるでしょう．このときの床反力は図(b)に示してあります．図5.27との違いは，途中でバケツを机にいったん置いた点です．グラフのマークDE間がゼロとなっています．この区間は被験者が手からバケツを離したので，実験直前の起立状態と同じゼロ〔kgf〕になっています．

　以上は，バケツというモノの持ち上げ実験について説明しました．次に人を持ち上げる場合の実験結果について説明します．

　図5.29(a)には介助者が被介助者を抱きかかえて被介助者を垂直に持ち上げている様子（これを直線動作と名づけます）と，この持ち上げ動作時の床反力を示します．持ち上げ最大力は1300〔N〕（約130〔kgf〕）と読み取れます．図5.29(b)は，同じような持ち上げ実験ですが，被介助者の上体を介助者側にいったん引いてから持ち上げた場合（これを曲線動作と名づけます）の結果です．この場合の最大力は，850〔N〕（約85〔kgf〕）と読み取れます．

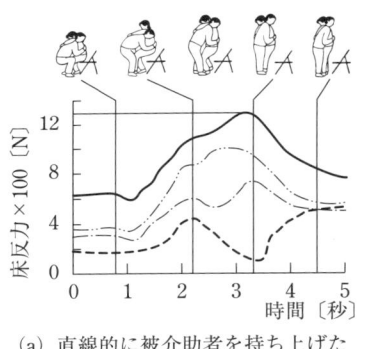

(a) 直線的に被介助者を持ち上げた場合の床反力

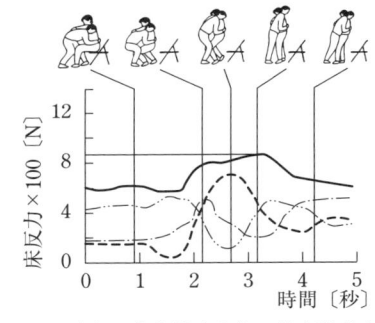

(b) C字を描くように被介助者を持ち上げた場合の床反力

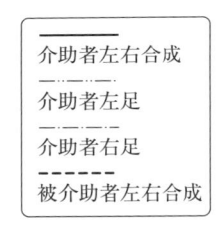

凡例：介助者左右合成／介助者左足／介助者右足／被介助者左右合成

図5.29　被介助者を持ち上げ上げた場合の床反力

　図5.30は横軸に被介助者体重と介助者体重の比を，縦軸に最大床反力から被介助者の体重を引いた値を示します．図中で○印は曲線動作，■は直線動作の結果を示します．横軸が1であるということは，被介助者と介助者体重が等しいことを表しています．図より明らかなように被介助者を引きながら持ち上げる曲線動作の結果は，直線動作に比べ最大床反力は小さくなっています．曲線動作は，被介助者の上体を介助者側に引くために被介助者は自身の脚力を利用します．そのため介助者の床反力は小さくなったのです．

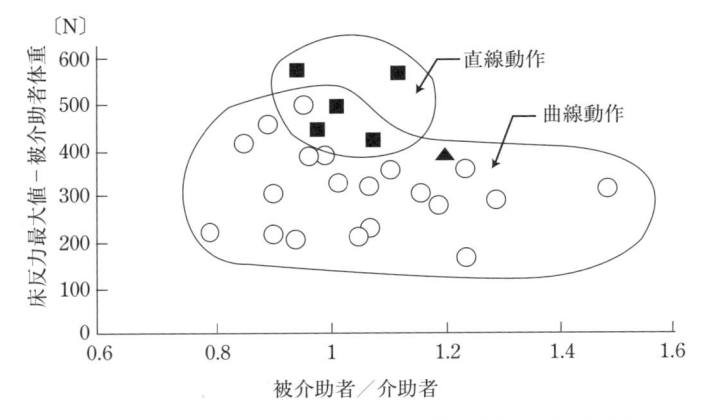

図5.30　直線動作とC字動作の最大持ち上げ力の比較

章末問題

5.1 支持基底面とはなにかを説明せよ．

5.2 支持基底面が看護において重要なのはなぜかを簡単に説明せよ．

5.3 「支持基底面内に重心を入れる」とは，なにを意味するか．

5.4 「支持基底面を大きくする」ということは何を意味するか説明せよ．

5.5 「地面に設置している両足を囲む面積」は，"　　　　"という．

5.6 両足を開くと左右に倒れにくくなるが，それはいかなる理由か．

5.7 腕を伸ばして手に重い物体を持つと苦しくなるが，その理由を説明せよ．

5.8 患者を動かす基本として正しいものには「○」，間違いには「×」をつけなさい．
  (1) (　) 患者を動かすために足元が正しい位置になっているかを確認する．
  (2) (　) 動作中は頭を下げ，腹部を緊張させる．
  (3) (　) 背中を伸ばして物を持ち上げてはいけない．
  (4) (　) 1回に1方向の活動範囲の動きをするようにする．
  (5) (　) 重い患者は仲間とのチームワークで動かす．
  (6) (　) 患者は自力を必要としないので，説明の必要はない．
  (7) (　) 患者は常に自分から遠ざける方向へ移動させるとよい．
  (8) (　) 利用できる補助具を使う．
  (9) (　) 複数支援の場合，自分自身の持ち上げ能力を越えて力を出してもよい．
  (10) (　) 患者を動かすためのプランを立てる．

5.9 ボディメカニクスにかかわる下記文中の（　）にもっとも適当であると思う用語を次の〔　〕内から1つ選べ．〔ボディメカニクス，障害，動作形態，物理学，身体部位，力学，動作，運動，バランス，工学〕

「日常生活において，身体部位およびそれらの部位に作用する力を活用して有効な（ a 　）を実現するために，（ b 　）と（ c 　）（特に（ d 　））の諸原理を利用し，（ e 　）の力と（ f 　）の相互関係を考究する分野が（ g 　）である．人間の"（ h 　）"，"姿勢形態"への力学応用であって，足，膝，脊柱などにかかわる力学を扱う研究あるいは調査を行う分野でもある．（ i 　）の悪い姿勢，姿勢の変化，不適切に力をだすために起こる（ j 　），それを治すための運動や訓練に対してボディメカニクスという用語は使われている．」

第6章 看護の安全と人間工学

航空機が事故を起こすたびにヒューマンエラーの可能性が議論されますが,機体の故障によっても事故が起きる可能性は否定できません.一方,看護において発生する事故は,ヒューマンエラーによる事故が比較的多いように思われます.本章では看護の安全を確保するための基礎知識として,ヒューマンエラー,ヒヤリハット,事故を防ぐ工夫について述べます.

6.1 ヒヤリハットが重なると重大事故になる

　新聞には毎日のように事故とか事件の記事が掲載されていますが，この事故や事件の意味を国語辞書などでどのように説明されているでしょうか．まず，事故ですが，これは「ふだんとは違った，悪い出来事」，「思いがけず起った悪い出来事」，「不注意などが原因で起こる人災」とあります．思いがけずにあるいは不注意で起こした出来事は，人災です．また，事件とは出来事のことで，これは人々の話題になるようなものを指すことが多いようです．

　最近，医療関係でもインシデント（incident）という言葉を聞きます．これは「重大な事故につながる可能性がある出来事」のことをいいます．例えば「アンプルカット時に自分の指を切った」というような事故です．普通は切り傷程度で大事故にはならずに済みますが，場合によってはそれが元で本人に重大な障害を誘発するかもしれません．とすると，この指を切ったという事故はインシデントといえます．

　「点滴台に足をぶつけた」，「オーバーテーブルに足が引っかかり，それが患者さんのベッドまで動き，突然の大きな音をさせて患者さんに迷惑をかけた」，「洗髪時，患者さんのパジャマを濡らしてしまった」，「蓄尿時の患者の尿を別の人の容器に入れてしまった」，「患者の名前を呼び違えた」，「患者の食事を間違えて，別の患者に食べさせた」など，あげればきりのないほどこうした報告はあります．最後の例で「患者の食事を間違え…」という報告は食事でよかったので，もしも薬であったら，あるいは注射薬液の取り違いであったらなら患者の生命にかかわる重大事故に至る可能性があります．あまりよくないこうした経験は「ヒヤリ」とし「ハット」するので，「ヒヤリハット」といいます．場合によっては，このヒヤリハットが大事故に通じることもあります．

　経験から生じた数々の経験則をまとめたものにマーフィーの法則というのがあります．これは「間違う可能性のあることは必ず間違えられる」，「起こる可能性のあることは，いつかは実際に起こる」，「重い物を頭上の棚に置けば，必ずだれかが落とす」というようなことです．事故は，このような小さな手抜かりがいくつか重なり，あるいは引き金となって起きます．前述した「‥‥‥に足をぶつけた」，「パジャマをぬらした」，「名前を呼び間違えた」などは，起こる可能性が十分ある事柄ですので，それが現実に起こったわけです．

　安全の教科書には必ず載っているハインリッヒの1対29対300の法則（米国の安全技師H.W.Heinrichが1941年に発表した，ヒヤリハット事例に関する法則）というのがあります．これは重大災害が1件発生するまでに，軽傷の事故を29件起こし，さらに無傷災害事故は300件も起こしていたというものです．この法則は「1件の重大災害（死亡・重傷）が発生する背景に，29件の軽傷事故と300件のヒヤリハットがある」という警告です．

　図6.1はハインリッヒの法則を図にまとめたものです．看護業務の中で，ヒヤリハットも含め不安全な状態や行動となると，相当な件数があるのではないかと思われます．いつもやっていて平

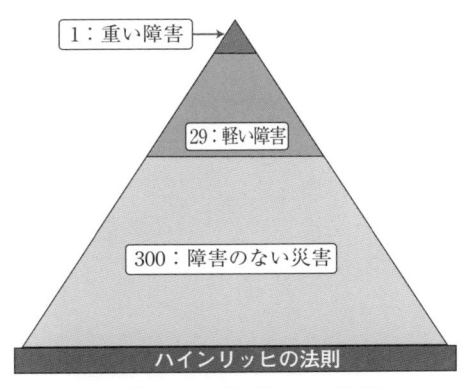

図6.1　ハインリッヒの法則

気であったからという不安全な行為・行動は，ヒヤリハットを飛び越え重大事故や災害になる可能性があります．

　図6.2は，履物の介助です．また，図6.3は二人で患者を移動する様子を示します．前屈するだけで腰の負担は急増するので，この図のような姿勢は腰部に障害を起こす危険性があります．特に，図6.3は，前屈したうえで重い患者を抱えているので，極めて危険です．前述したハインリッヒの法則に従うと，いつかは重大な事故につながることが考えられます．

　安全というのは，安らかで災害のないことです．とくに人間の死傷につながるような危険のないことを安全といいます．また，機械装置の安全性というのは，その機械が破壊や機能喪失して人に危険を与えないことです．例えば，ME機器に触れたら，感電して死傷するというようなことがないことです．ロボットでいえば，突然，暴走してロボットの腕が作業者の頭を殴るような事故が起こらないことです．

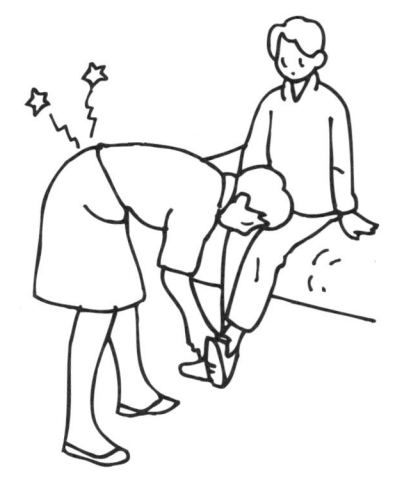

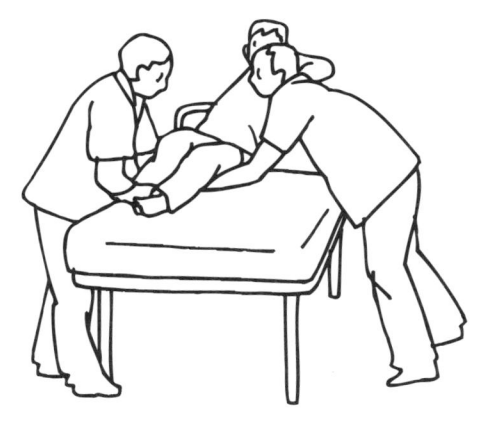

図6.2　よくない前屈介助　　　　図6.3　よくない手を伸ばした持ち上げ介助

ヒヤリハットが重なると重大事故になる

6.2 ヒューマンエラーとはどんなエラーか

　人間が犯す間違いには，認知ミス，判断ミス，動作ミスがあります．事故が起こるとそれは人間の問題なのか，機械の問題なのか，あるいは職場に問題があるのかと迷うことがあります．大事故は，職場の教育が不徹底，機械の安全装置が不十分，仕事が難しい，体調不良などの要因が重なって起こります．このようなわけで，事故が生じた場合，その原因の所在を特定することは難しいのが普通です．

　事故が起こるたびに，"ポカミス（ポカンとして起こしたミス）"，"ボンミス（単純なミス）"，"ミス（失敗すること，過失）"，"エラー（誤り）"などのカタカナ用語をよく目にします．日本語でも"思い過ごし"，"迷い"，"錯覚"，"誤り"，"失敗，"間違い"，"しそこない"，"正しくない行為"，"真でないことを真と見なす"などの用語がよくマスコミで報道されます．起こしてしまった事故の多くは，人間が犯す間違いで，この人間の間違いを"ヒューマンエラー"といいます．

　図6.4は，点滴を受けている患者です．患者は点滴を受けている時間が長いので，点滴中であることをうっかり忘れ，急に自身の位置を変えることもあるかもしれません．あるいはベッドに横になろうとして，チューブが引っ張られ針が外れるかもしれません．

　図6.5は，ベビー柵内の赤ちゃんを抱き上げる姿勢で，この姿勢は腰部に大きな負担がかかり，腰痛を発症する危険性が高いのです．うっかりしたためでしょうが，このような姿勢はよく見かけ，その姿勢で腰痛を犯したという例も聞きます．

　図6.6に示すように，左手を冷水，右手を温水に入れておきます．次に左右の手を同時にぬるま湯に入れます．そうすると，冷水に入れていた左手は温かく感じ，温水の右手は冷たく感じます．両手の温度は同じはずですが，手が置かれた直前の環境条件でこのように感じ方は違ってきます．

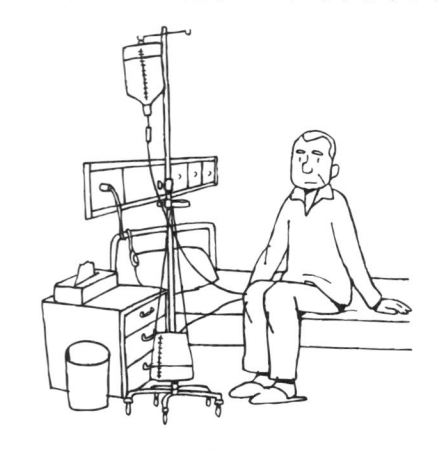

図6.4　点滴中の患者

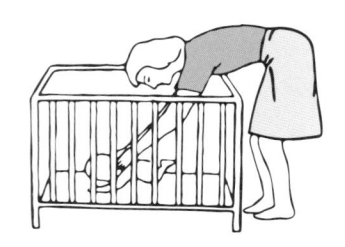

図6.5　前屈で赤ちゃんのケア

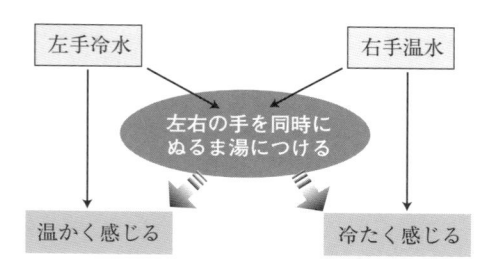

図6.6　ごまかされる手の温覚

トリック館に行くと，目を疑うような絵に出合います．

図6.7 (a) の2本の直線は同じ長さです．また，図6.7 (d) は描かれた3人の背の高さは同じです．しかし，この絵は一番奥の人の背が一番高く見えます．

図6.8の両方とも駐車場の壁に書かれた大きな壁画です．本当の人が新聞を立ち読みしているのでも，パンダが出現したのでもありません．前者は右の女性が壁ぎわで背伸びをしているだけですし，後者は女性が壁ぎわに立って指差しをしているだけです．これらは絵の描き方が特殊で，だまし絵なのです．

以上述べたように手の温覚は迷わされ，紙に描かれた「線」に手を加えると，線の長さが違って見えたり，平行線が平行していないように見えたりします．また，壁に書かれただまし絵の現実をこの目で見ると，人間の感覚はごまかされやすいことが実感できます．それらがもとで事故につながる危険性があるので，十分に気をつける必要があります．

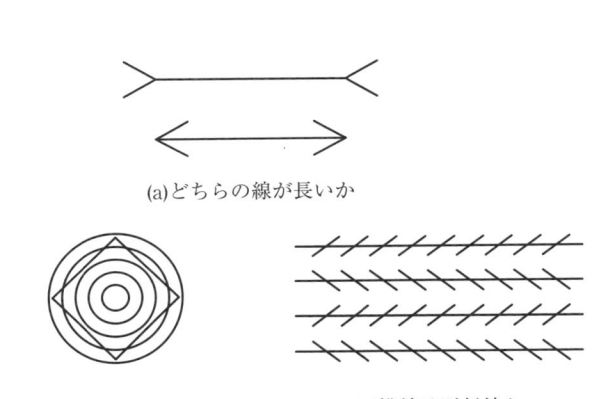

(a) どちらの線が長いか

(b) 四角形がゆがんでいる？

(c) 横線は平行線か

(d) 奥にいる人の背は一番高いか

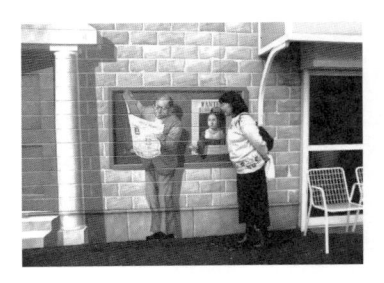

図6.7

(a) 新聞の盗み見はいかがなものか

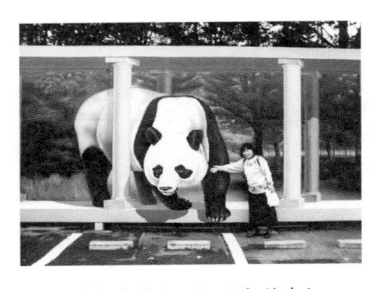

(b) 大きなパンダと仲良し

図6.8

6.3 ヒヤリハットとはなにか

　道路歩行中に自動車にぶつかられそうになって「ヒヤリ」とした．階段を下りる際，もう下り終わったかと思ったが，まだ1段残っていて「ハット」したなどの経験があるかと思います．こうした経験は，直接的に当事者に苦痛や不利益が生じなければ，これは事故ではなくヒヤリハットと考えてよいと思います．しかし，ぶつけられたり転んだりした場合，後になって実は骨折していたとか，頭痛がするということもあり得るので，その記録はとっておくとよいと思います．こうしたことを起こす当事者にとっては，ヒヤリハットか事故かという問題は重要ではありません．再び同じ過ちを起こさないことが重要なのです．すべてのヒヤリハットを記録に残すことは現状を考えると大変ですが，しかしこれを実行することは看護業務にとって重要なことです．

　図6.9は，看護師が報告したヒヤリハット事例の一部です．これらの事例をよく読むと，ここでは大きな事故に至らなかったのでよかったのですが，一歩間違えると大事故になりそうな事例もたくさん見られます．6.1節で述べたハインリッヒの法則を思い出してください．それは「300件のヒヤリハット事例は1件の重傷事故と，29件の軽傷事故発生の可能性がある」ということでした．図6.9は32件の事例が示されています．この法則に従うと，約3件が軽傷だということですので，それに近いような事例はあるような気がします．そして，最後の重傷事故が起こる可能性は0.1件ということです．ほんのわずかですがそれが起こるかもしれないことをこの法則は示唆しています．

　重大事故の発生を防ぐために，生産現場では「ヒヤリハット活動」を行っているところがあります．このヒヤリハット活動というのは，300件のヒヤリハット事例を無くすことにより，大きな事故を防止しようという考えです．この活動は，各人が業務活動を通じて「ヒヤリ」としたり「ハット」したりしたことの事例を積極的に集めて，重大事故の根本原因を探り，事故防止に努め，再発や被害の拡大を防ぐために行います．ヒヤリハット活動の効果の第一は**重大事故の未然防止**です．重大な災害が発生する前にヒヤリハット事例の原因を追求し，そのことが起こらないよう改善することにより，より安全な環境を作ることが大切です．ヒヤリハット事例を収集して系統立てて分析すれば，いままで気づかなかった新たな危険を見い出すことができるかもしれません．そして，ヒヤリハット活動を行うことによってヒヤリハット報告をする癖を付けるならば，危険に対する感覚も鋭敏になります．

ヒヤリハット報告

- 点滴台に足をぶつけた．

- アンプルカット時に自分の指を切ったりした．

- 蓄尿時の患者の尿を別の人の容器に入れてしまった．

- 高齢の患者さんに「おはよう○○さん」と声をかけた．いつもならその人は笑って応えるのだがと思いもう一度同じように声をかけた．そのとき，ちらっとベッドネームを見ると，隣のベッドの患者さんの名前を呼んでいた自分に気がついた．

- 入院患者を1階から2階へ搬送する時にエレベータのボタンは2階を押したつもりであったが，押したつもりの階へ来て，部屋番号を確かめると何と3階の病棟に来てしまっていた．患者と患者の家族に申し訳なく，そして恥ずかしく思った．

- 何かの目的があり（物品を取りになど）看護室へ向かったはずなのに，途中で声などかけられると，「あれ何しにきたんだっけ？」「何が欲しかったっけ」などは日常よくあることである．

- 体動の激しい患者さんの点滴をするときに，点滴セットの接続部を絆創膏で固定しないためそれている部分がはずれてしまった．

- 患者の名前を呼び違えた．

- 洗髪時，患者さんのパジャマを濡らしてしまった．

- 患者さんをレントゲン室へ連れていくのに，本来Aさんを連れて行くべきところをBさんを連れていってしまった．レントゲン技師に名前を確認され，気づきもう一度病棟に戻り，Aさんを連れていった．

- 真夜中，輸液ポンプが「ぴーぴー」鳴っても機械操作が苦手でなかなか止まらず，他の寝ている人にも迷惑をかけた．

- 患者さんの部屋を分かっていたのに，隣の部屋に入ってしまった．

- 針入れのゴミ箱とプラスチックゴミ入れのゴミ箱が並んでいて，頭ではわかっていても反対に入れてしまうことがある．

- 患者の食事を間違えて，別の患者に食べさせた．

- 患者のリンパ節を触診するのに腹部の触診かと思って患者のズボンを下ろしておなかを出させて待たせていた．

- Aさんを車椅子に乗せ，Bさんを歩行練習させていると，Aさんに気をとられ，Bさんから目を離した瞬間にBさんがひっくり返ってもちをついて転倒してしまった．

- スタッフと雑談しながらディスポ注射器に薬液を吸引しようとして，左中指に針を刺してしまった．もちろん，その針は捨てた．

- ガーゼ交換のとき，いつもと違う消毒液を使ってしまった．

- 血液検査の伝票などに患者さんの名前を書くとき，違う患者さんのことを考えていたので名前を書き間違えた．

- 終わった仕事なのに，終わっていないと勝手に思いこんで同じ仕事をもう1回後輩に頼んだ．

- 床頭台に頭をぶつけた．他にも考えればどんどん出てきそうですが，小さいことが数多くあることに気づきました．

- 同姓同名の方の点滴の間違い（カルテなど）．

- 新生児に与えるミルクを他の子供のと間違い，量の違うのを与えてしまった．

- 点滴の中に入れる薬を間違えた．

- 薬液と所定の場所に置くのを間違えた．

- 絶食中の患者に「明日，胃のバリューム検査があるので，朝食を食べずに待っていてください」と言ってしまい，患者さんから，まだ，食事は始まってないといわれた．

- 筋肉注射をする日は木曜日と決まっている．なにを勘違いをしたか，木曜日ではない日に二人で準備していたのに今日は木曜日と思いこんでやってしまった．

- 中田フサコの薬を田中フサコに飲ませた（同室）．幸いに，薬の内容が胃の薬だったので，患者さんに異常がなく，注意のみで済んだ．

- 蓄尿の患者さんの尿を別の人の容器に入れてしまった．婦長さんに報告しその日の蓄尿は，中止となった．

- なぜか，初めに思いこんでしまうと，「○○さん」とその人の名前を何回も間違って呼んでしまう（本当に申し訳ない）．

- ナースコールがあり，その患者さんの所へ足を運んだつもりが違う患者さんのところへ行ってしまい，他の看護婦に注意されるまで気づかなかった．

図6.9　看護のヒヤリハット報告

6.4 リスクとはなにか

　人間の行動，状態，トラブルなどよって命や金銭，倫理観，信念，健康などの損失が生じるとか，あるいは生命や物に損害を与えるようなことを「リスクがある」といいます．このリスク（risk）を簡単にいうと，ある行動に伴って，危険，損失，損害を受ける可能性のことです．まだ，起こってもいない損失や損害を議論するわけですから，それが起こる可能性はあらかじめ考えておかなくてはなりません．そのために，ことがらの起きる確からしさを数量的に表した確率がリスクと関係してきます．

　このリスクを別の面から見ると，ある出来事の起こる確率とその出来事の性質，度合いに対する見込みを組み合わせたものです．この組み合わせを考える場合，リスクをRとし，損失・損害が発生した出来事の起こる確率をP（事故や故障の発生確率）とし，起こった損失・損害をD（出来事の性質，度合い）とします．そうすると，リスクRは，確率Pと損失Dの積（$P \times D$）で評価することができます．そのため，リスクRを小さくするためには，発生確率Pと損失・損害Dの両方を同時に，あるいはPかDのどちらか一方をできる限り小さく，できればゼロに限りなく近づけるように努力する必要があります．

　「リスクは低い」ということは，事故や故障が起こる危険性がまずない（確率が低い）というような場合をいいます．一方，「リスクは高い」ということは，事故や故障が起こる確率が低くても，その事故や故障が起こった結果が重大であった場合です．以上述べたリスクを減らすには「フェイルセーフ」による方法があります．それには，例えば，以下のような具体的な方法があります．

（1）「自動車が衝突するとハンドルが前に動いて衝撃を吸収する装置」．これは，衝突しても命が助かる確率を増やす工夫です．

（2）「自動車が衝突するとハンドルやドアから風船が飛び出して運転者の身体を衝撃から保護するエアバック」．これも，衝突時に身体がハンドルに強打することのない確率を増やす工夫です．

（3）「医師が間違った薬剤処方をだしても薬剤部のコンピュータがその間違いを指摘するシステム」．これは，医師の間違いをコンピュータが補い間違わない確率を増やしてくれます．

　図6.10は，看護師の腰痛発症を防止する方法を示します．腰痛という大事故を防止するために，努力すべき事項といろいろな方法があることを示しています．こうしたことを実行することによって，腰痛を起こすリスクを減らすことができます．

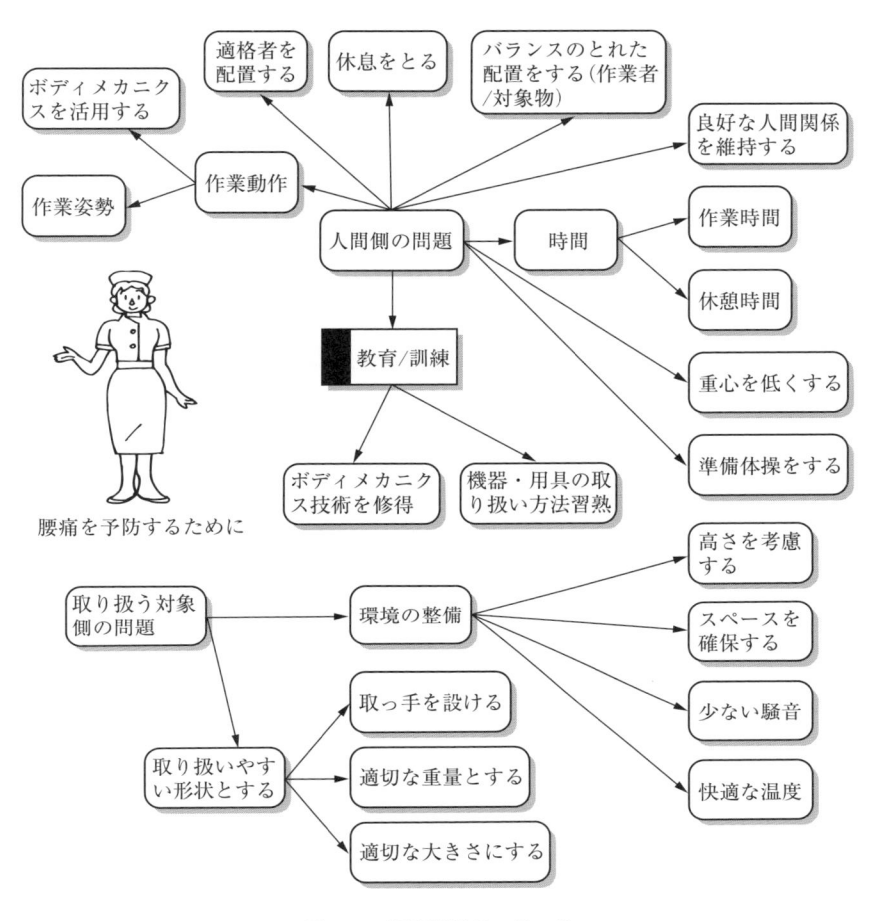

図6.10 腰痛予防のいろいろ

6.5 リスクを減らすフェイルセーフとはなにか

　リスクを減らすには事故発生の確率を減らすことで，それには人間の間違えを最小限にすることでもあります．安全は誰もがどこでも大事であると考えていますが，それでも事故は起こるのはなぜでしょうか．人は間違える動物です．その間違えを最小限にとどめる努力はだれもがしているはずです．その間違いを減らす努力の一方法が人間工学的手法です．

　看護業務においては負担を減らし，身体の安全を守り，腰痛防止の方法として，ボディメカニクス技術を身につけることが推奨されています．

　これに対して，医療・看護分野で使われるME機器の安全には，機械・電気そのものの安全とME機器を使用する側の安全があります．後者は，操作方法や手順の誤り，ダイヤル目盛りの見間違いや設定の間違いです．人間が機械を操作する場合，操作の間違い，判断ミス，誤動作は避けられません．これらは，ヒューマンエラー，人間過誤，人為的ミスといわれています．このヒューマンエラーを防止するためには，誤動作の原因となる人間をシステムから除外し，完全自動化を図ることです．しかし，看護ではこれは不可能です．人間－機械系のインタフェース（Man-Machine Interface）を人間工学的に改善するのも1つの方法です．これは，ME機器でいうなら，機器の操作パネルのスイッチ，押しボタン，設定用ダイヤル，表示装置などを使用する看護師が間違いなく安全に操作できるようにすることです．名人芸を廃し，だれでも安心して使いやすくすることも大事です．使うためにそれに習熟した限られた人でなくては使えないというのでは使ってもらえません．最新の技術を使って，コンピュータ援助で運転をさせるのも1つの方法です．これは機械を信用し完全に機械に依存する方法です．

　リスクを減らす方法としてフェイルセーフがあることを6.4節で説明しました．このフェイルセーフ設計（Fail safe design）とは，機械は必ず故障するということを念頭に置き，故障が発生した場合でも，常に安全側にその機能が作用する設計思想です．そのためには故障したとき，力を抜く，電気が切れる，エネルギーが低くなるようにするのです．機械・機器であれば，壊れたまま動作しても，周囲に損害や危険を及ぼすことがない設計のことをいいます．例えば，壊れやすい部分をわざわざ機械・機器に設けておき，高い負荷がかかった場合に意図的にその部分が壊れるようにしておくのです．そうすると，その機械・機器に高負荷がかかっても，その一部が壊れるだけで，機械・機器の全体が動作しなくなることはないのです．

　わかりやすい例でフェイルセーフを説明しましょう．まず，ストーブが転倒すると自動的にガスや石油の供給を停止する仕組みはフェイルセーフです．各家庭にはブレーカー（電流制限器，定められた以上の電流が流れると回路を自動的に遮断する装置）が取り付けられています．例えば，電気製品のソケット部分がゆるんでショート（短絡）した場合には過電流が流れます．この過電流によってブレーカーが働き，その家庭の電気の供給が止まり停電になるというような仕組みもフェイルセーフです．もしこのブレーカーが作動しなくて停電にならなければ，過電流のため電

線は燃え火災が発生するかもしれません．

　鉄道信号は，何らかの異常で故障した場合や，停電となった場合は赤信号（停止）になるように設計されています．赤信号のため，列車はそこより先に進めないようになっているのが，フェイルセーフです．交通信号においても，制御機が故障した場合などは，全方向の信号を赤にし，交通の混乱が最低限になるようになっています．

　踏切の遮断機では，交通遮断用の棹（さお）を上げておくためには力が必要です．その力を電磁力で保持しておけば，停電が起き遮断機が作動しなくなれば電磁力を失い重力によって遮断用の棹は自然と下りてきます．こうして踏切内への車輌の立ち入りは防止できます．

　図6.11は正面衝突をすると，重いエンジンは運転者の下方向へ移動するので，身体にエンジンが当たり大怪我をすることはありません．また，同時にハンドル中央からエアバックが飛び出し，胸部や顔面がハンドルに当たらないようになっています．以上述べたような仕組みは，他への故障や災害，使用者への危険を回避することができるのでフェイルセーフ（故障しても大丈夫という意）といい，安全を確保するためにいろいろなところに応用されています．

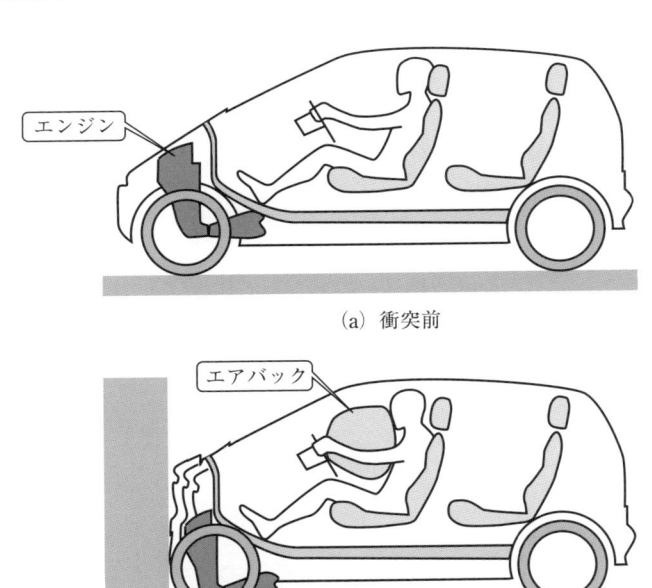

(a) 衝突前

(b) 衝突後

図6.11　衝突しても安全な自動車

6.6 事故を防ぐにはどうしたらよいか

　事故は繰り返し起こり，それを防ぐために努力はなされています．しかし，相変わらず事故は起こっています．その事故を少しでも減らす工夫を説明します．

●カラーコーディングで事故予防

　テレビ受像機あるいはコンピュータの映像信号接続用端子には黄色，白色　赤色がついています．これはDVDプレーヤあるいはビデオデッキから映像信号と音声信号を受け入れる端子です．もちろんDVDやビデオからつなぐためのコード端にも同じ色がつけられています．この色を合わせてコードを接続すると間違いなく映像と音声が伝わります．このように色で間違いを防ぐ方法をカラーコーディング（color cording）による方法といいます．ME機器においても，電線やチューブの類で間違って接続しないようにするために色をつけてあるものもあります．検査室の看板の色と廊下の色を一致させて，患者が間違いなく検査室へ行けるように工夫した病院も見受けられます．

●コンパティビリティで事故予防

　右手利きの人が音響装置のダイヤルを回す場合，右に回せば音が大きくなる，水道栓のようなものなら右に回せば閉まるというのが人間の自然な感じで，実際にもこのような動作をするのでないでしょうか．つまみ，スイッチ類の一般操作では，上，右回り，向こう側，時計回しにすると「高くする，強める」感覚です．その反対に，下，左回り，手前側，反時計回しで「低くする，弱める」感覚です．このように，機器や装置を操作する場合，対象物の出力効果が人間にとって自然に現れるように設計されていることをコンパティビリティ（compatibility）といいます．この言葉には"矛盾がない"とか"適合性"という意味があります．

●マッピングで事故予防

　複数の患者が入院している病室入り口の名札と病室内のベッド配置が一致していれば，初めての見舞い客は迷うことなく会いたい入院患者のところへ行けます．また，ナースコールと入院患者のベッド位置を一致させておけば，当直看護師は迷うことなく患者のもとへ駆けつけられます．さらに病院内に設置されている案内表示図と病棟，診察室，検査室などの配置を一致させるように配慮すれば，そこを訪問する場合の迷いはなくなるでしょう．このような対応付けをすることをマッピング（mapping）といい，"地図作成"あるいは"写像"という意味があります．

●標準化すれば事故は減る

　いま流行のDVDレコーダーの記録媒体には，DVD－R，DVD－RW，DVD－RAMなどとその区別がわかりにくいものがあります．このように各種の記録媒体があると使用者にとって使いづ

らいので標準化が要求されます．ME機器においても，メーカーが異なると同じ機能を持つものでも操作ボタンやスイッチの配置，位置，色が異なるものがあります．病院が変わるあるいは病棟が変わる場合，そこでは別の機種を使っているとするなら，その取り扱いに慣れるまで時間がかかると同時にこれまで覚えていた操作感覚が異なりますから，操作間違いを犯すかもしれません．このような意味で，機器の重要なところだけでも標準化することによって事故は防ぐことができます．

● **ヒューマンエラーを減らす対策**

　工場や乗り物という巨大システムを扱うのは人間です．そのシステムを扱う作業者や操縦者が誤った判断，間違った動作をすれば大事故につながります．この事故を引き起こす可能性のあるヒューマンエラーの発生をゼロにすることは不可能なことです．そこで，以下のような事故対策が必要となります．

① **バックアップ・システムを考える**．これは冗長性をもたせるということです．例えば，病院に落雷があり，主電源が切れ停電になったとしましょう．手術中であれば大変なことになります．このような場合，病院内には主電源が切れても直ちにバッテリや自家発電に切り換えるような仕組みが整っています．このように主電源設備と並列にバッテリや自家発電設備を備えてあることを冗長性を持たせてあるといいます．別な例ですが，4発のジェットエンジンを持つ航空機の1つのエンジンが故障しそれが作動しなくなった場合でも，残る3つのエンジンで無事に着陸できるというのも一種の冗長性であるといえます．

② **心理学を応用する**．これは錯覚をなくすことです．ME機器で同じようなスイッチを並べてあると錯覚を起こして間違って別のスイッチを入れる可能性があります．それを避けるために，形，大きさ，色などを変えて操作する人が間違いを犯さないようにすることです．

③ **人事管理をする**．これは適任者を選別し，職場を交替する方法です．人間はそれぞれ違った性格，特徴を持っていますので，職場は適材適所な配置が必要です．ME機器をよく使用する部署へ機器に強い理系のセンスの持った看護師を配置すれば作業はうまくいくでしょうし，そうすれば本人にとっても楽しい職場となるでしょう．

④ **労働衛生に配慮する**．これはストレスのないようにすることです．夜勤を連続して行うとか，厳しい作業が続くような職場に長年勤務すればストレスは増すでしょう．そのようなことが起こらないような配慮が必要です．

⑤ **教育，訓練を実施する**．これは再教育あるいは新しい設備や最新機器に関する実習・演習・訓練を行い，実務を理解してもらい，やる気を起こさせることです．

6.7 事故を限りなくゼロに近づけるために

　事故は，物を扱ったために起きる対物事故，物を扱いその物が人に危害を与える対人事故，人を扱ったために起きる対人事故などがあります．看護の場合ですと物を扱いその物が患者に危害を与える事故，患者を扱いその人に誤って危害を及ぼす事故，自身が腰痛を発症するような自身の身に降りかかる事故などがあります．いつ，どこで，どのように起こるかも知れない事故や災害に対し，予防が少しでもできればと地道な工夫が各所でなされています．ここでは，その工夫のいくつかを紹介します．

● フールプルーフ（fool-proof）とはなにか

　事故防止の工夫にフールプルーフというのがあります．このフールプルーフは「誰がやっても簡単な」とか「誰がやっても安全だ」というような意味があります．それは，看護師が犯しやすいケア上のミスをあらかじめ想定しておいたり，看護師が思いもよらない使い方をしたりしても安全で，故障しない（ダウンしない）ME機器やシステム設計を行うことをいいます．特定のボタンを押しながら回さないとフタが開かないよう薬品ビンの仕組みは，フールプルーフです．また，正しい向きにしか入らない電池ボックスもフールプルーフです．ドアを閉めなければ加熱できない電子レンジあるいはギアがパーキングに入っていないとエンジンがかからないような自動車もフールプルーフの設計です．この「フールプルーフ」という言葉を直訳すれば"愚か者にも耐えられます"ということになります．その意味するところは"よくわかっていない人が扱っても安全です"ということです．"人間は過ちを犯すもの"，"人間の注意力はあてにならない"というようなところがありますので，事故防止に有力なフールプルーフが考えられたといえます．

　以上述べたほかに，間違って行っても事故が起こらないようなフールプルーフ装置には，次のようなものがあります．

- シートベルトを装着しないとエンジンがかからない仕組み
- シートベルトをつけずに走行すると警報ベルが鳴る仕組み
- 発進すると自動的にドア・ロックがおりる仕組み
- 洗濯機で脱水中にふたを開けると2〜3秒以内で回転が止まる仕組み
- ビデオのカセットテープや音楽テープの「つめ」を折っておくと間違って貴重なテープに録音することがない仕組み

　産業の現場では，安全に通じる **5S運動** が行われています．それは，整理（せいり），整頓（せいとん），清掃（せいそう），清潔（せいけつ），躾（しつけ）という頭文字にSがつく5つ言葉を実行することです．これら5Sの実行を守ったための効果として，仕事の順序や方法を定める「段取りの時間」は短縮できる，「機械の故障」は減少する，「経費」は節減できる，「稼働率」は向上する，「運

搬時間」は減少する，「資材払い出し時間」は短縮するといわれています．私たちの仕事あるいは勉強部屋を考えると，確かに上述の5Sが実行できていれば，部屋，机上，本棚などがきれいに整理・整頓できているのでどこに何があるかが直ぐにわかります．したがって，仕事や勉強の能率は上がり，やるべき次の仕事も直ちに実行に移せます．ナースステーションでも病室でも同様なので，5Sは産業用といわずに看護でも実行に移すとよいのではないでしょうか．そうすれば，ヒヤリハットを経験する回数が減り，事故防止にもつながります．

　鉄道の事故予防では**指差喚呼**（しさかんこ），あるいは**指差呼称**（ゆびさしこしょう，しさこしょう），**指差唱呼**（しさしょうこ）が行われています．これはよく駅のホームで駅員が大声で"右よし！　左よし！"とか，電車の運転手が"出発　進行！"，"本線出発　注意！"などと大声で唱えている光景をみることがあります．これを実行することは，声を出すので安全確認がより確かなものになり事故予防になるといわれています．これは，英語でも日本語でも声を出して書物や新聞を読むとよく覚えるということに通じるものがあります．

　だれでもいつでも行える一番簡単な事故の予防方法は，以下に示す**ミス・エラーを防ぐ有力な方法，ABC法則**！ではないでしょうか．

```
A：あたりまえのことを
B：ぼんやりせずに
C：ちゃんとやれ！
```

章末問題

6.1 看護の安全について考察せよ．

6.2 図6.9に示したヒヤリハット報告において，重大事故に結びつく可能性があるのはどれか．1つ例をあげて説明せよ．

6.3 ベッド回りの看護を想定して，誤操作，誤り，勘ちがい，見間違えなど安全にかかわる事項を示せ．

6.4 入院中の患者が犯すヒューマンエラーについて考察せよ．

6.5 6.2節で錯覚の例を示した．このような錯覚から起こすヒューマンエラーの例を示せ．

6.6 図6.5において，お母さんが赤ちゃんを持ち上げた場合，どのようなことがこのお母さんの身の上に起こるかを考えよ．

6.7 リスクとはなにかを説明せよ．

6.8 ヒヤリハットとはなにか．

6.9 フェールセーフとはなにか，また，例をあげて説明せよ．

6.10 フールプルーフとはなにか，また，例をあげて説明せよ．

6.11 バックアップ・システムとはなにか，例を示して説明せよ．

6.12 カラーコーディングとはどのようなことをいうのか，例を示して説明せよ．

6.13 コンパティビリティとはどのようなことをいうのか，例を示して説明せよ．

6.14 マッピングとはなにか，例を示して説明せよ．

6.15 ABC法則とはなにか．

6.16 エラーを起こしにくいデザインに関する下記の記述について正しいものを3個選びなさい
　①学年ごとのイメージカラーは学年を見分けるためのカラーコーディングである．
　②人間を訓練し能力を高めれば，どんな機械にも合わせることができるし，そのようにしたほうが安全である．
　③お風呂のお湯がたまると自動的に止まるような設備はフールプルーフである．
　④日本全国どこに行っても道路標識の意味が同じなのはマッピングである．
　⑤エラーを起こす原因には，認識に関するエラー，意志決定に関するエラー，行動に関するエラーの3つがある．

第7章 看護と情報とコントロール

　看護では患者の観察が重要です．この観察は情報を確保するための一手段であって，看護師は患者の表情をよく観察し，その結果に基づき，次のケア計画を立てることができます．患者の観察記録を保存する，ME機器によりバイタルサインを測り，保存する，それに基づき治療を施す，医療関係者間で情報を交換する，伝える，記録する，環境を把握するなどと，医療現場では情報が氾濫するほどあります．こうした情報をよく理解してそれに基づきコントロールすることにより患者の病状を快復に導くことができます．本章では，看護に関わる情報とフィードバック・コントロールについて考えます．

7.1 情報とはなにか

　情報化社会といわれるように，今や情報が氾濫しすぎて，それをうまく活用することが難しくなっています．本や新聞などの文字情報，テレビやラジオの視覚・音声情報，携帯電話の音声情報，コンピュータを使ったインターネット情報など情報は氾濫しています．その情報というのは，ある事柄についての知らせであって，判断を下したり行動を起したりするために必要な種々の媒体を介しての知識です．ここで，媒体というのは，音声なら空気，電話なら電気のことで，この媒体が変化してはじめて情報としてなりたちます．また，この媒体に変化があってもその変化にあらかじめ約束がなされていなければ，媒体の変化は伝わるでしょうが，内容つまり情報は伝わりません．そこで，情報には媒体の変化とあらかじめの約束が必要なのです．例えば，「ワン」と1回吠えたら「1」，「ワン，ワン」と2回「ワン」という音が聞こえたら，それは「2」というような約束です．

　このように媒体の変化とその変化に約束がなされているものが情報です．光を用いた信号のよい例は，青で進め，赤は止まれという約束がしてある交通信号機です．音の例には鉄道の踏み切り，救急車や緊急時のサイレンがあり，視覚の例には指を2本立てたVサインを表すなどいろいろあります．

　コンピュータをはじめとするデジタル製品では，図7.1に示すような電気信号としての電圧「5V」が「ある」か「ない」で変化しています．その電圧が「5V」なら「H（High）」，「0V」なら「L（Low）」であると約束しますと，「L,L」「L,H」「H,L」「H,H」のような組み合わせができます．このHとLの組み合わせで「L,L」を「0」，「L,H」を「1」を，「H,L」を「2」，「H,H」を「3」といような約束をします．このような約束がなされて，図7.1は情報として成り立ちます．

　情報と似ているものに信号があります．これはある隔たった双方の間に一定の符号を用いて意思を通ずる方法，あるいはその符号のことをいいます．この符号には，色，音，形，光，電気などを用います．

　図7.1の電気信号の場合，図のような信号「H,H」を受信したとするなら，受信した側では，それは「3」という数字であることがわかります．同様な考え方で，「L, L」「L, H」「H, L」「H, H」を例えば「あ」「い」「う」「え」のように文字に対応させてもよいわけです．ここでは，電圧5Vの「ある」「なし」が2組（2ビットといいます）でしたが，その組数を増やし8組（8ビットといいます）にすると，例えば「H, L, L, L, L, L, L, H」は数字の「129」を表します．8組すべてが「H」であれば，その数字は「255」を表します．コンピュータの内部では，ある約束

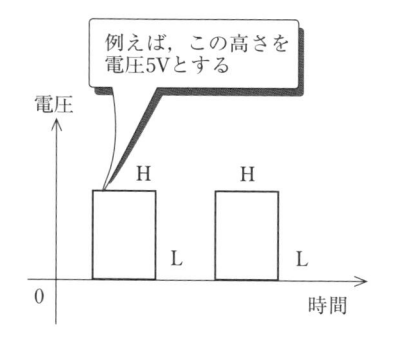

図7.1　デジタル信号の表し方

のもとでこのような電圧 H（High），L（Low）が時間経過とともに猛烈な速さで繰り返し走り回っているのです．

以上がコンピュータやデジタル機器内部での情報のやり取りです．

図7.2は日本人同士，日本人と外国人，人間と動物，人間と機械の情報交換の様子を示します．図 (b) の日本人と外国人の場合は，どちらかが相手側の言葉を話せなければ情報交換は不可能で，言葉という一種の約束をどちらかが理解する必要があります．図 (c) の人間と動物の関係は，人間側が動物に約束を教えることになります．図 (d) の人間と機械の場合ですが，これは完全に人間が機械に教え込まなければ機械は動きません．その代わり，機械はひとたび教え込まれれば，その通りにいつまでも高速で動き続けます．これからは，人間が機械との情報交換をうまく行わないとロボットのような機械はうまく動かせないでしょう．

ここで，看護における情報を考えてみましょう．医師からの患者情報，上司からの指令情報，患者からの病状情報などがあります．患者の病状を診断するための資料となる生体情報，バイタルサイン情報もあります．こうした情報は，体温測定，呼吸測定，脈拍測定，血圧測定などのバイタルサインの測定器（ME機器）によって測定されます．

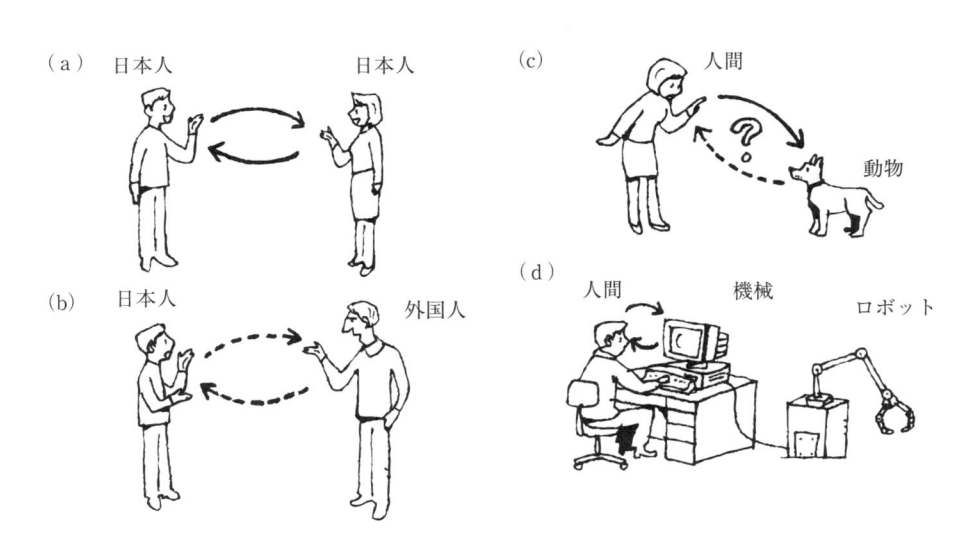

図7.2　情報の交換はどのようにするか

このようにして得られた各種の看護情報は，後述するように患者を快復させるために使われます．一方，室温を測るような場合は，その温度によって暑ければ窓を開け涼しい風を入れ，寒ければ厚着をするでしょう．技術が進んだ今日の病院では，快適な室温を自動的に保つために室温の測定結果は自動制御用に利用されています．このように考えると，情報というのは患者快復のためあるいは室温調整のためのフィードバック・コントロール，つまり，制御のために不可欠な存在であることがわかります．また同時に情報と制御は一体として考えるとよいということがわかります．

7.2 情報をキャッチするための人間の五感と機械のセンサー

　見る，聴く，話す，作業するといった人間の行動は，五感（視覚，聴覚，臭覚，触覚・温覚，味覚）を通し，話しをする人や対象物の情報を得ることから始まります．五感に入ってくる情報は，会話による音声情報あるいは突然の爆発音やせん光であるかもしれません．爆発のような突然の出来事に対しては，爆発箇所から急いで逃げるという逃避行動を起こさなければなりません．この場合，聴覚がその情報をキャッチし，逃避行動を速やかに起こします．そのとき逃げる場所を視覚によって確認しながら行動するでしょう．こうした一連の行動は，広義のコントロール（制御動作）です．このコントロールを行う場合は，行動中の環境から情報を必ず受け取る必要があります．その情報というのは逃避するための道路環境情報であることもあり，現場の情報であるかもしれません．現場の情報により，それが危険でなければ逃避する必要はないのです．

　体温や血圧は容易に測定可能です．それらを測ってどうするかということを考えてみます．人は体温計を用い体温を測り，熱があれば薬を飲むとか医者にかかるという行動に移ります．その結果，熱が平熱におさまれば，コントロールが上手くいったということになります．つまり，体温が高いので薬を飲むあるいは医者にいくというコントロール行動を起こしたのです．薬を飲む，医者に行くという行動を起こす力のもとが手足の運動器官です．体温を知る体温計の中には温度センサーが用いられています．このように温度や血圧のような物理量を測定する機器において，測定対象（体温計の場合は身体）に触れ物理量を検出するもの（素子）をセンサーといいます．センサー単体では物理量を測定できないので，このセンサーに電子部品，あるいはコンピュータを組み合わせて電子体温計や自動血圧計のような測定器具や装置が構成されています．

　人間の五感である眼（視覚），耳（聴覚），鼻（臭覚），舌（味覚），皮膚（触覚，温覚）に対応するものは，ロボットのような機械ではセンサーといいます．前述した体温計では温度センサー（サーミスタ）が使われています．人間の目は機械では光センサー，耳はマイクロフォン，鼻は臭いセンサー，舌は味覚センサー，皮膚は接触センサー，温度センサー，圧力センサー，滑り覚センサーにそれぞれ対応しています．人間の五感にはないセンサーが機械にはあります．それは例えば，磁気センサー，赤外線センサー，超音波センサー，荷重センサーなどです．人間が五感の1つである耳を通して外界から仕事の命令を音声（情報）で受けた場合には，その結果として手足という運動器官を使い行動を開始します．このとき命令された事柄を正しく実行できれば，それはコントロールがうまくいったということになります．

　人間工学の研究で人間が発揮する力を測るような場合は，荷重センサーや圧力センサーを用います．手の位置や関節角度を測る場合はポテンショメーター（計測用精密可変抵抗器），変位計，CCDカメラなどが用いられます．このように測定対象，目的に応じてセンサーあるいは変換器を使い分ける必要があります．

力変換器（荷重計）あるいは温度計で得られた情報は，なんらかの方法で人間に知らせなければなりません．その方法は，図7.3に示すようにアナログ方式（図(a)）とデジタル方式（図(b)）による表示があります．図7.4(a)に示すようにアナログ量は連続した量で，私たちの周辺で起こる多くの物理現象はアナログ的変化です．デジタル量は人工的なもので，図(b)に示すようなオン・オフ的信号です．このデジタル信号は，コンピュータをはじめデジタル家電装置，ME機器に今や欠かせない存在になっています．指針がついているのはアナログ時計，数字で時を示してくれるのがデジタル時計です．人間の動作や思考はアナログ的ですので，アナログ時計のほうが好まれるのではないでしょうか．ただし，1/100秒を争うような運動選手の記録は，デジタル量の表示を得意としています．

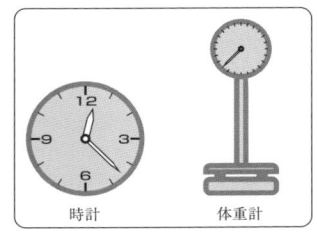

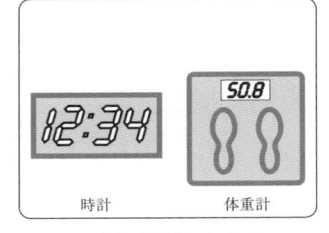

　医療業務で患者から情報を得ることを考えます．患者から情報を得るということは，それに基づき患者の病気を快復させることを目標にしています．

　図7.5は，問診で情報を得る（図(a)），簡単な検査用具で情報を得る（図(b)），直接患者に触れて情報を得る（図(c)），検査器機を使って情報を得る（図(d)）など病状によっていろいろな情報の取得方法があります．こうして得られた情報に基づいて，注射をする，薬を飲む，手術をするなどの処置がとられます．このような快復過程をうまく説明する方法が後述するフィードバック・コントロールです．

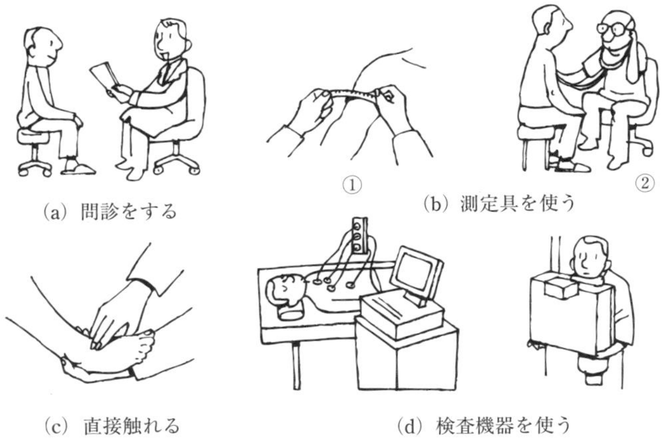

(a) アナログ方式　　(b) デジタル方式

図7.3　アナログ方式とデジタル方式による表示

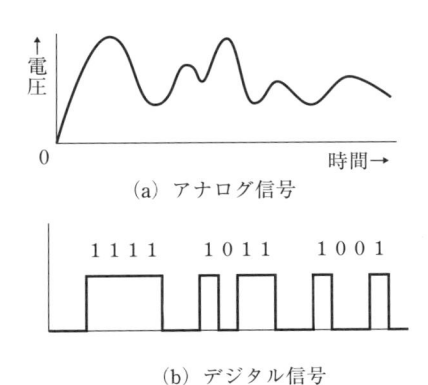

(a) アナログ信号

(b) デジタル信号

図7.4　アナログ信号とデジタル信号

(a) 問診をする　　(b) 測定具を使う

(c) 直接触れる　　(d) 検査機器を使う

図7.5　患者からの病状情報をいかに取得するか

7.3 情報は何のために役立つのか

人間の五感が機械のセンサーに対応することは前述の通りですが，一方，運動器官（筋肉）は，機械の動力源に対応します．この動力源の例として電気モーター，油圧シリンダー，空気圧シリンダーなどがあります．手や足のように運動にかかわる器官を運動器官といったように，機械においても上述のモーターや油圧シリンダーのような動力の源を総称してアクチュエーターといいます．

図7.6は人間がなにか作業を行う場合の情報と操作の流れです．例えばパソコンを使う仕事について考えて見ましょう．この場合，図7.6の作業対象はパソコンです．手（効果器）を伸ばしパソコンの電源スイッチを入れます．しばらくすると，画面に作業開始用の指示マークが現れるので，その指示に従ってキーボードやマウスを動かします．このとき，画面を見るあるいは"ピー"という音がするとそれらを五感である目や耳がとらえ，その情報が脳へ伝わります．このように見たり聞いたりした情報の内容を確認してからキーボードやマウス操作に入ります．このようにして，図7.6の矢印の方向に情報と操作はぐるぐる回るのです．

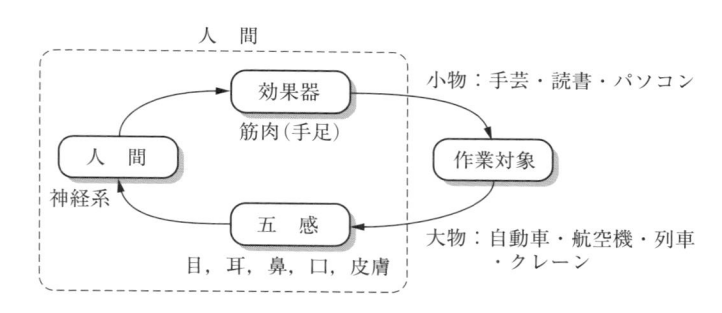

図7.6　人間と作業対象のフィードとバック

図7.7は自動車運転中にドライバーがキャッチすべき情報を示しています．視覚情報が主ですが，まれにはクラクションやサイレンの音（聴覚情報）を聞きますので，これもドライバーにとっては重要な情報源です．得られた外界からの情報をもとにドライバーはアクセル・ブレーキ，あるいはハンドル操作を行い目標とする方向へ所定の速度で走ります．この場合，図7.7の作業対象は自動車であって，自動車を上手に運転するために人間の五感と効果器を使っています．五感や効果器に障害を被れば運転はできなくなります．それは，図7.7の情報の流れが止まるからで，不確かな情報をもとに運転をすれば事故につながります．一方，自動車側の故障，あるいはガソリン切れのような事態が発生すれば，それは，自動車という対象物側の情報の流れが止まったことになるので，この場合も運転は不可能になります．

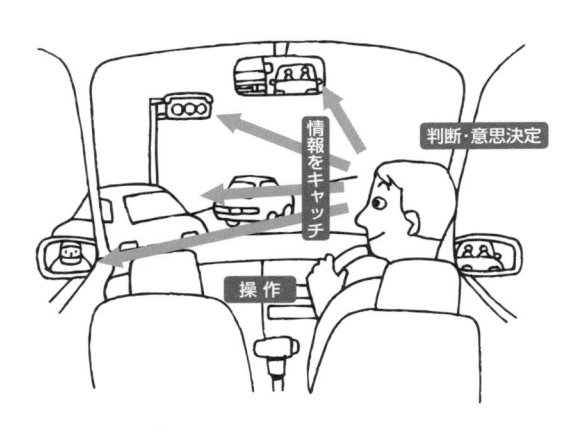

図7.7　運転者は外界からどのような情報を入手するか

　図7.8は手術をしている患者の家族が待合室で心配して待っている様子です．この図の場合は，まだ，手術結果がわかりません．手術経過情報の流れが断たれている状態なので，心配してただ待つだけです．そのため，待っている家族の人は，次にどのような行動をとっていいかわかりません．医師から手術が成功したという知らせ（情報）を受ければ，成功した喜びとともに次の行動に移ることができるでしょう．

　このように情報が断たれれば，家族にとって図7.8に示したように待つしか方法がなく，次の行動はとれないのです．一般に人間は情報伝達が断たれると，次の行動が取れなくなるので，情報は非常に大切です．一言の情報が伝えられたために救われたとか，逆に伝わらずに命を落としたという悲しい例もあります．

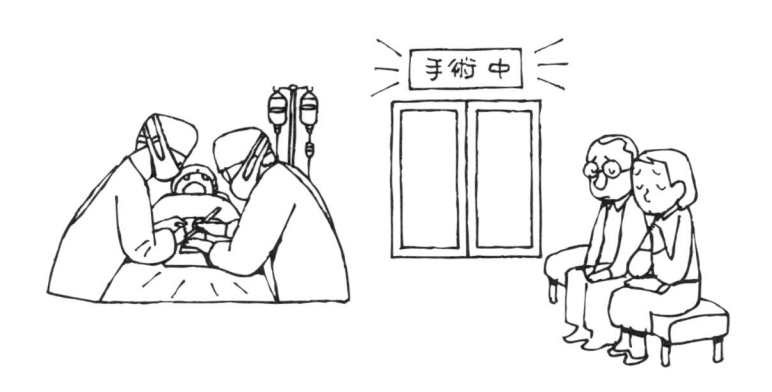

図7.8　手術の情報を待ちわびる家族

情報は何のために役立つのか

7.4 情報の取得と情報交換

図7.9は医師，看護師，患者の間で交換する情報を示したものです．お互いの立場を考えながら，患者の病状を快復させるために情報交換は密接に交わされています．そこでは言葉や文字で交わされる情報，数値データによる情報など情報はいろいろな形で表現されています．これらの情報には「情報を取得する」場合，「情報を交換する」場合，「情報を使う」場合があります．

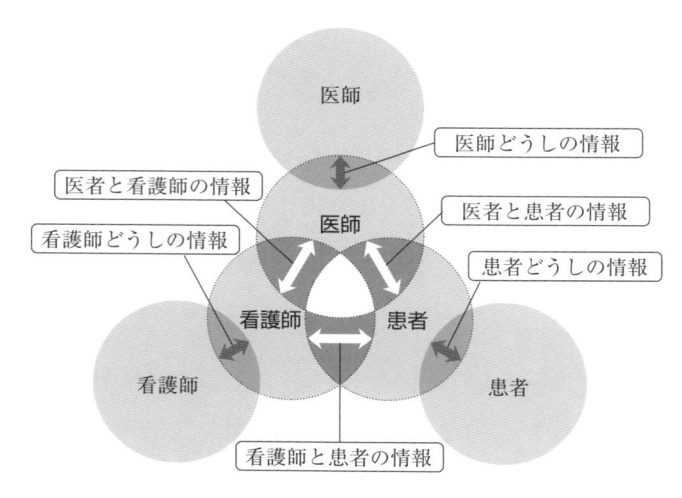

図7.9　医師・看護師・患者間の情報交換

●情報の取得：生きている証（バイタルサイン）の測定

ここで生きている証（あかし）の情報を取得するということを考えてみます．人間は，心臓が動く，呼吸をする，脳が活動する，体温を保つ，身体が動くことを一刻も休むことなく一生活動し続けています．この生きている証である活動は，バイタルサインを測ることによって確認できます．すなわち「心臓が動く」は心電図，血圧，脈拍，心拍数，血流，心音，「呼吸をする」は呼吸数，換気量，呼気炭酸ガス，血中酸素，血中炭酸ガス，「脳が活動する」は脳波，脳血流，「体温を保つ」は体温，「身体が動く」は筋電図，筋弛緩を測ることによって"生きている証"を確認できます．現在では，バイタルサインはME機器を用い手軽で正確に測定することができます．例えば，「心臓が動く」現象はME機器の1つである心電計を使い電気信号としてとらえることができます．

●情報交換について

一般的な情報は，音声か文字で交わされるでしょう．その情報は，電話のように同時に情報交換が行える場合と，手紙のように1週間もたってから相手に情報が届くという場合もあります．これらのことを図でまとめると，図7.10に示すように時間と空間の二次元で表すことができます．

第1象限には同じ場所で同時に話せる会話情報が，第2象限には空間的には離れていますが同時に話しができる電話情報，第3象限には遠方で時間がかかる外国郵便情報，第4象限には同じ場所にあって異なった時間で伝えることができる掲示板による情報があてはまります．

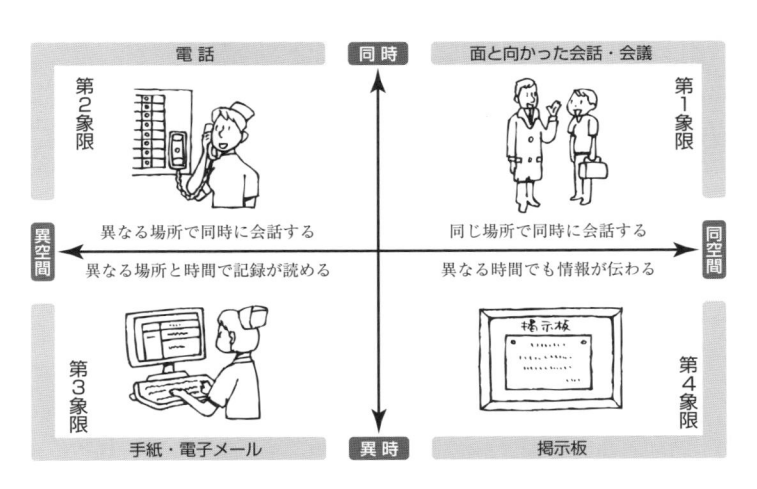

図7.10　情報の4象限

●情報の活用について

　図7.11は，術者である医師がME機器の支援を受けながら手術する様子を示す概念図です．ここで，フィードバック・コントロール（フィードバック制御）という概念を取り入れると手術の様子がよく理解できます．術者は内視鏡下で手術機器を使用し臓器手術を行うものとします．臓器画像は，内視鏡を通して液晶画面上に常時映し出されています．その画像を見ながら，術者は手術を行うので，直視しているかのように手術中の腹腔状況はよくわかります．

　図には示していませんが，手術室には複数の医師，看護師，医用工学士がいて，生命維持に必要な酸素，血液などの供給，処置，監視を絶えず行っています．このような手術環境が，手術関係者同士の密接な情報交換，手術を受けている患者の患部，容体など患者関連の情報，使用中の薬液，酸素など安定した供給状況の情報，手術室環境にかかわる情報など多くの情報を受けたり送ったりして手術を成功に導くのです．

　ここで，重要なのは内視鏡カメラで撮影されている腹腔からの情報でしょう．図7.11に示したように，手術に必要な情報および術者が操作した効果が情報としてぐるぐる回ることから，手術もフィードバック・コントロール（フィードバック制御）であると考えられます．

　未来のロボット手術にはこのフィードバック・コントロールは不可欠な技術です．ME機器やメカトロニクス製品に見られ自動化機械には，このような考え方に基づくフィードバック・コントロール（フィードバック制御）が必ず応用されています．

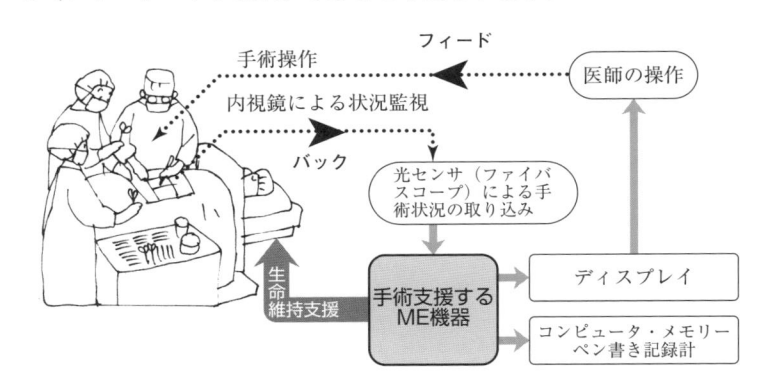

図7.11　ＭＥ機器の支援を受けた手術

情報の取得と情報交換

7.5 フィードバック・コントロールとはなにか

図7.12は，子供が自宅で子供用プールに入りたくてお父さんに水を入れてもらっている様子です．お父さんにはプールは見えません．したがって，子供からの音声情報に従って水道栓の開閉を行うことになります．プールが空の状態で水道栓を全開にすると水位が上がってきます．子供がその水位を見ていて"もう少し"とか"いっぱいになった"という情報を声でお父さんに知らせます．お父さんはその声で水道栓を閉めます．この場合，お父さんが水道栓を開けて水をプールに供給していることが"フィード"で，子供がお父さんに水位情報を知らせていることが"バック"です．そして，目標とする水位にすることが"コントロール"です．この場合，音声による子供からの情報はとても重要で，この声がなかったら水位を目標とするところで止めることはできません．

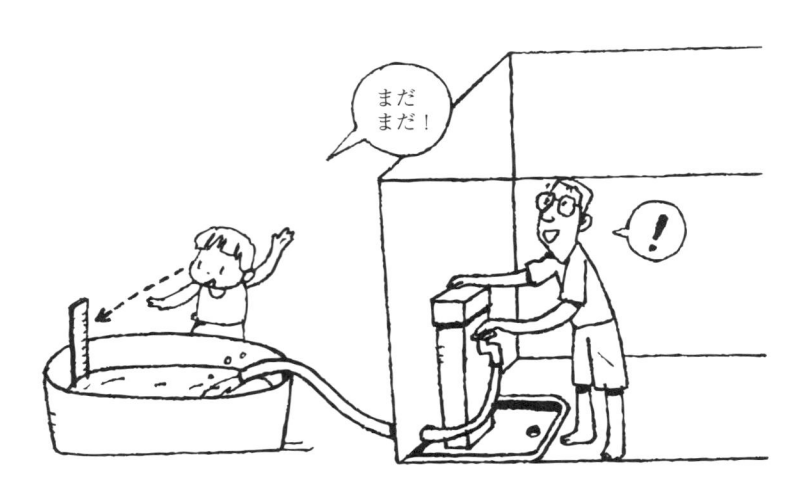

図7.12 見えないプールの水位調整

以上述べたように希望する目標を達成させることを"フィードバック・コントロール（フィードバック制御）"といいます．

図7.13は，乗用車を運転する様子を示しています．運転者は車の中でハンドルを握り，アクセル，ブレーキ，クラッチを上手に操作し，しかも走行中は道路状況を眺めて安全を確認し，かつ速度計を気にしながら運転します．運転者は速度制限を超すようならアクセルをゆるめ，速度が遅いようならアクセルを踏み込むという操作を繰り返し行います．このような運転もフィードバック・コントロールを行っているので安全運転が達成できるのです．

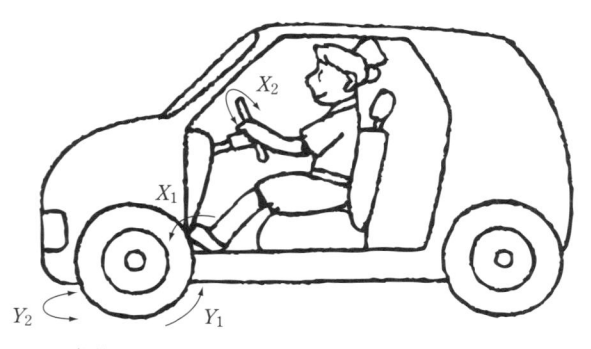

X_1（原因：アクセルをふむ）　→Y_1（結果：スピード上昇）
X_2（原因：ハンドル操作）　→Y_2（結果：方向転換）

図7.13 自動車運転のフィードバック・コントロール

運転の目標を走行速度とし，物理量の移り変わりを情報（信号）の流れとして表現した図を図7.14に示します．この図は，運転者が速度をコントロール（制御）する様子を示しています．運転者の頭の中に走行速度の概要は道路状況からわかっているものとします．いま，速度制限が50km/hである道路を40km/hの速度で走っていたとします．そうすると図中のずれ（制御偏差）と書かれたところは，目標の50km/hと現状速度40km/hとの差であってそれはプラス10km/hとなります．その速度不足はアクセルを踏み込んで補います．その結果，速度が増し，速度計の読みが50km/hとなると，ずれ（制御偏差）はちょうどゼロとなります．この状態では運転者はアクセルペダル位置をそのままにしておけばよいのです．上り坂にさしかかり，なにもしない現状のままにしておくと速度は下がってしまうでしょう．そこでアクセルを少し踏み込むと速度が再び上がり50km/hとなります．このときに再びアクセル位置を保持しておけば目標の50km/hを保つことができます．

こうして，運転者は速度計を頼りに，速度が下がればアクセルを踏み込み，速度が上がればアクセルをゆるめるということを交互に行って所定の制限速度50km/hを守る努力を行っています．これが自動車の速度を一定に保つという人間による自動車速度のフィードバック・コントロール（フィードバック制御）です．このとき，速度計がなかったら現在走行中の速度はわかりません．そのため，50km/hという制限速度を保つことは不可能になります．

以上述べた例は，人間が機械（自動車）の中に入り，機械と一体となってその機械を操る場合です．乗用車なら数人の客を，バスなら数十人の客を一度に運ぶことができます．また，列車や航空機なら何百人という人を，一人または二人の運転者，パイロットで運ぶことができます．この点が人間—機械系のすばらしいところです．

それにしても，長時間の運転で事故を起こされては大変です．そのため疲れの少ない運転席の椅子の形状，高さ，座り心地などの研究が行われています．また，運転席，操縦席に配置された計器類（速度計，エンジン回転計，燃料計など），ハンドルやアクセルのような操作装置など人間と機械の接点となる部分に多くの人間工学が応用されています．つまり，計器類の見やすさ，ハンドルやアクセルなど人間の手足が触れ，それを操作する対象物の姿・形についての研究が行われています．このような分野における研究は人間工学が主役なのです．

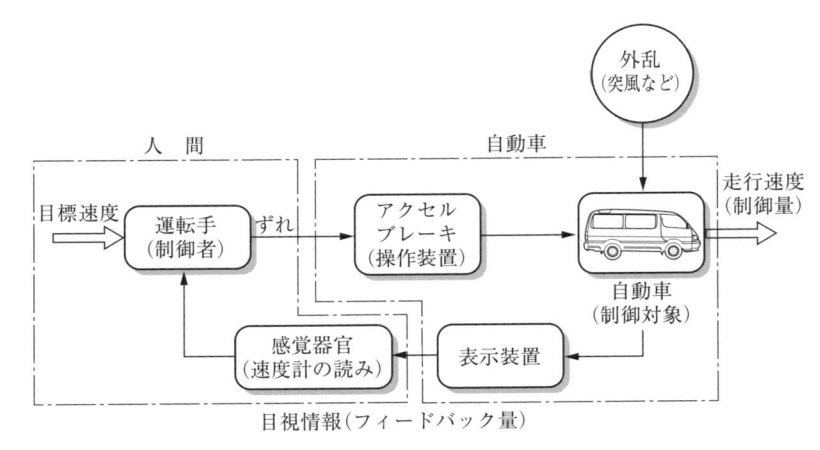

図7.14　自動車運転の原因と結果

7.6 看護におけるフィードバック・コントロールとは

フィードバック・コントロールはロボットをはじめ航空機，工作機械など多くの自動化機器や装置に採用され，いまでは不可欠な存在となっています．このフィードバック・コントロールの概念を医療・看護業務にあてはめ考えます．

コントロール（制御）とは，「希望通りにならない現象を，誰かが望む通りにしようとするための行為や技術のこと」をいいます．このコントロールという言葉は正確にはフィードバック・コントロール（フィードバック制御）といい，フィードバック・コントロールの"フィードバック"を省略して単にコントロール（制御）とも呼ばれます．英語でフィードバック・コントロール（フィードバック制御）は"Feedback Control"といいます．

ここで，病気の快復を例にフィードバック・コントロールの意味を考えてみましょう．それは「自分ではどうしようもできない病気や怪我を，医者・看護師が医療行為を施すことにより快復させる」です．この例の場合，フィードバックの「フィード」は，医療行為（手術する，注射する，薬を出す）です．フィードバックの「バック」は病状の検査・診断（体温，血圧などのバイタルサインの測定，心電図やエコー検査など）です．そしてコントロールは，患者自身が希望通りにならない現象である病気を，医療者が希望通りに快復させることです．このように考えると，「病気を快復させる」という医療行為は，フィードバック・コントロール（フィードバック制御）なしでは達成できないのです．このため，フィードバック・コントロールの考え方は大変重要です．

患者に対して看護師が手を差し伸べ介助を行いますが，それが"フィード"です．そして，患者の容体をよく観察しますが，この観察が"バック"なのです．図7.15はフィードバックの様子を示します．これだけではフィードバック・コントロールとはいえません．フィードとバックを繰り返して行い，患者を快復に導くことができて，はじめてフィードバック・コントロールといえるわけです．

看護師は患者に直接触れケアを行い，時と場合によっては，患者を異なる環境に移動するための介助も行います．例えば，トイレ介助，オムツ交換介助，ベッドから車椅子あるいはストレッチャーへの移乗介助などと，看護師は脊柱障害を起こす可能性が高い業務を行わなければなりま

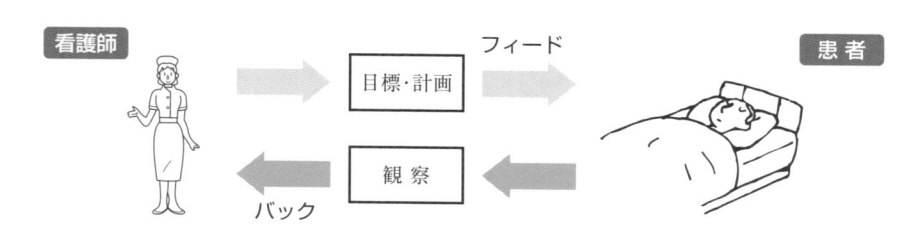

図7.15 ケアに役立つ観察情報とフィードバック

せん．こうした，日常の介助で適切な動作として重要視されてきた身体の姿勢や運動に力学の原理を応用したボディメカニクスはすでに述べた通りです．こうした技術も前述のフィードバック・コントロールで説明できるのです．

　図7.16はME機器を利用して患者の容体を調べたり看護を行ったりしている様子です．この図において，患者の容体はME機器からの情報で得られ，その結果は表示部に現れます．これを看護師は見て，その結果を脳が判断して手・足へ指令を送り次に行うべき看護作業を実行します．図の矢印の方向に従い情報および看護作業は循環し，患者の容体を快復させます．

　このような情報や看護作業の流れを明確に表すと，図7.17のようになります．このような図はブロック線図といわれ，工学ではよく使われます．図には自動化技術（制御工学）で使用される制御装置や制御対象などフィードバック・コントロールを説明する工学の専門用語を併記しました．このような工学の概念を看護にも導入すると作業の流れはわかりやすくなります．

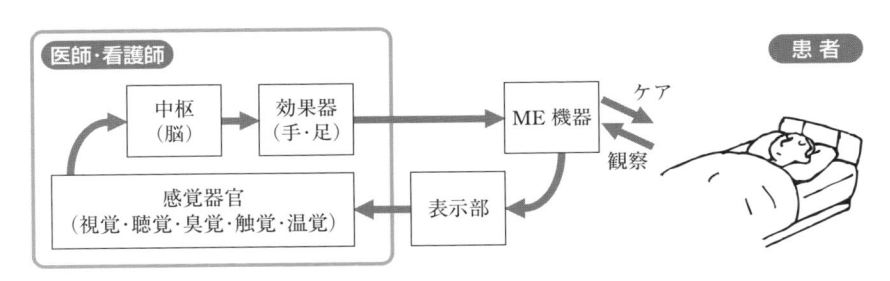

図7.16　ＭＥ機器とフィードバック・コントロール

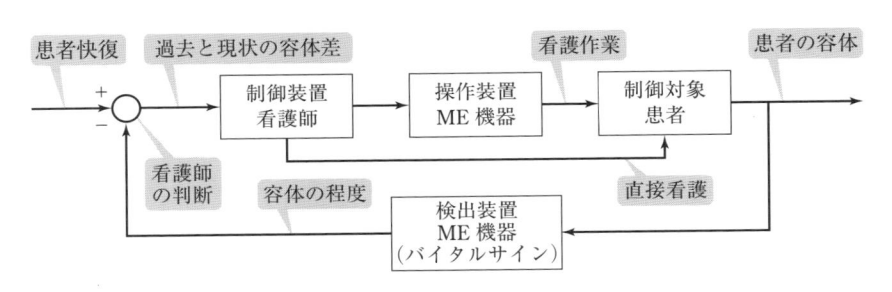

図7.17　看護とフィードバック・コントロール

　図7.17において，左端の"患者快復"は目標であって，右端の"患者の容体"は現状です．患者の容体がどうなっているかを観察することなしに患者を快復させることは困難です．この容体の観察情報を得る部分がフィードバック・コントロールの"バック"であって，観察は図中の検出装置（ME機器）の部分で行われます．こうして観察して得た容体情報と目標とする"患者快復"とを比較する部分が丸印で示した看護師の判断です．このようにして過去と現状の容体差が分かるとつぎの看護作業に移ることができるのです．

7.7 フィードバック・コントロールから見た人間の特徴

　人間が人間を操る看護においても，人間が機械を操作する場合でも，フィードバック・コントロールは行われています．

　このことをもう少し理解するために，夏の海水浴場において行う図7.18に示すようなスイカ割りを例に説明します．このスイカ割りは，目かくしをし，おおよそ10メートル先に置かれたスイカを棒で割るというゲームです．この目かくしがコントロール系のフィードバックループを断ち切る役割を果たしています．つまり，この目かくしをしたお陰で，その人が目標に向かって歩くと，図のように目標とするスイカの位置からずれてしまいます．その結果，スイカを割ることができなくなります．人間はこのように目という大切な五感（光センサー）をコントロール・ループの中で有効に働かせているおかげで，仕事や遊びを適切に行えるのです．

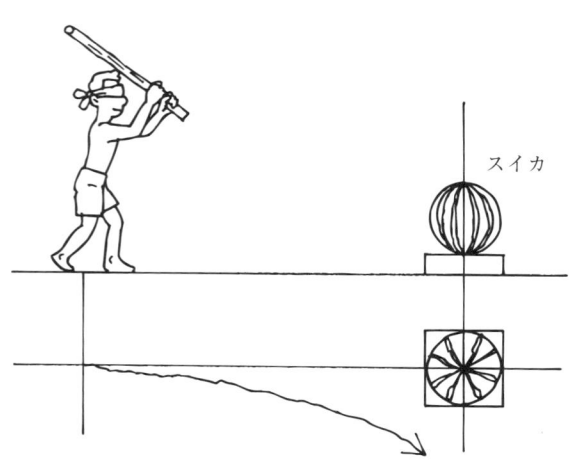

図7.18　視覚を失った場合の歩行（スイカ割りの例）

　図7.19は人間と機械を考えるときの人間工学的な配慮です．人間と機械にはそれぞれ長所と短所があります．それらを相補うために人間—機械系は生まれました．人間は，環境の様子や取り扱う対象を五感ですみやかに感じとれます．そして環境になじんだり対象に操作を加えたりするために手足を積極的に動かします．このとき，手足を上手に使い，人間にとってもっとも適した方法，安全でやりやすく疲労の少ない方法で事柄を処理します．

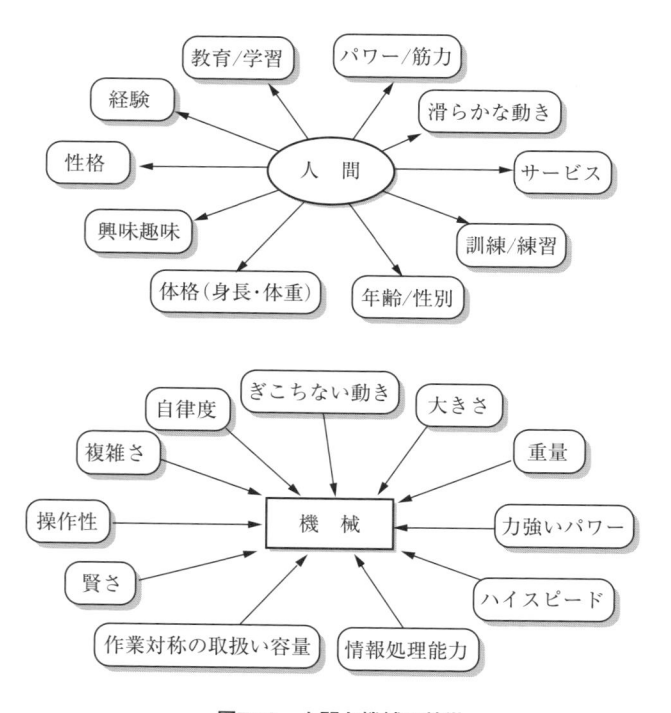

図7.19　人間と機械の特徴

図7.20は前方に障害物があるところを人間が歩行し，それを迂回する様子を示します．その人は，自分が歩いていく途中に障害物があることを目視で確認し，その物が小さければのり越え，大きければよけて通るでしょう．このとき，障害物があるということは目という感覚（ロボットでは光センサー）でそれをとらえます．その障害物をよけるか，のり越えるかはその人の頭（コンピュータ）で考え判断します．その結果は，足を使いよけるならそのような足どりをとります．このようにして，人間は歩行中に障害物を乗り越えるかよけるかを瞬時に判断し行動できます．

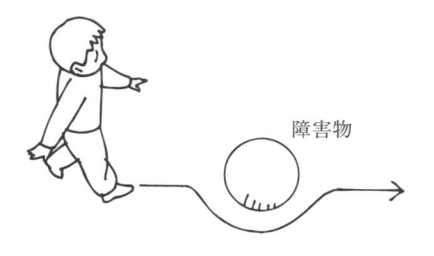

図7.20　人が歩くと

　原因は結果を生みます．結果は，また次の原因を生みます．このように，結果を見ながら絶えずよい方向に修正して行くやり方は「フィードバック・コントロール（フィードバック制御）」なのです．

　図7.21は風呂に入るための行動に関し，人間の五感とコントロールの様子を示しています．まず，湯船にちょうどよいところまで水を入れ，ガスに火をつけ水をお湯にします．このとき，人間がとる行動を観察しますと，水道栓をひねる，水位を監視する，ガス栓をひねる，湯に手を入れ適温になったかどうかを確かめるというようなことを行うでしょう．このとき，水位が所定位置に達したなら水道栓を閉めるということを行いますが，これは水位のコントロールです．また，手を湯船に入れ適温になったかどうかを確かめる動作は温度コントロールです．このように人間は，常に望むべきことに対してフィードバック・コントロールを行っているのです．

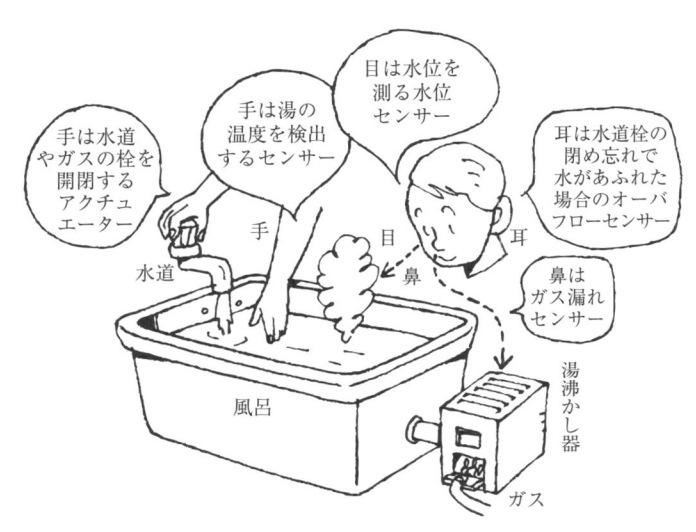

図7.21　人間の五感と情報・行為

　図7.22は看護師が患者のケアを行う場合のフィードバック・コントロールの様子です．手・足と書かれたところから出ている矢印がフィード情報で，五感に入る矢印がバック情報です．フィードとバックを繰り返して，患者は快復への道が開けるのです．

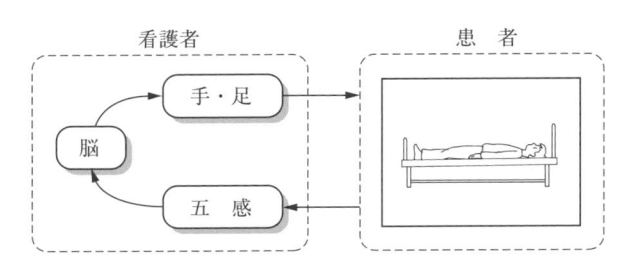

図7.22　ケアのフィードバック・コントロール

章末問題

7.1 情報交換を怠るとどのような事態になるかを考えよ．

7.2 医師，看護師，患者との情報交換は大切である．なぜか．

7.3 患者がナースコールボタンを押した場合，その後の看護師の行動を考察せよ．

7.4 図7.12において，プールに水を入れるのを手伝っている子供が他の子供に突然遊びに誘われていなくなってしまった．プールの水はどうなるか．

7.5 図7.16の表示部が故障した場合，どのような事態が起こるかを推測せよ．

7.6 体温を測ったら40℃であった．この熱を下げるためのフィードバック・コントロールを考えよ．

7.7 アナログとはなにか，デジタルとはなにかを説明せよ．

7.8 アナログ的，デジタル的なものの例を5つ示し，その理由を説明せよ．

7.9 看護人間工学で"フィードバック・コントロール"の考え方が重要であるといわれているのはなぜか．

7.10 看護においてフィードバック・コントロールの例をあげ，簡単に説明せよ．

7.11 次の文章で正しいものには「〇」印を，間違っているものには「×」印をつけよ．
（1）人間工学は，装置，手順，環境を人間に適合させる科学である．
（2）人間工学は主に重工業で働く作業者に応用されている．
（3）照明，ノイズ，姿勢，作業位置を調整したり変えたりすることは，肉体的あるいは精神的ストレスを緩和する．
（4）VDT作業（画面表示装置を使ったコンピュータ操作作業）においては，手を肘以上に上げて行うとよい．
（5）VDT作業を行う場合，画面の高さ，キーボードや原稿をおく場所を個々に調整する必要がある．

第8章 ME機器とその役割はなにか

　医療と工学が融合して医用工学という分野が生まれ，検査，診断，治療に大きく貢献しています．この医用工学は英語で Medical Engineering といい，略して ME といいます．医用工学は医療に工学的な理論や技術手法を導入したもので，疾病の予防，早期発見，リハビリテーションなどあらゆる医療にかかわっています．最近では，患者監視システム，看護支援システム，電子カルテなどにコンピュータの使用が不可欠となっています．ME 機器というのは，医療，看護で扱う医療機器，手術装置，検査装置など医用工学をベースとして開発されたものです．身近なものでは電子体温計，自動血圧計，心電計などが高度医療分野では MRI や人工心肺などがあります．

　本章ではこうした ME 機器とその人間工学的な役割について考えます．

8.1 医療・看護と仲よくする工学技術

　ME機器は医療・看護の分野において不可欠な存在となっています．そのME機器に関係する主な工学技術は電気，機械と情報でしょう．現状のME機器にはコンピュータ（中央演算処理装置，CPU：Central Processing Unit）が導入されているものが普通で，そのためコンピュータ技術や情報技術も関係しています．しかし，カーナビや携帯電話と同じように，使用者にはそれを意識させないで使えるようになっています．

　医療分野に電気や機械などの工学技術がなぜ関係するかを考えてみましょう．

電気・電子：例えば生きている証を調べるために心電を測りますが，心臓の活動電位は，1mVというように，mV（ミリ・ボルト，m（ミリ）は10^{-3}を表します）オーダーです．ここで，市販の1.5Vの乾電池と比べるとわかるように1mVというのは0.001Vという非常に小さな電圧値です．このような小さな電圧では，人間が見てわかるようなメータの針を動かすことができないので，どうしても増幅という電子工学の力を借りる必要があります．0.001Vを増幅して1Vとか2Vにすると，ペンを動かし得られた信号を記録紙上に描くことができるようになります．電子体温計も温度を電気量に変換する技術なので電子工学の分野です．以上のように微弱な電気の増幅を得意とする分野が電子工学です．

機械：機械には動きのある要素が必ずあります．例えば，シリンジポンプにおいて内筒をゆっくり動かす部分がそれです．また，電子（自動）血圧計にはカフ圧力を上げたり下げたりするためにモータと送気ポンプが使われていますが，その部分が機械系です．大型で高度な検査装置にMRI（Magnetic Resonance Imaging：磁気共鳴画像）検査装置やCT（Computed Tomography:断層像）検査装置があります．これらの装置は臥床患者の床台が移動しますが，その移動には正確な移動速度が要求されます．このような移動装置は機械工学のお陰によるものです．

コンピュータ・情報：医療検査で得られるデータは，数値あるいは波形データです．これらの数値データや波形を分析しなければ病状との関連がつかめないので，その分析や解析を行うコンピュータ操作，もしくは装置付属の解析装置の取り扱いが必要になります．

　病棟で使用しているギャッチベッドの裏側をのぞくとベッドを上下させたり背上げしたりする機構（機械装置と電気モーター）を見ることができますが，これは機械そのものです．高さを変える，背上げをする，膝部を上げるなど最近のギャッチベッドはボタンを押すだけで患者にとって安楽な姿勢を容易にとることができます．また，手術室での手術台の上下，リフターなど医師や看護師の作業を支援する間接的な機械装置もあります．最近のリハビリテーション用の機器は，ほとんどが機械といえるものばかりです．

以上述べたものは比較的大きなものですが，輸液ポンプのポンプ，前述のシリンジポンプの内筒送り機構，血圧計のカフ圧力装置などのように小型ME機器にも機械装置の一部が活用されています．

図8.1は，センサーで生体情報を受けとり，微弱なその信号を増幅，処理，表示，記憶させ，異常があれば警報を発するためのME機器の構成を示します．ここで，センサーというのは電子体温計を例にするなら，その先端部に取り付けてある温度を検出するサーミスタというものです．

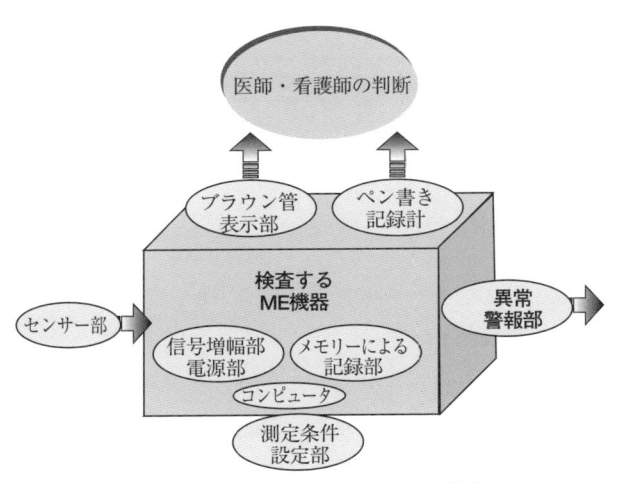

図8.1　検査用ME機器の構成

スパイロメトリ（spirometry）という呼吸検査機器があります．これには呼吸流量を測定する方式により，熱線式センサー方式，差圧センサー方式，超音波ドップラー方式があり，それぞれ熱線抵抗センサー，差圧センサー，超音波センサーが使われています．異常警報部というのは，センサーが外れるとか電源が突然切れてしまうなど異状現象が発生したときに，ME機器使用者に緊急事態の発生を通報する部分です．

図8.2は，看護師がよく使用するME機器の一部です．図(a)はシリンジポンプ，図(b)は心拍と腹部圧力のモニター計，図(c)はインキュベータ（保育器）です．いずれのME機器も動く部分，測る部分，計算する部分を有しています．それらの規模は小さいのですが，そこには機械，電気，制御，計測などの工学技術が応用されています．

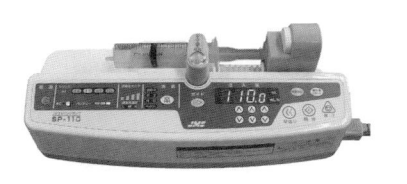

(a) シリンジポンプ

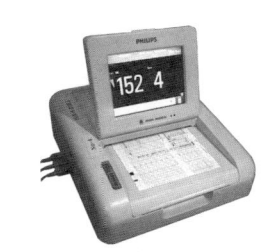

(b) モニター

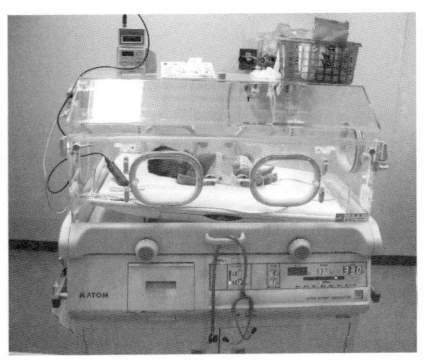

(c) インキュベータ（保育器）

図8.2　ME機器の例

8.2 複雑なME機器はだれが扱うのか

　技術の発達に伴い医療・看護の広い分野で使われるME機器はいろいろと進んだものが開発されています．ME機器をおおまかに分類すると，次の通りです．

(1) **身体の様々な情報を取り出すME機器（検査機器）**：電子体温計，電子血圧計，超音波装置，内視鏡，心電計，ベッドサイドモニター
(2) **身体に作用させるME機器**：身体機能の一部を代行するもの（人工心肺，人工心臓），身体に作用させるもの（シリンジポンプ），身体の一部を刺激するもの（除細動器）
(3) **患者専用のME機器**：心臓ペースメーカー，電動ベッド，電動車椅子，リハビリテーション機器
(4) **管理業務に関するもの**：ナースステーションにおけるセントラルモニター（モニターシステム）

　看護師が扱うME機器は，人工呼吸器，心電計，除細動器，超音波ネブライザー，パルスオキシメーター，自動血圧計，輸液ポンプ・シリンジポンプなどでそれほど多くはありません．ME機器は高度に発達したため，それを扱うには専門知識が求められます．簡単なものは看護師も扱いますが，高度なME機器は，扱う資格を持つ臨床検査技師や臨床工学技士が担当するようになりました．

　臨床検査技師（clinical laboratory technologist）：病院などの医療機関において各種の臨床検査を行う技術者です．次のような検査があります．頭皮上に電極を付けて被験者の $α$ 波，$β$ 波などの電気的信号を脳波計で記録する脳波検査，これは脳神経の病気，平衡機能検査等に用いられます．眼の網膜の変化を眼底カメラで写真に撮る眼底写真検査，これは動脈硬化，糖尿病等で起こる変化を探ります．思いっきり息を吸ったりはいたりしてその記録を取る呼吸機能検査，これは肺の病気を診断します．心電図，心音図，脈波，負荷心電図などを検査する心臓系検査，これは心臓系を調べ，心筋梗塞，心不全などの診断に利用します．身体に超音波を当てて各種臓器の状態を反射波で診る超音波検査，これは腫瘍，結石など異常のほか胎児の動きなどを診るのに利用します．磁気発生装置で身体に磁気を当てる磁気共鳴画像検査，これは得られたエネルギーを画像にして診ます．

　臨床工学技士（clinical engineering technologist）：血液浄化装置（人工腎臓），人工呼吸器，人工心肺装置，人工心臓といった生命維持管理装置を中心とした医療機器の操作，保守管理を行う医療専門家です．ここで「生命維持管理装置」というのは，人の呼吸，循環または代謝の機能の一部を代替し，あるいは補助することを目的とする装置をいいます．血液浄化装置や心臓手術の際の人口心肺装置の操作，医師や看護師に対する機器操作指導など，医師が先端機器を利用して円滑に

に医療を行えるように支援します．

　図8.3は手術を行っている様子です．患者には図8.4のような人工心肺を取り付け，その状況を臨床工学士が常時監視しています．術者が手術するには図8.5のような超音波メスを使うこともあります．このように，図8.3の手術室をみるとわかるように，電気・機械の粋をあつめたME機器に囲まれて手術は実施されます．

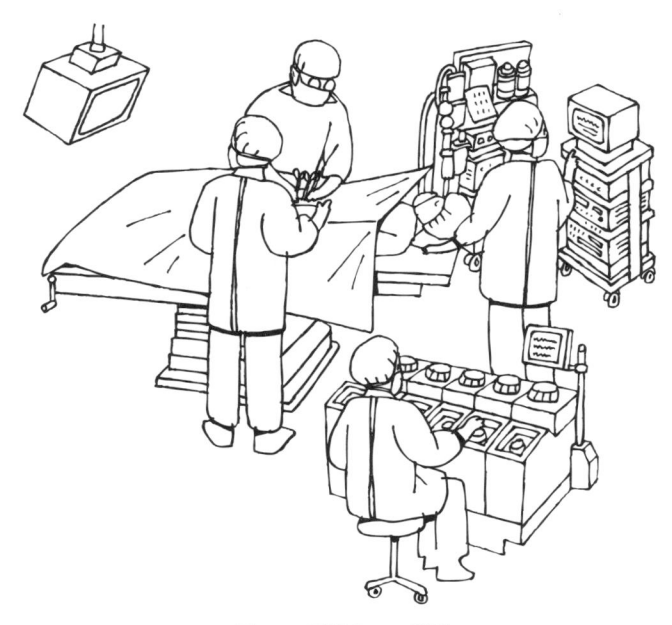

図8.3　手術とME機器

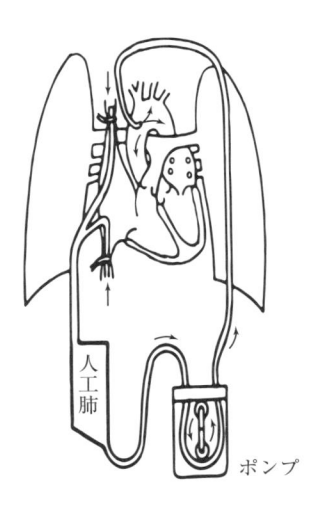

図8.4　人工心肺

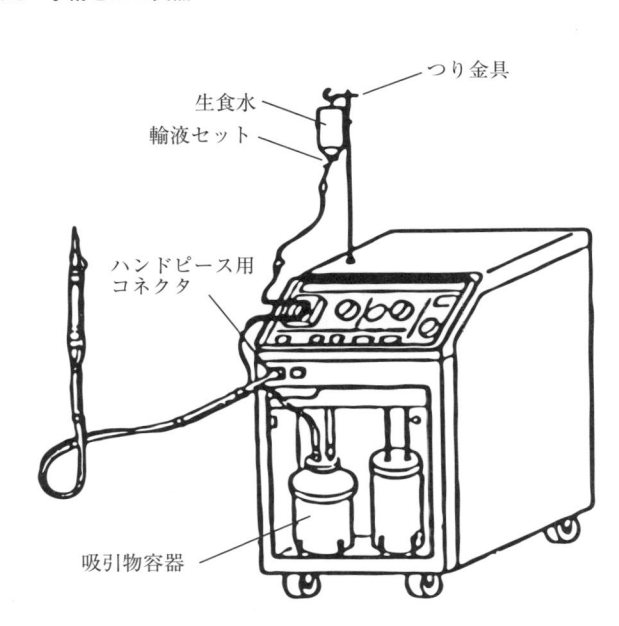

図8.5　超音波メス

8.3 医用電子工学と医用工学の違いとME機器

●医用電子工学と医用工学の頭文字はどちらもME，その違いはなにか

医用電子工学（Medical Electrics）と医用工学（Medical Engineering）は，双方を頭文字で表すとどちらもMEとなります．図8.6は，医用電子工学と医用工学の違いを図的に示したものです．図8.6(a)に示す医用電子工学のMEは電子体温計や心電計に見るように主に生体情報の測定に電子工学が応用されていて，そこには動く要素はありません．図8.6(b)の医用工学のMEは，電気はもちろんのこと機械的に動く部分も含まれ，その動きを希望通りにするために必要な電子，機械，制御，情報などの工学技術が応用されています．

技術が進歩したお陰で，生体が発する微弱電圧を測定する筋電計，モータという駆動装置を使って圧力を上げ血圧を測る電子（自動）血圧計，パルスモータで内筒を正確に動かせるシリンジポンプなど動く部分が付加されたME機器があります．また，X線CT装置のように臥床患者のベッドがゆっくり正確に動くと同時に，X線発生器と一体になった検出器が回転する装置もあります．このように医療・看護のために，電子工学技術（情報，コンピュータ）と機械工学技術（機械，制御）とが融合した技術分野が医用工学MEです．

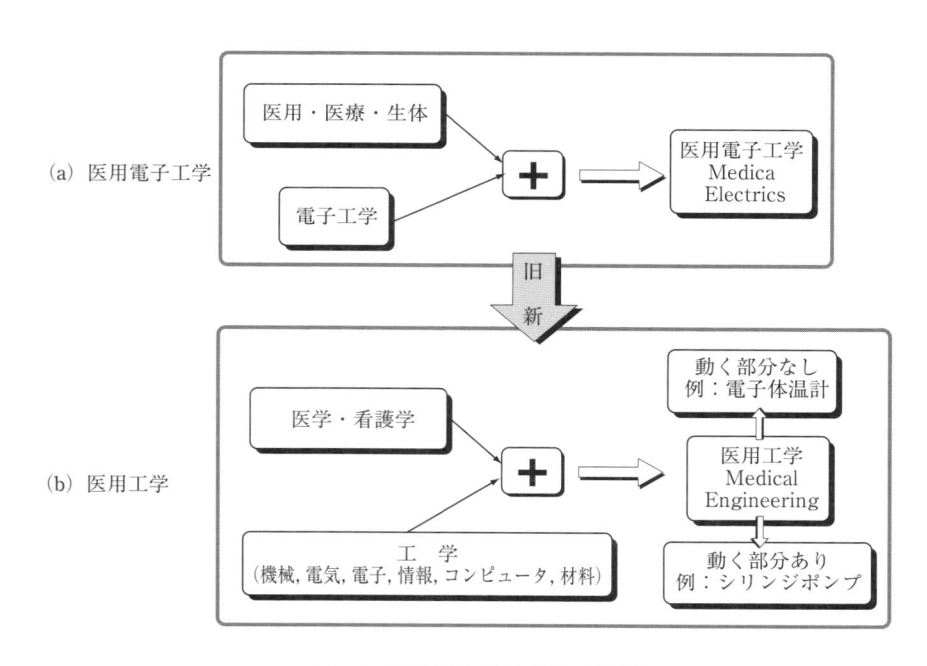

図8.6 医用電子工学と医用工学の違い

●医用工学から生まれたME機器とは

　心電計は電極を身体に貼り，その電極が微弱心電電位を検知し増幅する増幅器，増幅された心電電圧を人間が目で見て理解できるように表示・記録する装置であって，半導体要素と電子回路で構成されているME機器の1つです．内視鏡下手術は動画像（液晶画面）を見ながら，臓器を切断したりつないだりすることを腹外からの操作で行います．これは，腹外と腹腔を結ぶファイバースコープと手術用の操作腕（メカニカルハンド）で構成されています．メカニカルハンドは，腹内の先端部に臓器をつまめるハンドが取り付けられてあり，腹外の端には術者が操作できるハンドルがついています．術者の手が腹外で操作腕のハンドルを操りますと，術者の手と同じように腹腔内のハンドが動きます．この内視鏡下手術のME機器には電子工学と機械工学の最先端技術が使われています．

　シリンジポンプはセットした注射器の内筒をきわめてわずかずつ押していく仕掛けになっています．内筒を遅い速度で動かすため，パルスモータという特殊モータが使用されています．そして，シリンジが異常な動きをした場合は監視センサーがそれを検知すると同時にアラームを発するようになっています．

　超音波診断装置は腹腔の臓器の様子を画像として液晶画面に映し出し，その画像を写真に撮るME機器です．この機器は超音波を発生させ，そのエコーを受信して画像にする技術であって電子工学および音響工学が応用されています．そして，得られた画像を処理する技術には情報工学，コンピュータ工学が応用されています．以上述べたように，医療・看護技術に役立つME機器には電気，電子，機械，コンピュータなど工学技術が応用されています．

　以上のほか，患者の血液循環や心臓の動きに合わせ往復運動する機械的部分を有する生命維持管理用の血液浄化装置（人工腎臓），人工呼吸器，人工心肺装置，人工心臓のように高度に発達したME機器もあります．

　立派なME機器があっても，使いにくい，メータ類や条件設定用のダイヤルが見にくい，アラーム音が小さい，緊急時の押しボタンスイッチが操作しにくい，などのことがあっては治療する患者の生命に異状をきたします．このようなやりにくさ，扱いにくさ，見誤りがないようにME機器の設計を支援する人間工学は，重要な役割を果たしています．

8.4 ME機器とフィードバック・コントロール

　ME機器は医療技術と高度な工学技術とが結びつき出来上がったハイテク製品で，工学の分野でいうメカトロニクス製品に対応しています．このメカトロニクスというのは図8.7に示すように，電気，機械，計測，制御が融合して生まれた製品で，身近には電子ミシン，自動販売機，自動改札機，自動券売機，ロボットなど枚挙にいとまがないほど今では普及した製品です．

　ME機器を使い検査してどうするかということを考えると，そこには看護と患者との間に，快復を目標とするフィードバック・コントロールが行われていることがわかります．ME機器には電子工学技術と機械工学技術はもちろんのこと，計測・制御工学技術，コンピュータ工学技術，情報処理技術などが応用されています．

　物事を上手に進めるためにはフィードバック・コントロールは必要不可欠であるということはすでに述べた通りです．このコントロールには必ず測る（検査する）技術が必要です．その理由は，何か事柄を行う場合，その事柄がうまくいっているかどうかを知る必要があるからです．この知るというところが大切で，知るという部分はME機器でいうなら検出部です．検出部は，まずはじめセンサーによって温度や血圧などの生体情報をキャッチするところです．ここで，センサーというのは測定対象に取り付け最初に対象の物理量あるいは化学量をキャッチする素子のことです．センサーは人間に例えると視覚，臭覚，温覚，触覚などの五感に対応しています．

　看護には電気とか機械という工学技術は無関係であると思われがちです．しかし，電子工学技

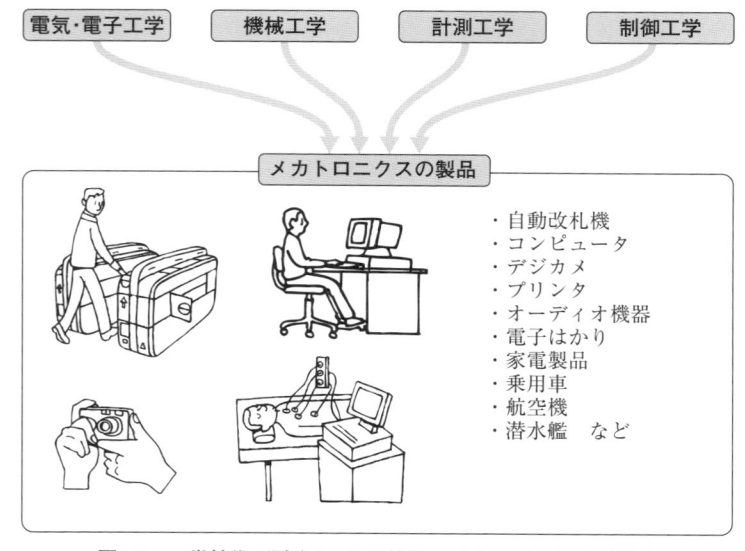

図8.7　工学技術が融合してME機器，メカトロニクスが誕生

術と機械工学技術の応用によって，電子体温計，自動血圧計，シリンジポンプ，超音波診断装置，X線CT装置，人工呼吸器，心臓ペースメーカー，内視鏡下手術装置，電動ベッド，歩行訓練機など数多くのME機器が開発され，いまではそれらは必要不可欠な存在になっています．

　ME機器は，一般治療と看護用，生体情報の検出・診断用，手術・治療用，患者の生命維持用，家庭用などに分類することもできます．このように身近には多くのME機器があることを考えますと臨床現場で活躍する看護師はそうした機器類を使う機会が増えています．背上げや高さ調整が容易な病棟のギャッチベッドには，電気技術応用のモータと機械技術応用のリンクや歯車機構が使われています．高度な動きをする手術支援用ロボットも出現しましたが，これなどは，電気・電子，機械，制御，情報，構造材料など幅広い工学分野が結びつき生まれた典型的なME機器といえます．

　ME機器にはフィードバック・コントロールが取り入れられていることはすでに説明しました．簡単なME機器の用途は，体温や血圧を測ることです．このME機器内で使われている電源電圧は，測定の信頼を高めるため一定に保たれています．その電源電圧を一定に保つために，フィードバック・コントロールは行われています．このほか，シリンジポンプの内筒の速度コントロール，人工透析や人工心肺に使われているローラポンプあるいはフィンガポンプの動きのコントロールなどME機器そのものにもフィードバック・コントロールが行われています．生体情報を得るためのME機器には，表面上フィードバック・コントロールは行われていません．しかし，生体情報を取得した結果をどうするかということを考えると，そこにはフィードバック・コントロールが行われていることがわかります．

　図8.8の患者からME機器を介して看護師へ向けた矢印が患者のバイタルサイン測定結果の知らせを示しています．この結果に基づき，図中の右向き矢印のように看護師は患者へ向け点滴，注射などの医療行為を施します．ME機器で測定して知った生体情報に基づき医療行為を行いましたので，この行為はフィードとバック・コントロールであるといえるのです．こうして，フィードとバックを繰り返すコントロール（制御）によって患者は快復していきます．

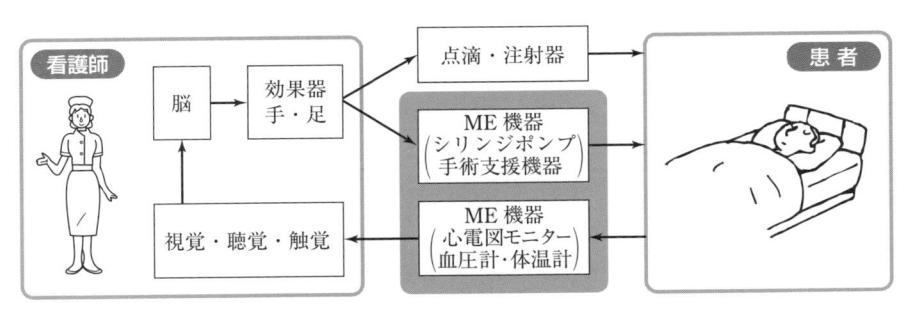

図8.8　ME機器を使った看護とフィードバック・コントロール

8.5 ME機器と看護人間工学

　昔の水銀体温計は約7分，今の電子体温計は2～3分で体温が測れます．このように測定時間が短くなったことは患者にとって，体温計を身体で保持する時間が短縮されたので人間工学的に楽になったのです．電子血圧計についても測定時間は短縮され，また，測定値もデジタル表示されるので，読み取り時の見間違いは少なくなりました．これも人間工学的にすぐれているといえます．

　図8.9はこのような各種ME機器で検査した結果，病名，病状がわかったので手術するのがよいか，治療するのがよいかという段階までを示しています．

　図8.10は，治療を開始し再度ME機器で検査している様子です．こうして矢印の方向に向け検査と治療が繰り返されます．このとき，ME機器本体の操作性，安全性，信頼性などが人間工学に関係しています．また，聴診器や注射器あるいは血圧計など医療器具は医師，看護師が使用し，患者の身体にそれぞれ触れます．そのため，このような器具も使い勝手や安全性，あるいは精度など医師，看護師が使ってみて，その良否はフィードバックされ人間工学的に検討，再設計され現在の形に収斂してきました．

　図8.10は，小規模ですが人間（医師・看護師）－機械（ME機器）システムです．ME機器を使い検査する場合，医師あるいは看護師はまず効果器（手や足）を使い患者にプローブあるいは電極を装着し検査準備をします．ここで，プローブというのは，測定対象に密着させて対象の性質を測定する器具であって，センサーと電子回路を一体化したものです．このプローブあるいは電極からの信号は測定器（ME機器）本体に送られ測定結果が得られます．その結果はデジタル表示されます．検査準備ができるとME機器をスタートさせ，検査データをとり始めます．検査データがME機器の表示部に掲示されると医師・看護師の五感（視覚）によって，そのデータは確認され，それに基づき治療が開始されます．

　こうして図8.10に示したような手順は繰り返されます．ここで，例えば表示部に故障が生じて検査結果が読み取れなかったとすると検査状況がわからなくなり，次の医療行為に進めません．このような状況は快復を目標とするフィードバック・コントロールがうまく働かないということを示します．

　ME機器が使いにくい，簡単でない，固定が悪い，保持しにくい，まわせない，作業しにくい，時間がかかる，手間がかかる，難しい，手が届かない，ハンドルが固い，切り替えができない，調節ができない，正確にできない，押せない，引けない，取り出せない，重い，持てないなどということがあるのは人間工学的によくないのです．また，見にくい，わかりにくい，読みにくい，ちらつくといったように検査結果の表示に問題がある場合も，人間工学的によくないものです．このような欠点がないよう各ME機器は常に研究，検討され，新しいものに設計し直されています．

複雑で高度なME機器は，8.2節で述べた専門家である臨床検査技師，臨床工学技士が扱うことになるでしょう．複雑でない検査や監視用ME機器は看護師も扱いますが，その扱い方法はME機器という専門的で特殊な機器ということもあって，それなりの操作方法を学習しておく必要があります．そのとき，使用するME機器は扱いやすい，間違いなく設定項目が設定できる，設定値や検査結果の表示は見やすく見間違いがないよう工夫がされている，というようなことが人間工学なのです．さらに，ME機器の取り扱い説明書が読みやすい，見やすい，理解しやすいようになっているかというような文字や図表情報に関する工夫も人間工学の役割です．不具合があるようでしたら，看護の安全を確保するためにME機器メーカーへ連絡することが必要です．これもME機器を良くするためのフィードバック・コントロールなのです．

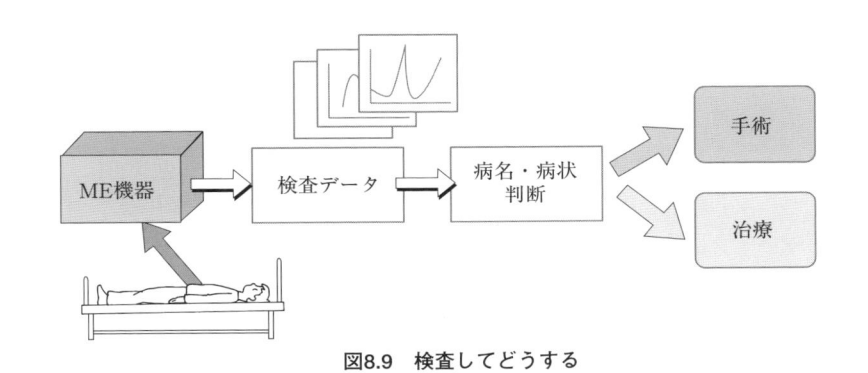

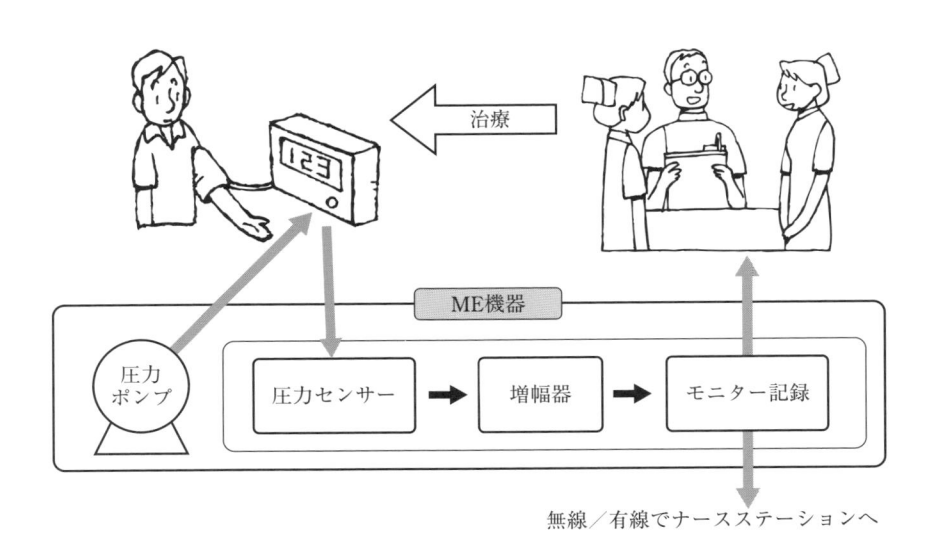

図8.9　検査してどうする

図8.10　快復への道

8.6 ME機器と安全について

　ME機器を使用する場合，患者の安全確保はいうまでもありません．その安全の1つに電気的安全があります．それを理解するために取り扱い説明書は熟読し，患者に漏れ電流がないような注意を払い，使用する前には操作練習を行う必要があります．

　ME機器は患者に触れる部分があるので，その接触部分から患者に漏れ電流が流れる恐れがあります．それには電流が皮膚の表面から流れこんで起こるマクロショックと電流が直接心臓に流れて起こるミクロショックがあります．このミクロショックは心臓に直接電流が0.1mA流れると"心室細動（心臓の心室が小刻みに震えて全身に血液を送ることができない状態）"が発生し，数分で死にいたる可能性があります．ミクロショックの可能性のある検査や治療には，心内心電図計測，心臓カテーテル検査などがあります．このようなマクロショックやミクロショックを予防するためにはアースを必ずとります．そのための電源プラグは，図8.11に示すような3Pプラグを使用するか，もし2PプラグのME機器であるなら，別途アースをとる必要があります．

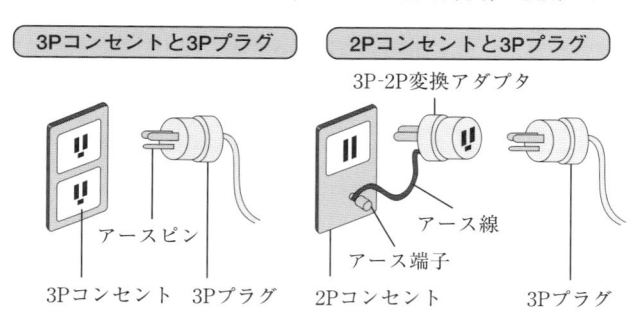

図8.11　ME機にとって大切なアース

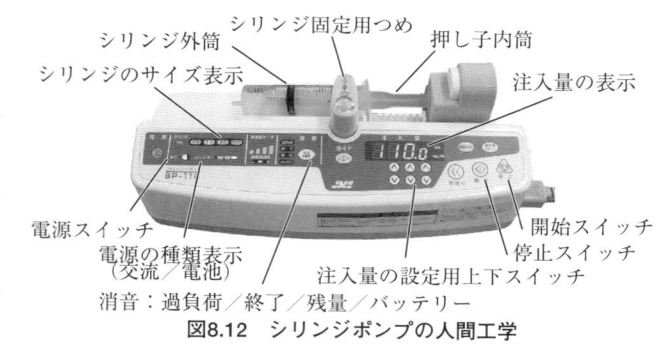

●シリンジポンプと人間工学

　図8.12はシリンジポンプを示します．シリンジポンプ（持続注入ポンプ）は微少量の薬液を連続的に投与できるものです．これは，遅い注入速度0.1〔ml/h〕から速い注入速度300〔ml/h〕まで0.1〔ml/h〕のステップで注入速度を調節できます．ここで，"0.1〔ml/h〕"というのは，1時間で"0.1ml"の薬液が注入できるということです．10mlのシリンジですと，その量をすべて注入し終わるまで100時間を要するという極めて遅い注入速度です．

図8.12　シリンジポンプの人間工学

　図8.13（a）は外筒をしっかりしかも簡単に本体に固定するためのロック機構です．押し子とスライダーが接触していないとシリンジポンプの流量トラブルが起こるので，図8.13（b）に示すように押し子取り付け用つめがついています．

　薬液交換後あるいは早送り機能作動後に電源スイッチを入れ忘れる可能性があります．また，

注入速度の設定ミスは成人用と小児用点滴セットの切り換えスイッチの操作ミスで起こる可能性があります．患者とシリンジポンプとの間に落差があると圧力差が生じ，誤作動が起こりますので注意が必要です．このような設定や配置の誤りは不注意で起こしますのでヒューマンエラーです．

以上のようにシリンジポンプを使用する場合，シリンジの条件設定やスイッチ類の操作に誤りを犯す可能性があります．

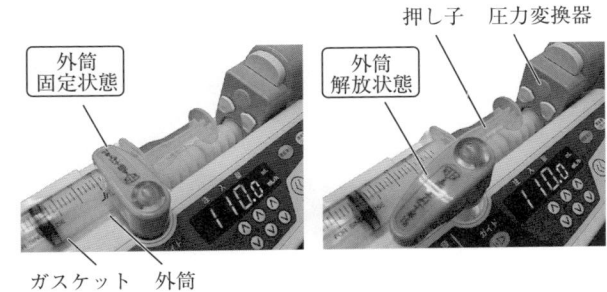

(a) 外筒止め機構の人間工学応用

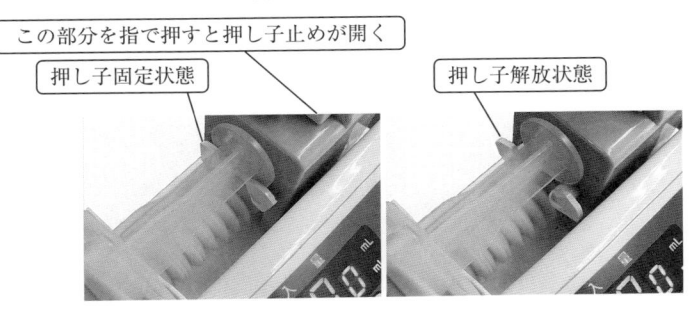

(b) 押し子止めの人間工学

図8.13　シリンジポンプと人間工学

そのため，図8.13 (a)，図8.13 (b) のように外筒を固定するあるいは押し子を接触するようなところには人間工学的にミスを犯しにくく，設定しやいように設計されています．しかし，スイッチを入れるとか注入速度を選択し，その値をME機器に設定するというような作業は看護師が行うので，ヒューマンエラーを犯さないよう十分な注意が必要です．このようなところは，人間工学では解決できない部分です．

● 電波障害を受ける可能性があることを一度試してみよう！

携帯ラジオ（小型トランジスタラジオ）をいろいろな電気製品に近づけてみてください．コンピュータはもとより，蛍光灯，テレビ，暖房器具，電話，電子ジャー，炊飯器，電子レンジ，ビデオデッキ，デジカメ，携帯電話など現在家庭で使用されているほとんどすべての電気製品からノイズが出ていることがわかります．それは電気製品にラジオを近づけてみると雑音が入り音声が聞き取りにくいことからわかるのです．

マイコン（コンピュータの心臓部であるCPU（中央処理装置））が使われていない電気ヒーターや換気扇などは，このノイズの発生は認められません．デジカメのような小型機器では数cm，デスクトップコンピュータでは1mほど離れていてもノイズがラジオに混入することが携帯ラジオで確認できます．このようにほとんどの電気製品には，コンピュータが使われているので，それに近づくと電波障害を受ける可能性があります．電車のシルバーシート付近では携帯電話のスイッチを切るようにアナウンスされています．これは以上の事実からわかるように，ME機器の一種である心臓ペースメーカーを使っている人に対し，危害が加わるのを避けるための注意・警告なのです．

章末問題

8.1 ME機器とは，なにか．

8.2 ME機器は人間工学とどのような関係があるかを考察せよ．

8.3 ME機器がなかったら看護業務はどうなるであろうか．

8.4 病院で停電が起こったとしたらどのようなことになるであろうか．

8.5 電車内で「優先席付近では携帯電話の電源を切ってください」とアナウンスがある．それはなぜか．

8.6 看護で電子体温計，電子血圧計などME機器がよく使われるようになった．電子式でなかったときに比べてどのような変化があったと考えられるか．

8.7 図8.12を参考にして，ME機器にかかわるヒューマンエラーはどのようなことが考えられるか．

8.8 人間が機器や機械を扱う場合の人間工学的な留意点を3つあげよ．

8.9 なぜ，介助にホイスト（持ち上げ機器）を用いるのか．その理由を述べよ．

8.10 人間—機械系がなぜ人間工学と関係があるのかについて考察せよ．

8.11 人間が機械を操るということとは人間工学的にどのようなことか．以下の面から述べよ．
（a） 使いやすさの面から
（b） コントロール（制御）の面から

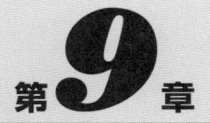

第9章 身近な人間工学の応用

　健康とは，病気や虚弱ではなく，身体的には体力値が高く，知的には適切な教育を受け，社会的には豊かな人間関係があり，精神的にも安定している状態です．本章では，健康を維持していくための方法として，寝ること，健康を保つこと，コンピュータ作業，そして家庭における人間工学応用の例について人間工学とのかかわりを考えます．

9.1 睡眠と人間工学

人は1日の3分の1，言い換えれば，人生の3分の1は寝ることに費やされています．このことを考えると寝るための人間工学，つまり寝具，寝室環境に目を向けることは重要なことではないでしょうか．睡眠は，身体と心の休息タイムであるとともに，明日への活力を蓄積する時間帯です．良質な睡眠をとるためにはその「姿勢」もかかわります．立っているときと同様に脊柱の形が緩やかなS字になっていることが望ましいのです．睡眠時は身体の筋肉が弛緩するので，それを補うためにも寝具の固さを考慮する必要があります．

枕は高さ，硬さ，大きさに重点をおいて，背骨のS字湾曲の基点となる頸部（首の部分）をしっかりと支えるものを選びます．図9.1に枕の高さが異なると，頚椎は湾曲することを示します．このように枕の高さがあっていないと，首や肩などに負担がかかり，寝違えたり顔がむくんだりすることもあります．

図9.2はマットレスの硬さが異なった場合の側臥位になった姿勢を示します．適度な硬さのマットレスが人間の正しい就寝姿勢を保ってくれます．一晩に20～40回寝返りをするといわれていますが，仰臥位で長い時間帯寝ることが多いと思われます．このとき踵骨（しょうこつ），仙骨，肩甲骨（けんこうこつ），後頭部の四箇所が主にマットレスを圧迫するでしょうから，マットレスに接触するこれらの身体部位が，図9.2のように凹むようなマットレスに寝ることができれば理想です．寝具（マットレス）は柔らかすぎても硬すぎても寝返りを妨げます．長時間同じ姿勢で寝ていると，一部分にのみ圧力がかかり，血液の循環が悪くなったり発汗が抑制されたり褥瘡の起因になる場合もあります．

マットレスが柔らかすぎると身体が埋もれ寝返りは少なくなる傾向があります．逆に硬すぎたりすると全身が形状に沿わないので体重による圧力

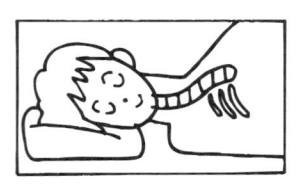

(a) 低すぎるまくら

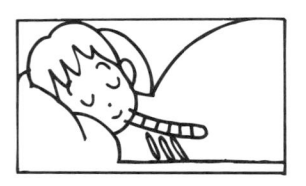

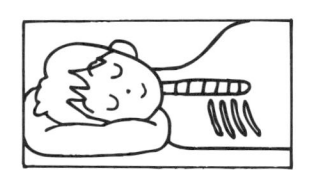

(b) 高すぎるまくら

(c) 適切な高さのまくら

図9.1　枕と人間工学

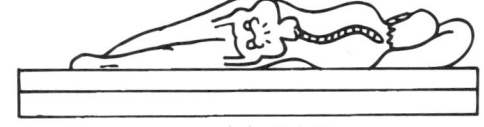

(a) 硬すぎ

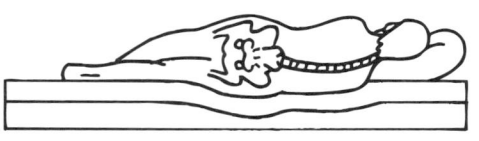

(b) 軟らかすぎ

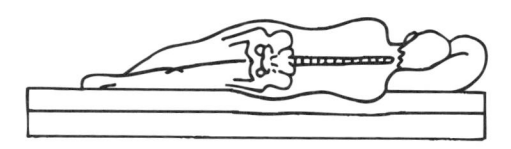

(c) 適当な硬さ

図9.2　マットレスと人間工学

が腰部や肩部など限られた部分に集中してしまいます．そして，長い時間同じ姿勢を続けられず，寝返りは多くなるといわれています．そのため，硬すぎる寝具だと，疲れ，だるさが残りやすくなるといわれています．

　図9.3に示すようにベッド右側（左側）の腰のあたりに半円状の小さな手すりが取り付けてあるベッドがあります．この手すりがあるお陰で毎朝の起床時に，図のように左手でその手すりを握ると容易に起き上がることができます．これも小さな人間工学の応用です．

　図9.4は睡眠に関係する人間工学の応用を示します．枕とマットレスについては，上述しました．これら以外にも図に示したように人間工学が応用されている睡眠関係のものは数多く存在しています．特にベッドに関しては，高さが調整でき，背上げや膝上げができるギャッチベッドもかなり普及してきています．このベッドを使えば睡眠はもとより，座位姿勢も容易にできますので大変便利です．その上，ベッド周りの家具，例えばキャスターの付いたベッドサイドテーブル，オーバーベッドテーブルもあるので，食事をしたり本を読んだりする場合に都合がよいのです．こうしたベッドや家具を含む周囲の環境を良くすることも人間工学の役割です．

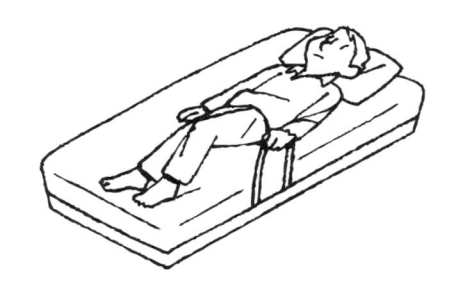

図9.3　起き上がり補助用手すり

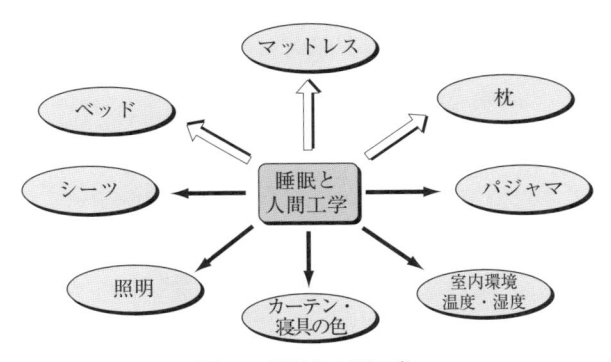

図9.4　睡眠と人間工学

9.2 健康と人間工学

健康とは，病気や虚弱ではなく，身体的には体力値が高く，知的には適切な教育を受け，社会的には豊かな人間関係があり，精神的にも安定している状態です．元気で楽しそうに働いている仕事姿を見れば，健康であることはわかるかも知れません．しかし，人間の本能として，図 9.5 (a)，図 9.5 (b) に示すような姿，振る舞いをみるとその人は健康そうであるということが直ちにわかります．これらの図中の人は健康な状態を如実に表しているのではないでしょうか．このような状態を保つためには，日ごろの健康に関する関心と努力が必要です．それには，図 9.5 (c) のように姿勢を改善し，自身の体重を監視，調整する努力をすることです．そのためには，図 9.5 (d) に示すように日ごろから自身を鍛える必要があります．

健康と人間工学のかかわりを考えてみましょう．健康を保つには快眠が必要で，図 9.5 (a) の中に見えるベッドや枕の人間工学が関わってきます．さらに細かく見るなら，部屋の間取り，窓ガラス，カーテン，床に敷かれたカーペット，部屋の照明，壁の色，部屋内で使っている家電製品，スリッパなど人が使う物すべてが人間工学に関係しています．その理由は，これら部屋の調度品や用具類は使いやすいように設計されている，使って安全である，眺めて気が休まるあるいは落ち着くというようなことが配慮されているからです．

部屋の環境については，室温・湿度は適切か，騒音はないか，空気は汚れていないかなどが考慮されていればさらによい人間工学が応用されているといえるでしょう．以上のように生活空間に対して人間工学的な配慮と工夫がなされていることが理想です．

図 9.5 (b) のように一歩戸外にでる姿を想像すると，その人が身につけている衣類，靴などの履物あるいは杖やポールが人間工学にかかわっ

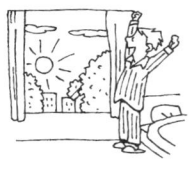

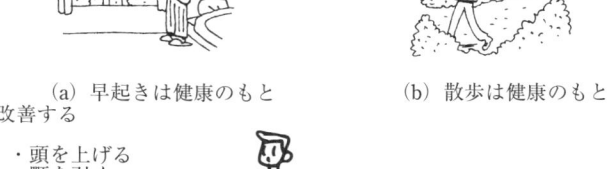

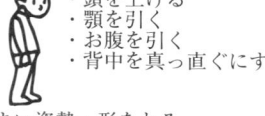

(a) 早起きは健康のもと

(b) 散歩は健康のもと

姿勢を改善する
- 頭を上げる
- 顎を引く
- お腹を引く
- 背中を真っ直ぐにする

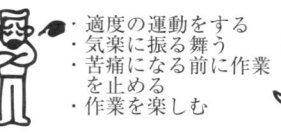

よい姿勢・形をとる
- 適度の運動をする
- 気楽に振る舞う
- 苦痛になる前に作業を止める
- 作業を楽しむ

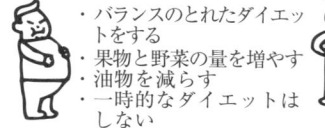

自身の体重を監視する
- バランスのとれたダイエットをする
- 果物と野菜の量を増やす
- 油物を減らす
- 一時的なダイエットはしない

(c) 腰部障害から身を守るために

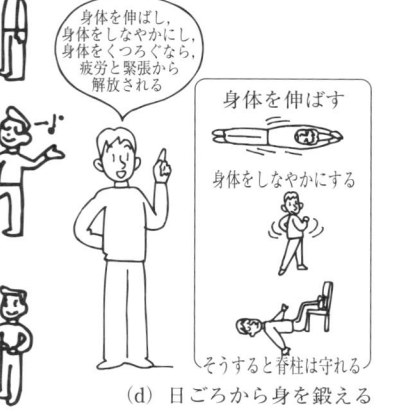

身体を伸ばし，身体をしなやかにし，身体をくつろぐなら，疲労と緊張から解放される

身体を伸ばす

身体をしなやかにする

そうすると脊柱は守れる

(d) 日ごろから身を鍛える

図 9.5 健康を保つ

ています．靴の人間工学を考えると，「靴の重さ」，「脱ぎ履きやすさ」，「快適で楽」，「足裏と側面のサポートがよい」，「フィット感とサポート力がよい，軽い」，「長時間履いても疲れない」など，履く人にとって快適で安楽な靴であることです．人間工学の手法によって設計され，出来上がったものの良否は，使う人によって検証され，顧客によって裏付けられるでしょう．靴は軽くて履く人にフィットしたものが望まれます．高齢者の足裏の肉はやせ衰えてくるため，硬い皮の靴底は耐え難いのです．そこで，空気入りの靴底が開発され，それが老人の足を保護してくれるので喜ばれています．

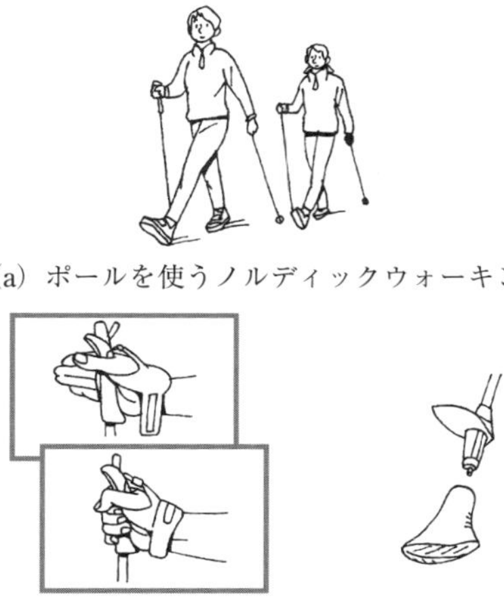

(a) ポールを使うノルディックウォーキング
(b) ポールグリップと人間工学
(c) ポール先端と人間工学（滑らないために）

図9.6　人間工学の応用

　近頃，図9.6(a)に示すようなノルディックウォーキングという両手にポールをスキーのように持って歩くスポーツがはやりつつあります．このスポーツはポールを使用することによって，エネルギー消費量が通常のウォーキングに比べ，平均20%上昇するといわれています．この歩行を補助する両手用ポールに人間工学の応用がなされています．

　それは，図9.6(b)に示すようなグリップ部分です．ポールを握る部分は手にフィットするように設計されていて，親指をたてて握ると後ろに蹴る力が増すような感じになります．また，図のようにマジックテープのついた左右別々の布製の手首ホルダーで手首を包みこむようになっています．そのため，歩いている最中，握っても，親指をたてても，手首に力を入れてもよいのです．このノルディックウォーキングは，姿勢よく，歩幅も広く歩けます．

　さらに，細かい点ですがポールの先端には図9.6(c)に示す脱着できるゴムが取り付けられています．そのゴムを付けた状態だと，アスファルト上を歩く場合，ポールが地面に着いたときの衝撃が緩和されるとともに滑ることもありません．また，そのゴムを取り除くと突起状になり，悪路を歩くような場合でも滑りません．

　以上述べたように，細かいところですが，ノルディックウォーキングのポールにも人間工学が応用されています．

　図9.7は歩行する場合の人間工学に関係するモノで，これらのモノの細かい点においても人間工学が応用されているのです．

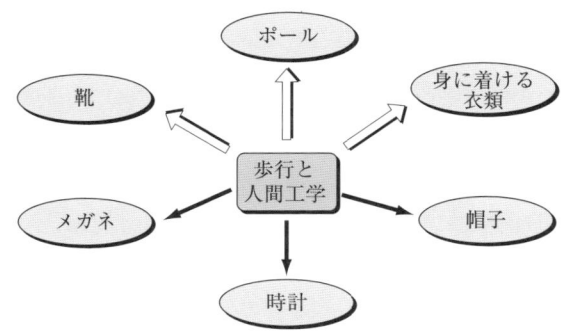

図9.7　歩行運動と人間工学

9.3 コンピュータ作業とテクノストレス

　近ごろの職場では，コンピュータを使った事務処理が多くなっています．このコンピュータに終日かかわっている人は極めて多いのではないでしょうか．コンピュータを端末にして，あるいはそれを主に扱う下記の作業はVDT（Visual Display Terminal）作業といいます．

　①データ入力作業：実験データやアンケート調査結果などの入力作業
　②情報検索作業：電話番号案内や各種問い合わせ，予約窓口業務
　③対話型作業：航空券予約あるいは列車座席予約窓口業務
　④ワープロで文書作成作業：文字情報をコンピュータに入力する業務
　⑤プログラミング作業：プログラムがないとコンピュータは動きませんので，そのコンピュータ用のプログラムの開発業務
　⑥キャド／キャム（CAD／CAM）作業：これは計算機支援の設計・製作の意で，物を作るための設計業務と生産作業

　最近，どこの病院でも診察室の机の上にはコンピュータが置かれています．医師はその画面を見ながら過去の診察・処方結果と現在の検査・診察結果と照合し，治療計画を立てています．看護師も同様で，ナースステーションにはコンピュータが設置され，それに向かって患者のバイタルサイン記録を入力しています．看護大学，看護専門学校においても情報科学の学習にコンピュータ実習が導入され，その取り扱いを習っています．

　コンピュータとのかかわりにより生じるストレス現象および職場不適応症候群のことをテクノストレスといいます．これは，上記のような業務に携わる人に生じる可能性が高くなっています．また，高年齢者がコンピュータとかかわり，その結果，機械と折り合えずに起こすテクノ不安症もあります．また，コンピュータ操作に没頭することにより，コンピュータの論理性，擬似対話により生じるテクノ依存症という若者に多い病もあります．以上のような作業は力作業の結果生じるわけではないので，この現象は精神的負担であるといえます．

　テクノストレスの誘発要因には，作業の規則性，コンピュータ関連機器の使用頻度の多さ，新しいシステム導入や変更に伴うフォローアップ研修の不備，システムの大規模化・複雑化によるミスへの不安・助長・職場の人間関係，職場スペースの狭小性，強制的な健康管理の義務付けなどがあげられています．

　VDT作業に特有な疲労感による身体症状には，目が疲れる，肩がこる，腰が痛い，背中が痛い，首筋が痛いなどがあります．精神神経症状としては，イライラする，なんとなく落ち着きがなくなる，頭が重い，気力がなくなる，夜よく眠れないなどがあります．VDT作業をやりすぎますと画像酔い現象が生じ，自律神経が不安定となります．そして，VDT作業が健康に与える影響には，疲労感あるいは眼精疲労，局所筋疲労，中枢性の疲労，テクノストレス症状などがあります．

VDT作業を長時間行うと上述のような問題が生じ，健康上よくないことが明らかになってきています．これまでの情報の主体は印刷物（反射光）でした．ところが，コンピュータの出現以来，情報はCRT（Cathode Ray Tube，ブラウン管）あるいは液晶表示に頼るようになりました．印刷物であれば，電車の中でも自宅でも好きなところで読めますが，コンピュータとなるとそれができず，時間的，空間的に情報を得ることが制限されてきました．

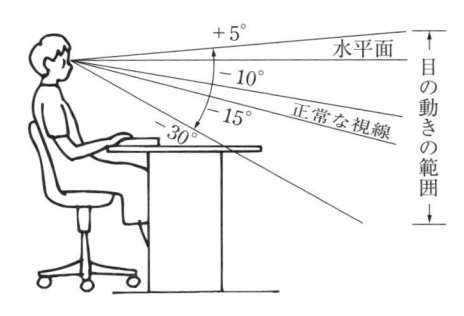

図9.8　表示装置と人間工学

図9.9　原稿位置の工夫で負担軽減

また，長時間にわたり拘束された椅座位姿勢を強いられ，限られた身体部位を繰り返し使用するという点にも問題があります．そのため，人間工学的なVDT作業の研究がなされ，図9.8に示すような姿勢と視線が提唱されています．

椅子や机の調整で正しい姿勢が確保できなければ，図9.9のように表示装置の位置を高めるとよいでしょう．

また，図9.10（a）のようにコピーすべき原稿の位置が目線より下方にあると目線の移動距離が長くなるのでミスは増えるし疲労も大きくなります．図（b）に示すように表示装置のすぐ脇に原稿を置くようにすれば間違いも減り楽にタイプできます．これが人間工学的な改善です．

図9.11は，テクノストレスを人間工学的に予防するために関係する項目です．

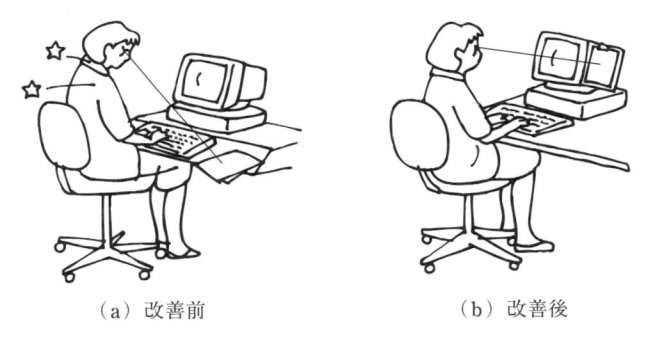

図9.10　表示装置の高さ調整で負担軽減

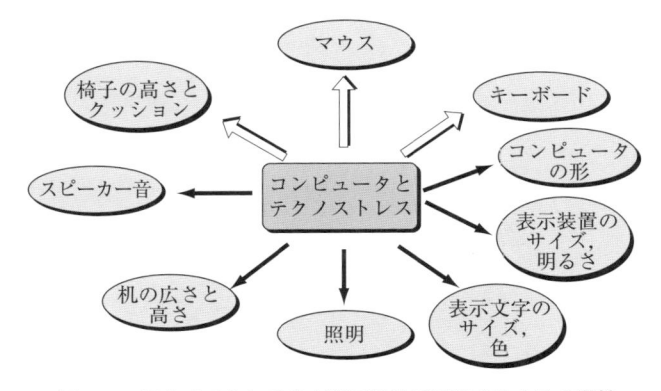

図9.11　テクノストレスを人間工学的に予防するための環境

9.4 家庭でのわかりやすい人間工学の応用

　これが人間工学ですというモノはありません．人間工学が応用されたモノというなら，私たちが使っているモノすべてであるといえるでしょう．では，そのどこが人間工学の応用かということを身近にある家庭内の品々で考えます．

　まず，お風呂場です．入浴する場合，湯船に入ると図9.12 (a) のように滑るという経験をしたことがあるかと思います．そこで，図のように湯船の底に滑り止めを敷き，滑って転倒することがない工夫をします．また，図9.12 (b) に示すように洗面時に座る椅子が低すぎ背筋が曲がり，洗面がやりにくいことがあります．このような場合，水道の蛇口を高くし，椅子も高めのものを使用すれば洗面がやりやすくなります．このように湯船での転倒防止，洗面時の背筋をまっすぐにするというような工夫，あるいは改善することは人間工学の役割なのです．

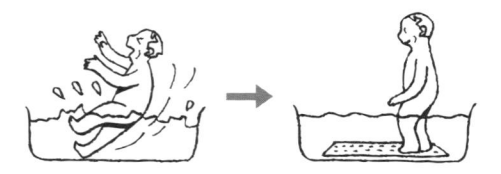

(a) 浴槽の床がすべる→足下のすべりを押さえると安心

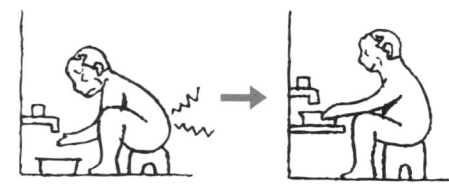

(b) 洗い場での立ち座りがつらい→無理のない姿勢で身体が洗える

図9.12　浴槽と洗い場

　図9.13 (a) は台所の食器棚が高いため，その棚が下りてくるように改善した例です．このような改善を行うと狭い空間を有効に使え，食器類は安全で容易に出し入れできるようになります．

　図9.13 (b) はすでに実用になっている水道栓と蛇口の改善例です．旧式の水道栓は回して水を出します．改善されたレバー式は，上下に動かすと水が出る，出ない，左右に動かすと水，お湯が出るという仕組みになっています．このような構造の水道栓だと，手の不自由な方でも肘を使って水を出したり止めたりができます．

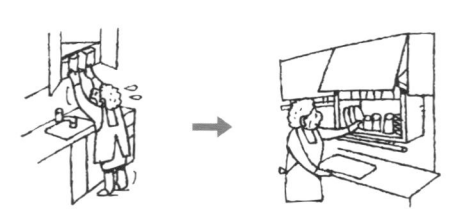

(a) 吊り戸に手が届かないので使えない→降りてくる収納棚なら使える

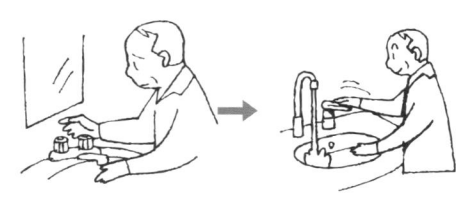

(b) 水栓が使いにくい→レバーを上げ下げするだけで楽に使える

図9.13　台所と洗面所

図9.14（b）はトイレで立ち上がる場合に役立つ手すりです．また，図（c）は，便座が持ち上がり，立ち上がりを楽に支援してくれる補助装置です．若くて健常な場合は気がつかないのですが，高齢になると手すりや補助装置のありがたさは身にしみてわかります．

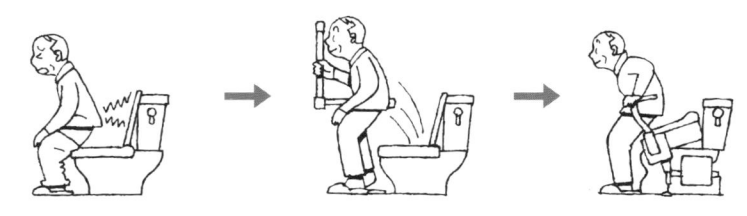

(a) 手すりや補助装置がない　(b) 手すりがある　(c) 補助装置がある

図9.14　トイレで立ち上がる場合

　図9.15は廊下に設置された手すりです．これは，高齢者あるいは足に傷害を受けた人にとっては大変な助けになります．

　図9.16は開閉ドアと引き戸を示します．開閉ドアは開ける方向にもよりますが，図の場合は手前に開きますので開けにくいと思います．それに比べて引き戸は左右に戸が動きますので邪魔にならないので出入りは楽に行えます．

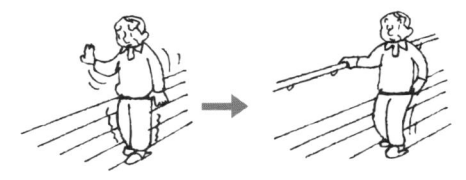

(a) 廊下を歩くときに足下が不安　(b) 廊下や階段などに手すりをつければ安心

図9.15　廊下や階段

(a) 開き戸だと開けにくい　(b) 引き戸にすれば簡単に開閉できる

図9.16　開閉ドアと引き戸

　図9.17は立って作業をするか座って作業をするかの違いです．座って作業する場合には図のように膝が流し台の下に入るように改善する必要があります．

　図9.18はガスによる調理か電気による調理かの違いです．最近，IH（Induction Heating，誘導加熱）コンロという調理用加熱装置が普及してきました．ガスは火力が強いので調理時間は短縮されますが，炎がでるため火災を起こす危険があります．ところが，誘導加熱のIHコンロは金属なべの底が加熱し，炎が出ないため安全であるといえます．また，図のようにメインスイッチ，熱の加減用ボタン類が上面にあるので，調整が楽です．

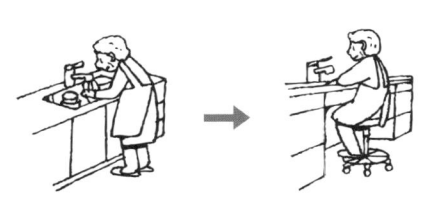

(a) 立ちっぱなしの作業は疲れる　(b) 座って作業すれば身体が楽

図9.17　立ってする作業と座ってする作業

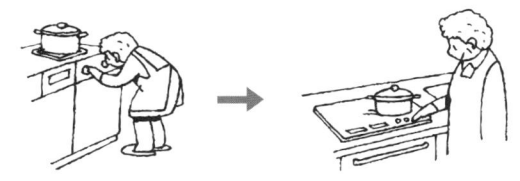

(a) 火の扱いが心配．火加減が調整しづらい　(b) IHコンロは上面操作で安心・安全・便利

図9.18　ガスによる調理か電気による調理か

章末問題

9.1 看護師の腰痛は多いという．なぜ多いのかその理由を述べよ．

9.2 9.1節の図で人間工学的によいマットレスと枕を示した．このほかで，安眠に必要な人間工学的なモノやことがらを示せ．

9.3 運動と人間工学との関係を説明せよ．

9.4 テニスと人間工学との関係を説明せよ．

9.5 看護の分野でもコンピュータは一般的に使用されるようになった．コンピュータ作業を行う場合，人間工学的にどのような注意が必要かを考えよ．

9.6 コンピュータにおいて，インタフェースとは何をいうのか．その例を示せ．

9.7 コンピュータ作業でディスプレイ上に現れるファイルの上手な整理も人間工学であるという．それはなぜか．

9.8 トイレのウォッシュレットは人間工学が応用されて生まれたすぐれたモノである．それはどうしてか．

第10章

看護人間工学のまとめ

　"人間工学"という用語をどこかで聞いたことがあるかという質問に対し，看護大学あるいは看護専門学校の1年生はほぼ全員が"知りません"ということです．入試に数学や物理がない看護学校の学生さんにとって，工学と名がつく人間工学という用語は聞いただけで敬遠されるのかもしれません．携帯電話は全員が持ち，テレビは毎日観ているのが現状ですが，それらは工学技術の応用で作られているのです．しかも，それらは使う人にとって安全で使いやすくデザインされています．この「安全で使いやすく」するというところが人間工学なのです．

　看護についていえば，鉗子，鑷子，血圧計，ベッド，枕，ナースシューズ，白衣など数限りないほど身近で使用する物があります．いずれも安全で使いやすい工夫がなされています．患者の性別，体重，身長は異なります．その患者の介助では，それなりに力の入れ方，扱い方があり，ボディメカニクスの技術が有効です．さらに，医療環境では病棟，ナースステーション，薬品，検査，調理，事務，建物などと枚挙にいとまがないほど人間工学とのかかわりがあります．よりよい医療環境作りは人間工学の応用で達成できます．本章では，看護人間工学のまとめとして，看護と物と患者のかかわりに関する人間工学を考えます．

10.1 看護師－物－患者に応用されている看護人間工学について

　図10.1は，看護師と物との関係を示します．図10.1 (a) は看護師とその周辺に物が存在しているだけで，興味があればその物との関係が生じますがこの図では無関係です．その物を使おうとして触れたとたんに図10.1 (b) のように看護師と物が接触し関係が生じます．これは，例えばワゴン車・荷物車を押している，看護師がME機器の手入れをしている，ベッドメーキングを行っている，というように看護師と物が触れているという状態を示します．図10.1 (c) は乗物の中に入ったあるいは乗った状況です．この場合，看護師が乗用車を運転するために車の中にすっぽり入った状態を示しています．

　図10.1 (b) や図 (c) のように物に触れたり乗ったりすると，その物の使い勝手，肌触り，デザイン，安全性の問題がかかわってきます．物の設計・製作は看護師の及ばないところですが，それらを製造する技術者側では人間工学の手法を応用し，看護師が使うであろうという場面を想定して使いやすさ，デザイン，安全性を考えて物を作っています．

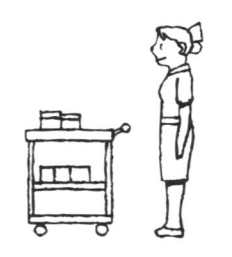

(a) 看護師は物に触れていない　　(b) 看護師は物に触れている　　(c) 看護師は物に触れている

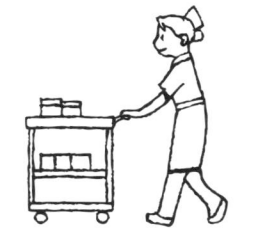

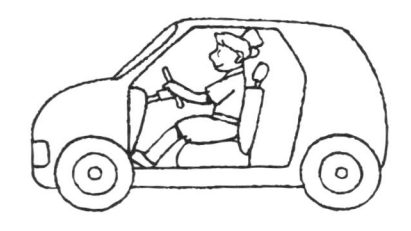

図10.1　看護師と物との関係

　図10.2は病院に入院している患者を例に考え，患者と物との関係を示します．図10.2 (a) は患者が医療器具やME機器に触れていない状態を示します．

　患者が検査や治療を受ける場合，血圧を測る場合ならマンシェットを腕に巻きます．また，体温を測るなら体温計が肌に触れます．注射器を打つ場合なら針が刺さります．こうして検査や治療を受ける場合には各種の医療機器という物に触れる様子を示したのがこの図10.2 (b) です．

　図10.2 (c) は物の上に患者が乗った状態を示しています．例えば，ベッド（物）上の患者，レントゲン装置（物）に乗った患者のように大型ME機器に触れるような場合を示しています．

　以上の図10.2 (b)，図10.2 (c) は患者が検査，治療を受けるために触れる医療機器との関係です．これらの物は看護師，患者が扱う物と共通しますが，看護師はそれらを扱うための人間工学，患者はそれらを受け入れる人間工学です．つまり，看護師側にとっては，医療器具やME機器を使って安全か，使いやすいかが重要です．患者側にとってはその医療器具やME機器が肌に触れて違和

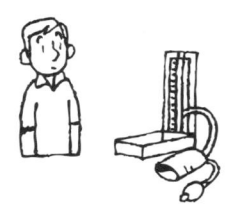

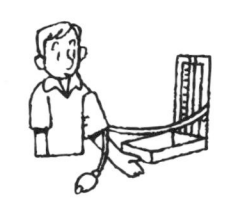

(a) 患者は物に触れていない　　(b) 患者は物に触れている　　(c) 患者は物に触れている

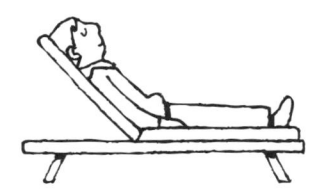

図10.2　患者と物との関係

感がなく安楽か，そして安全も保障されていることが必要です．

　図10.3は看護師と患者の関係です．この場合，お互い話しができるので，"会話"という項目が加わります．

　図10.3 (a)は看護師と患者は接触していませんが，「気分はいかがですか」というような会話は交わせます．このとき「気分はどう！」というように別の表現もあります．こうしたコミュニケーションには言葉の使い方が大切です．

　図10.3 (b)は車椅子を使って患者を移動するとか，リフターを利用して移乗するというように物を介して患者と触れる場合です．つまり，看護師が介助補助具やME機器という物を利用して患者を動かす場合です．この場合，車椅子なら座面，背もたれ，肘掛などに関して材質，サイズ，位置などに人間工学的な研究が数多くなされています．リフターに関しても同様で，吊り下げられる患者にとって安全か，痛くないかというような問題は人間工学的に解決されているので使いやすくなっています．

　最後の図10.3 (c)ですが，この場合は看護師と患者がお互い直接触れる場合です．例えばベッドから車椅子に移乗のための介助あるいは仰臥位から端座位への体位変換介助の場合などです．このような介助には，ボディメカニクス技術の応用が不可欠です．

　以上，看護師―物―患者の関係を場合分けして人間工学の役割を考察しました．このように，看護にはいたるところに人間工学の応用がなされていて，看護師，患者，物との境界（境目）にいろいろと考えなくてはならない問題があることがわかります．

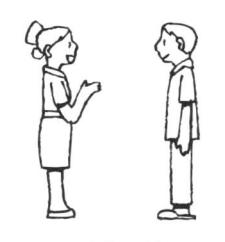

(a) 看護師は患者に触れていない　　(b) 看護師は患者に物を介して触れている　　(c) 看護師は患者に直接触れている

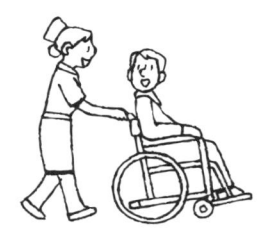

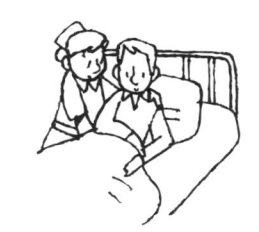

図10.3　看護師と患者との関係

10.2 用具を用いた看護作業の負担軽減について

5.6節の図5.24（109ページ）に前屈時の腰部負担について述べたように，何も持たなくても前屈すると腰部には体重の約5倍もの大きな力がかかります．前屈する角度が小さいとこの腰部負担は小さくなるので，その角度を小さくする補助具があります．

図10.4 (a) は座位の人を持ち上げる姿勢です．図 (b) は患者ハンドリングスリング（patient handling sling）というフレキシブルな板状の体位変換支援補助具です．これは図 (c) のようにでん部に敷き，スリングの両端を持ち上げて座位から立位への体位変換を支援する用具です．

図 (d) は，患者ハンドリングスリングを患者のでん部に敷き二人の看護師によって移動させる場合を示します．

図 (e) に示すように2個のハンドリングスリングを使用すると，図 (d) と異なりかなり余裕のある姿勢で患者の移動が可能になります．

以上のように，患者ハンドリングスリングを使用しますと，介助者の介助時の前屈量が緩和されるので腰部にかかる負担は軽減します．

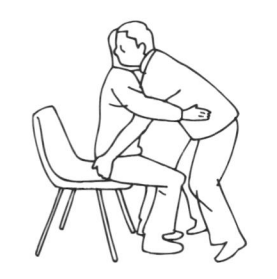

(a) でん部に手をかけた持ち上げ動作

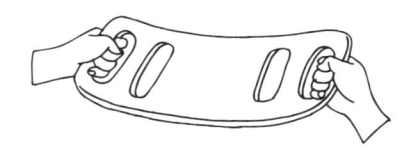

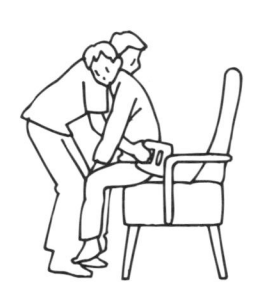

(b) 患者ハンドリングスリング

(c) 患者ハンドリングスリング使用の立位介助

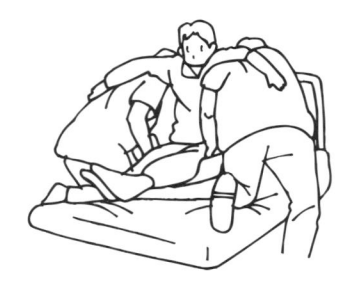

(d) 患者ハンドリングスリング使用の二人による移動介助

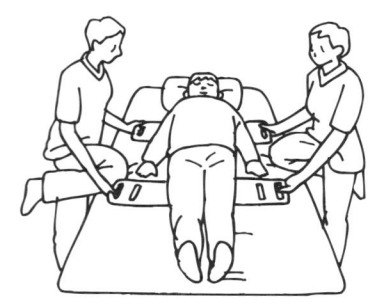

(e) 患者ハンドリングスリング2枚使用の移動介助

図10.4　患者ハンドリングスリング

図10.5 (a) は車椅子からベッドへ患者を移乗させる場合の姿勢です．このとき図10.4 (b) に示した患者ハンドリングスリングを使ってもよいのですが，図10.5 (b) に示すような腰に腰ベルトを装

着して移乗させることも可能です．腰ベルトにはしっかりした取手があるので，車椅子の患者に不安感を与えずに安定して持ち上げ移乗が可能です．

　図10.6（a）はベッド両側から二人の看護師によって患者を移動させる姿勢です．この姿勢は，極めてよくない姿勢といわれ，イギリスでは「クレイドルリフト」（cradle lift）という名称がつけられています．

　イギリスの病棟には「キィリフター」（key lifter）という持ち上げに詳しい看護師がいます．このキィリフターに持ち上げや移動の相談をすると，無理のない方法を教えてくれます．

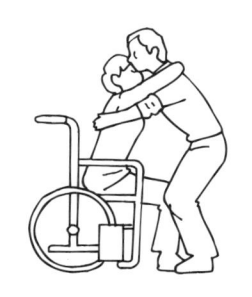

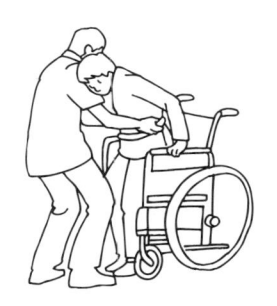

(a) 危険な立ち上げ介助　　(b) 腰ベルト使用の立ち上げ介助

図10.5　車椅子から患者を移乗させる

　図10.6（a）の上部に三角形状の吊り輪のようなものが下がっています．これはモンキーポールといい，これを患者が持ってくれれば看護師はさらに楽に患者移動が可能になります．

　図10.6（b）に示すように，「一人で起き上がる」，「少々の体位変換をする」，図のように「便器を挿入する」などが，このモンキーポールを使うと可能になります．

　以上補助具を使って患者を移乗する，立ち上げる，ベッド上で体位変換をする，モンキーポールを使って患者自身の体位変換を行うなどちょっとした補助具を使用することによって介助動作の負担は軽減できることを説明しました．大掛かりな機器は予算とスペースの問題がありますが，小さな補助用具で看護師の負担軽減ができるなら，それらを使用するとよいのではないでしょうか．

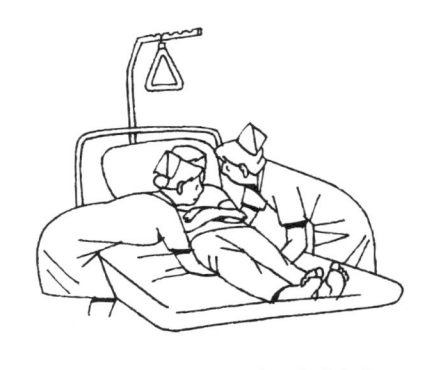

(a) 二人による危険な移動介助　　(b) モンキーポール使用の自力動作

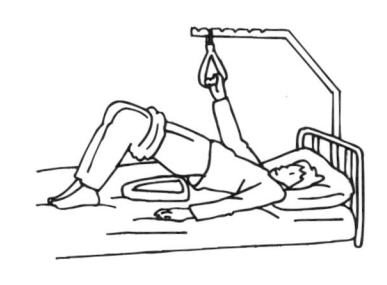

図10.6　モンキーポール

10.3 機器を用いた看護作業の負担軽減について

イギリスでは1993年に患者の移乗や移動は二人以上で行うこと，それが不可能ならリフターなどの機械を使うこと，移乗を一人で行い脊柱障害を受けた場合は自身の責任であるというような規制が設けられました．そのため，この規制が施行されてからの腰痛発症率は減少しました．

入浴介助作業を図10.7 (a) ①に示すように二人で行っていました．それを，機器を導入し図 (a) ②に示すように改善したら，一人でも安心して介助が可能になりました．

図10.7 (b) はベッドからトイレまでの移動とトイレへの座位支援が行えるリフターです．

図10.7 (c) は天井に設置されたやや大規模なリフターです．このような機械式の介助支援補助機器は，病院のスペースと予算が許されるなら歓迎すべきものです．

日本では，図10.7 (b) の補助機器を備えてあるところも見受けられますが，廊下や病棟のスペースの関係で有効利用されていないところもあります．

高齢社会に入り，看護師が高齢患者のケアをすることが多くなりました．扱う患者が弱い立場にあり，高齢であるため機器を導入することは難しい点があります．したがって，相変わらず人の手による介助が多く，看護師の脊柱障害は他の職業に比べて多いのが現状です．看護は扱う対象が人間ということで，人による介助を理想とする職場です．しかし，いずれは機械の力を借り，高齢患者を支援することも真剣に考えなくてはならない時期がくるのではないかと思われます．

ベッドを使用していると枕元から寝相がわるく数十cm足元に移動することがあります．それを看護師が直してあげようとして腰部障害を起こすことがあると聞きました．そこで，研究として以下のような患者をベッド動力で移動させる実験を行ったので紹介します．

ギャッチベッドはベッドを上下させるための動力として電気モータを使用しています．そのモータ動力を使い，枕元から足元方向に30cmほどずれた患者を枕元に戻す（移動する）実験です．

図10.8に示すように患者の背面に特殊シーツを敷きます．このシーツ端にロープをつなぎ，そのロープの他端は図の左下に示してあるように下部引っ張りセンサーを取り付け，そのさらにそ

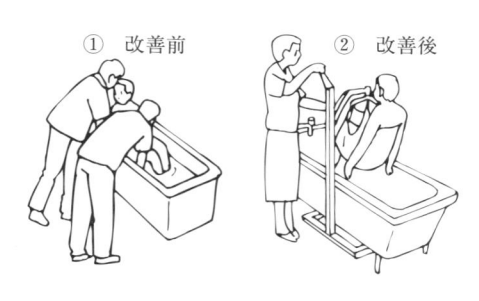

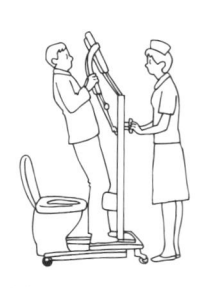

(a) 機械導入前後の入浴介助 （b) 立位から座位への機械支援 （c) 車椅子への機械支援

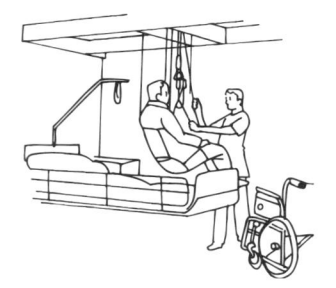

図10.7　機器を用いた看護作業

の先をベッドのキャスタが取り付けてある基盤フレームに結びました．ロープの長さは不変ですので，臥床者のベッドが上昇すると，臥床者は図10.9（a）に示すようにベッド上昇とともに左方向へ少しずつ移動します．こうして，患者が足元に下がった場合，最初ベッド高さを低くしておくとベッドを上昇させると1回だけ上昇の動力で臥床者を枕元へ移動させることができます．もう一度臥床者が下がったらどうするかというと，再度ベッドを下げ，それを上げれば再び移動が可能です．

図10.9（b）はこのとき得られたロープ張力と人間が引っ張り移動させたときのロープ張力を同時に示します．この図で時間軸が1で止まっているのは，各実験データの時間を実験に要した最大時間で割って無次元化したためです．こうすることによって機械の力と人間の力の加わり方がわかります．人間は患者が動き出すまで力を増加させ，動きだすとそれ以上力は入れないことがわかります．一方の機械は，動いている間中力を出し続けていることがわかります．

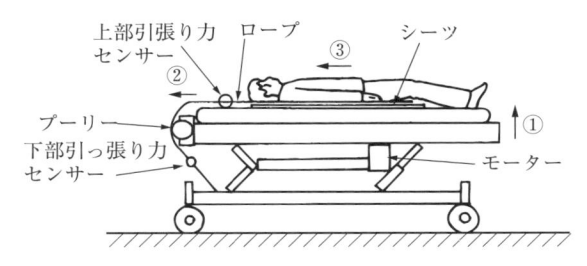

図10.8 ギャッチベッド動力活用の臥床者移動実験

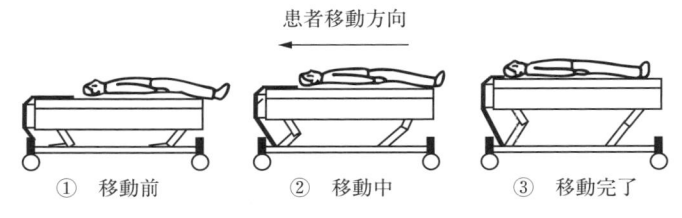

(a) ギャッチベッド動力による臥床者移動実験の様子

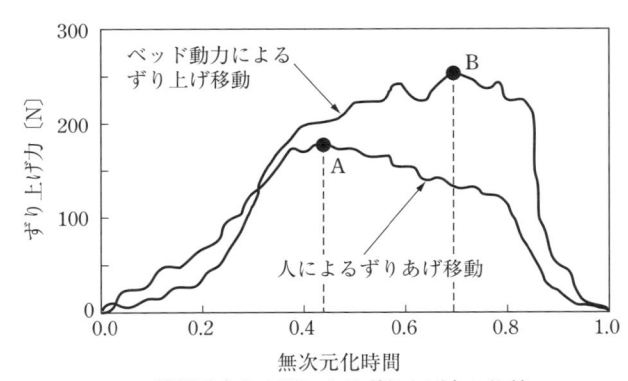

(b) 臥床者移動引っ張り力測定結果

図10.9 ギャッチベッドの動力測定結果

　この研究でベッドを何回も上下させたため，使用した研究用ベッドはきしみ音を発するようになり，結局，1台のベッドを駄目にしました．この研究は，動力不足で無理があったためベッドを壊してしまいましたが，強力な動力を使えば何回もの上下に耐え，よい成果が得られたと思います．よいスポンサーが得られなかったため，この研究は既製のベッドを使い臥床者を移動できるという事実をつかんだだけで終了にしました．

10.4 看護技術と人間工学

　10.1節で説明したように，看護師は医療用具・ME機器という物を介して患者と接する場合と直接患者に接する場合があります．器具・用具のよいアイディアが生まれたとしても臨床の現場でそれを改良することはできません．器具・用具や機器を使うときにミスやエラーを犯すことのないようにすることのほうが重要です．また，ME機器であるなら設定を間違えない，得られた測定値を読み間違えない，写し違いをしないことです．患者に接した介助をする場合は，患者は重いのでボディメカニクスを意識して体位変換や移乗介助を行うことが大切です．臨地実習で看護学生が実施するいくつかの看護技術と人間工学とのかかわりを考えます．

(1) 車椅子移送：車椅子は，人間工学が応用され設計・製作されています．その成果は椅子のすわり心地，押しやすさ，肘掛位置，安全性などに現れています．車椅子の移送は力のベクトルを考慮して押す方向に注意します．また，段差や障害物に車輪がぶつかるような場合，車椅子の取手に加える力の大きさと方向を考えて押します．このような力のやり取りは人間工学の応用です．

(2) バイタルサインの測定：検査装置の目盛に現れたバイタルサイン測定値の読み取りに間違いがないよう注意が必要です．患者に接する測定機器の検知部分（センサー），例えば電子体温計なら先端部のサーミスタが肌にきちんと触れているかとか，電極を使う場合ならそれが患者の肌に適切に触れているかどうかは重要なことです．ME機器の場合，あらかじめ設定する項目があるなら，その値に正しく設定されたかどうかを確認することは重要です．つまり，測定の準備と測定された結果の処理が人間工学に深くかかわっています．

(3) 入浴の介助：裸でかつ滑りやすい風呂場ですので，十分な注意が必要です．介助のために支える位置，滑った場合にどうするかの配慮が必要です．入浴を支援するお風呂用補助用具（椅子の高さや手すりの位置）は特に人間工学的に考慮されているので，それらを積極的に使用するとよいでしょう．

(4) 患者にとって快適で安全な病床環境を作る：温度，湿度，騒音などの病床環境を整えることは人間工学の役割です．また，ベッドで使うマットレス，毛布，寝具類，ベッド回りの調度品，各種物品など，人間工学的に考えられたものが多いのでそれらを選ぶことが大切です．

●人間工学の知名度について

　看護学生は前述のような厳しい実習を行いますが，その実習が人間工学とどのようにかかわっているかはあまりわかってはいません．それは以下に示すアンケート調査でわかりました．2007年4月〜7月に看護専門学校生113人（1年生），大学生199人（2年生，3年生，大学院生16名を含む）に，また，同時期に看護師841人（医師，医用工学士，事務職員若干名を含む）にも人間工学の知名度のアンケートをお願いし，合計1153人からの回答を得ました．その結果を図10.10に示します．

　図に示すように"人間工学"の知名度はよくありません．しかし，授業終了後には"人間工学は面白い"，"これからも人間工学を学習したい"という学生がほとんどでした．そこで，このアンケートを機会に人間工学の知名度がよくない理由を考えて見ました．それを以下に示します．

①人間と工学，看護と工学との結びつきが理解しがたい
②人間工学は工学の一分野と思われている
③人間工学は製品としての具体的なモノは存在せず，動作にかかわるボディメカニクスは目に見えない
④製品開発や動作解析における人間工学は，仕事や作業のプロセスに関係するので目に見えない
⑤人間工学は人間と工学にかかわる広い分野に関係するので学ぶための焦点が合わない
⑥看護に限っても医療機器，用具，看護動作，環境など広い分野に関係するので，人間工学としての内容は定めにくい
⑦研究分野は設計，生産など工学をはじめ医療，看護，ME機器，環境，心理，デザインなど広範囲にわたるので，なにが人間工学なのか理解しがたい

　人間工学は私たち自身に深くかかわる学問であり，面白い分野なので広く世に広まることを願っています．

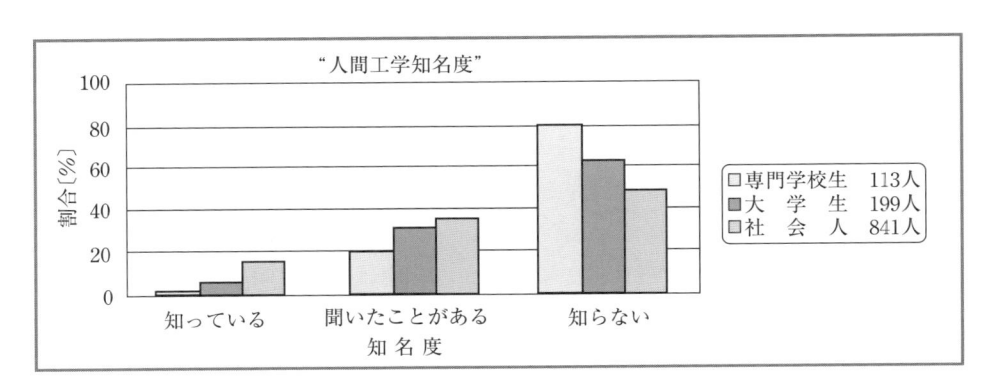

図10.10　人間工学の知名度

10.5 看護人間工学のまとめ

　人間工学は人間に関することなら"何でもあり"とよくいわれます．この何でもありがかえってこの学問の知名度を低くしていると思われます．しかし，ひとたび人間工学の内容を理解すると，身近に存在する物や人は，すべてがお互いにかかわっていて，わが身のことでもあることに気がつきます．これまで，人間が作り出した物はすべて人間のためということで，使って安全・安心，使いやすい物のデザインと製作であることを述べてきました．しかし，看護においてケアする相手は患者という人間です．言葉は悪いのですがその人間を操る場合の安全，扱いやすい方法について述べてきました．看護師は脊柱障害を被る可能性が高いといわれています．それは対象者である患者は重い，病に冒され横たわっているので看護する側は前屈することが多いからです．このような姿勢の問題に加え，扱う対象が人間で命にかかわるので，慎重でかつ精密な治療行為が要求されているからです．

　看護人間工学は患者側の問題，看護師側の問題，物の問題があります．こうした人と物を管理する問題もあります．物品管理，医療施設，看護活動，看護環境，医療環境，情報管理の記事がカタログ（ナビス看護用病院備品カタログ2000）に掲載されていました．以下にこの記事の要点を参考に看護人間工学のかかわりを考えます．

病院の物品管理と人間工学：病院で扱う薬品や材料は何千という数にのぼります．そのため物品管理システムは，コスト意識から始める必要があります．すべての物品管理情報はコンピュータで管理されるようになりました．必要なものはすぐに取り出せるように物品は管理されています．バーコードを採用し，必要最小限の在庫を設定し，カードによる発注および補充を行うため定数補充方式を取り入れています．使用数量の少ない物品についてはバーコードを使い，各部署別にシート表に記入してもらい，それを定期的に回収しています．このような物品管理を行うようになり，ナースステーションのデッドスペースがなくなったということです．この場合の看護人間工学は，物品管理システムを導入し，必要なものが直ぐ使えるようなり，物品補充も速やかに行え，ナースステーションのデッドスペースがなくなったことです．

医療施設と人間工学：病院は身体だけではなく，心も癒される空間であるべきです．ヨーロッパのホテルをモデルにして病院らしくない病院にしています．インテリア設計，壁紙，ソファなどの家具調度品，照明はホテルのようにしてあります．照明は間接照明やダウンライトを多用し，少し暗めで，大きな窓からさしこむ自然光を生かしています．診療室を表示する看板には動物のシルエットを刻み，沈みがちな患者の心を明るくし，来てよかったという満足感を持ってもらうようにしています．気持ちのよいコミュニケーションが行え，ベッドは病院らしくない木目調，テーブルもお揃いにしています．照明も凝っていてホテル仕様に近いものにしています．顧客満足度がキーワードとし病院にはなかった新しい医療サービスの提供をしています．この場合の看

護人間工学は，病院環境を病院らしくない環境に変身させ，患者の心を明るくし，来てよかったという満足感を与えるところです．

看護活動と人間工学：手術室は命の最前線です．ブルーやグリーンは冷たい気がするので，ピンクの手術衣に変えました．ピンクの手術衣が，手術室の雰囲気をやさしくしています．術前訪問をもとに看護計画を立て，手術場で「私が付いているから，大丈夫よ！」と患者に安心感をもたせます．手術を前提とした技術的質問も大事ですが，心が触れあえるコミュニケーション，患者との信頼関係は大切です．この場合の看護人間工学は，手術衣をピンクに変え手術室をやさしくした点と術前訪問で患者に安心感を持たせるという心理的な面です．

看護環境と人間工学：車椅子を押すナースの姿が増えました．それは，高齢者の患者の増加とともに看護の仕事が複雑化してきたからです．痴呆患者は一般患者に比べ安全の確保が必要で，人的・物的な必要度が高いのです．かかわる人すべてに魅力ある職場環境をどう作るかは重要な課題です．若い看護師に快復の見込みがない患者の看護を担当させ「喜びを見い出しなさい」というほうが無理です．卒後教育に力を入れ，学会や研修会へ積極的に参加するよう呼びかけてもいます．病院看護学誌を発刊したり，院内支援センターのケアマネージャーや付属施設の訪問看護師たちとのコミュニケーションを円滑にしたりしています．入院中はもちろん，退院後も患者の健康を気遣うべきで，トータルで良質な看護環境を創造しています．この場合の看護人間工学は，若い看護師の教育に力を入れ，やる気を喚起させたことと退院後も患者の健康を気遣うトータル看護環境です．

医療環境と人間工学：65歳以上の患者が40％です．お年寄りにやさしい環境づくりをめざし，患者の心地よさを一番に考えています．バリアフリーを考慮して，廊下の幅を広くしています．木材の産地という地域特性もあり，ロビー，廊下，扉には木材を使用しています．患者の心地よさを一番に考えると，当然，お年寄りにやさしい環境をということになります．お年寄りにくつろいでもらうため，河川を背景に作りました．いつでもここにくれば助けてもらえる場所をモットーとしています．この場合の看護人間工学は，廊下の幅を広くしたり木材を使用したりとバリアフリーを考慮し，高齢患者の心地よさを考え，やさしい環境を提供したことです．

情報管理と人間工学：電子カルテシステムのメリットは，頻雑な作業をする必要がなくなり，本来の仕事に専念でき，書く仕事を重複しなくてもよいことです．分析や解析処理もできます．病室からでもモバイルコンピュータに入力すれば，PHSを通して患者カルテに入力され，熱型表は自動的に描かれます．研究発表用データもすぐに用意ができます．この場合の看護人間工学は，病室からもモバイルコンピュータに患者データを入力すれば，患者カルテに入力でき，熱型表も自動的に描ける電子カルテシステムで，書く仕事を重複しなくてもよいという点です．

　以上の説明は病院経営から大局的に見た場合の看護人間工学です．臨床の場でみる看護人間工学は，すでに本書で述べたように，看護師のウェア，事務・受付，標識，ナースステーション，院内物流，収納，院内感染，診察・計測，処理・手術，救急・救命，運搬，検査，薬局・与薬，ベッド周辺，健康，清潔など多方面にわたりその応用がみられます．

章末問題

10.1 看護になぜ人間工学が必要なのかを考察せよ．

10.2 患者，高齢者，身障者を介助する場合とモノを持ち上げたり運んだりする場合，どこがどのように異なるかを考察せよ．

10.3 現場（学生なら学校，社会人なら職場）において人間工学的に優れているモノを3つあげ，その優れている理由をそれぞれ述べよ．また，改良すべき点があればそれについても述べよ．

10.4 患者を介助（移動，移乗）する場合になぜ用具（例えばハンドリングスリング）を使うのか．それを使用する場面を示して説明せよ．

10.5 実習室（病棟）で人間工学的に改善すべき箇所，モノに気がついたら，それを3つあげよ．それを改善する前と改善後の姿を想定して説明せよ．

10.6 モノや患者を移動するための作業計画は人間工学的に考えると非常に大切である．それはなぜか．

10.7 看護者—患者—モノの三者の関係を人間工学的に考察せよ．

10.8 悪い姿勢，悪い動作といわれながら行わなければならない看護作業がある．そのような姿勢や動作は，なぜいけないかを示せ．また，そのような姿勢や動作を改善するためにはどうしたらよいかを考えよ．

10.9 病院を想定して，人間工学とかかわりのある物および事柄の例（何でもよい）を各1つあげて説明せよ．

10.10 看護師の立場で考えた場合，看護人間工学という学問はどのように役立つと思うか．簡単に説明せよ．

10.11 次の文章で正しいものには「○」印を，間違っているものには「×」印をつけよ．
 (1) 持ち上げは膝を曲げ，背中を自然位に保って行うべきである．
 (2) 作業位置はしばしば変え，くり返し作業を減らし，手首はまっすぐに伸ばすようにするとよい．
 (3) 人間工学を活用するということは，作業習慣を変えるという意味である．
 (4) 荷物を動かす前に，それを動かすべきかどうかはよく考えるべきである．
 (5) 荷物を運搬する場合，その荷物が目的地に着いたら，それをただ置いてくればよい．

10.12 人間工学の考え方や技術を看護業務の中に活かすことに関して，正しい文章には「○」，間違っている文章には「×」を（　　　）の中に入れなさい．

（　）(1) 人間工学を看護業務の中で活かすためには，人間の特性を理解している必要がある．例えば関節可動域を知ることもその1つである．

（　）(2) 経験を積むことにより技術は向上していくものであるから，ベテランは慣れや勘違いによるミスはない．

（　）(3) 人間と機械を比較すると，人間の適応能力は大きいが，機械は小さい．

（　）(4) 人間と機械を比較すると，人間は創造能力が小さいが，機械は大きい．

（　）(5) 患者や看護に合った補助具を使うことで，お互いの安全・安楽につとめることが大切である．

（　）(6) 人間の筋活動には男女差はほとんどないので，男性であっても女性であっても同じように力を発揮することが可能である．

（　）(7) 心に余裕があるときのほうがエラーは少なく，道具を上手に使うことができる．

（　）(8) エラーを防止するために，人間が危険と感じやすい赤によって警告を発したり，熱いと感じやすい赤でお湯を示したりする方法を「標準化」という．

（　）(9) 機械のフィードバック制御システムと，情報収集・判断・計画立案・実施・評価という看護過程の流れは似ている．

（　）(10) 重大な1つの事故の陰には29の軽微な事故があり，300の傷害に至らない事故があり，数え切れないほどのヒヤリ・ハット体験があるという考え方をハインリッヒの法則という．

10.13 次の(1)～(5)の文章は「体位変換と関連分野」に関する記述である．正しい文には「○」，正しくない文には「×」を括弧のなかに記入せよ．

（　）(1) 患者移動や体位変換の理屈には物理学や力学が関係する

（　）(2) 物理や力学における力のモーメント，トルク，重力，ニュートンの法則，テコの原理は理工学分野であるから，体位変換には関係がない．

（　）(3) 患者移動や体位変換を行うには，生理学，解剖学，筋肉，身体骨格，手足の可動範囲などが関係する．

（　）(4) 患者移動や体位変換を行う場合，患者の健康，看護師の健康状態は関係しない．

（　）(5) 人間の動きの源は筋肉であるが，機械のそれはモータである．

10.14 以下の文章 (1) ～ (15) の記述で正しいものに「○」印を，間違っているものに「×」印をつけよ．

(　) (1) 人間工学は，機器，装置，操作手順，環境などに機械を使って人間に適合させる科学である．

(　) (2) 人間工学は，病院，工場，商店などあらゆるところで働く作業者に応用されている．

(　) (3) VDT（表示装置）作業は，手と肘を水平位に保って行うとよい．

(　) (4) VDT（表示装置）作業において，画面は目と水平にするとよい．

(　) (5) 作業をはじめたらその姿勢は変えず，繰り返し作業を続けるようにするとよい．

(　) (6) 人間工学を活用するということは，作業習慣を変えるという意味である．

(　) (7) 患者の持ち上げを同僚が協力して行う場合，双方の持ち上げ者自身の出せる力を発揮すべきである．

(　) (8) 腰椎障害は，患者の体位変換前と変換中，患者との連絡が不十分であったために起こる可能性が高い．

(　) (9) 看護師自身の方向へ患者を寄せてから持ち上げられなかったために腰痛を起こした．

(　) (10) 物理や力学における力のモーメント，トルク，重力，ニュートンの法則，テコの原理は理工学で教えることであるから，体位変換には関係がない．

(　) (11) 看護師が行う体位変換は患者からの助力は必要でない．

(　) (12) 患者やまとまった薬品類の持ち上げ力の源は精神力である．

(　) (13) ボディメカニクスを支える基本原理を理解するには，扱う対象の重さ・形の特徴を理解する必要がある．

(　) (14) ボディメカニクスをうまく活用するための実践的方法は，心理学の基本原理を活用することである．

(　) (15) 力学の基本原理（運動の法則，重心，テコ，摩擦）は，看護技術とあまり関係はない．

章末問題 解答

第1章

1.1〔解答例〕カッターナイフ：最近の文具用カッターナイフは，手に持ったときに片手にフィットする．それとともに，片手で刃をロックできるようになっている．滑らかな形で持ちやすく，使いやすい工夫がなされている．

1.2〔解答例〕簡単な電卓でも，テンキーの数と+，－，小数点，クリアキーなどを数えると約20個のキーがある．これらのキー配置がメーカーによって異なると機種変更をした場合，それまでに覚えたキー配置と異なり戸惑う．キーの数が多いコンピュータにおいては，その混乱は電卓以上である．

1.3〔解答例〕自転車は人力で走る．そのため自動車のような免許証は必要なくだれでもがいつでも練習さえすれば簡単に乗れる．その乗り心地は車種が変わってもそれほど違いはない．一方の自動車は免許証は必要で，しかも長時間にわたる教習場での練習と実地が要求される．この免許証が獲得できると，乗り心地のよい自動車に乗ることができる．自動車は人間工学的に研究された椅子，計器類，操縦性など車種によってかなりの差異があるが，好みによってそれらを選ぶことができる．

1.4〔解答例〕安全は人間のためにあるのであって，人間がいなければその必要はない．機械を使う場合，機械自身が起こす事故もあれば，人間が犯す誤操作や勘違いによる事故もある．こうした事故は，人間の心理や健康状態にも関係する．また，人間がモノを使う以上，そのモノの機能，外見，見ため，使い勝手などのデザインは重要な要素である．

1.5〔解答例〕人間が生きていくために必要な家，製品，商品などのハードウェア（物）やソフトウェア（事柄）に対し，人間工学はそれらが人間にとって，安全で使いやすく，使って快適な気分にさせるモノを考える学問である．また，作業能率や効率を高める工夫を行う学問でもある．人間は道具・工具あるいは機械を使用して，物（各種製品）を作る．こうした物の製造現場では，作業者の安全を守り生産効率を上げるために，環境を整備し，上手に機械類を配置し，そこで使う道具・工具を安全で使いやすい工夫がなされている．こうした，工夫をすることは人間工学の役割である．

1.6〔解答例〕解答例として，ここでは一例ずつをあげる．

台所：水道→これまでの蛇口の開閉は栓を回すものであった．最近の水道栓は，湯水の調整は左右で蛇口の開閉は上下というように，いわゆるワンタッチ式で，水の流量や温度を調節できる．

居間：テレビ→旧式テレビのチャンネル切換は，テレビに設置されている切換えつまみを回した．しかし，最近はほとんどのテレビがリモコン方式であるから，座ったままチャンネル切換えが行える．

寝室：電気スタンド→古くは電気スタンドの照明切換えはひもを引っ張るか，スイッチを押す

方式であった．最近のものはラジオの音量調節つまみ（ボリューム）のようにつまみの回転で明暗を連続的に調整できるようになった．

1.7〔解答例〕学校→生徒の体格に合わせた机や椅子とする．公共の場→お年寄りのことを考慮し，段差をなくし階段にはエスカレータやエレベータを設置する．

1.8〔解答例〕看護で扱う対象は，物ではなく主に患者という人間である．患者が安楽に治療を受けるために，看護師は食事介助や体位変換，ベッドから車椅子への移乗介助を行う．このような場合，介助を上手に行わないと看護師は腰部障害を発症する．この発症を極力少なくする技術がボディメカニクスである．このボディメカニクスは，力学原理を人間の姿勢や動作に応用したもので，患者と看護師双方の安全と負担の軽減に役立つ．このように看護人間工学は，扱う対象が患者という人間であって，物を主な対象とする人間工学とは若干異なる．

1.9〔解答例〕テレビのリモコンについて（1）〜（4）を考察する．
（1）テレビ画像面から離れていてもチャンネルの切り替えが行える．
（2）リモコンボタンの数が約50個と多いので，覚えきれずによく間違いを犯す．
（3）選択肢があまりにも多い機械（テレビの場合）に対して人間の特性はついていけない．
（4）局の選択を誤ることがある．リモコン上には録画と停止のボタンは赤色で表示されているが，テレビ画像で表示されそれに従い決定ボタンを押して選択する場合，うっかりして録画記録を消してしまうという大きな間違いを犯すことがある．

1.10〔解答例〕自転車について考える．ペダルをこぎやすくするために自転車のサドルを上下させて，座面高さを調整する．自転車を能率よく走らせるためには，座面の高さを調整することは一番人間工学的な配慮である．つぎに重要な点は，安全のためのブレーキであろう．ブレーキレバーを握る間隔は調整できるので，使う人の手の大きさに合わせて間隔調整を行うとよい．さらに，ベルの位置の調整も安全上必要である．ベルを中央近くに設置すると鳴らすときに手を移動させなくてはならないので，ハンドルを握っている位置近くに通常配置し，必要なときに容易に鳴らせるようにする．

1.11〔解答例〕自転車を例に考察する．人間が自転車にまたがるので，でん部にフィットするサドルの形状，サドルの高さ，ペダルのサイズや回転部分の腕の長さを人間の寸法に合わせる必要がある．その他にもハンドルの大きさ，ブレーキの握り部分，ベルの配置と音色などがある．また，停車させるときのスタンドの大きさや立てかける方式，夜間に必要なランプなどが考えられる．

1.12〔解答例〕航空機や原子力発電で事故が起こると大惨事になる恐れがある．人為的事故を防止するために，そこで働くパイロットあるいは操作員の精神的，肉体的状態を常に最良に保つ必要がある．そのために働く環境を整え，操作する機器や計器類は使用して誤りのない工夫がなされている．航空機なら高度や速度などの表示値，原子力発電所なら発電機の回転数や発電する電圧などの表示値が誤りなく表示され，見えやすくなっている．さらに，もしも，緊急事態が発生した場合，速やかに対処するため，警報音の聞き違いや緊急操作ボタンの操作

エラーやミスを犯すことのないよう人間工学的な配慮がなされている．

第2章

2.1〔解答例〕 筆者の手のひら幅は20cm（強く押すと20.5cm）であった．この手のひらを使って，95cmの机幅を測ったところ97cm，また長さ37.5cmの丸棒は36cmと測定された．このことから，約数センチメートル以内の違いで物の長さは測れる．

2.2 省略

2.3〔解答例〕
(a) 例えば背が高ければ，棚の品物が取りやすいが，低いベッドの患者ケアは前傾姿勢，もしくはしゃがみ込みで作業しなければならない．そのためにベッドは高くセットしたいと願う．背が低ければ，この逆のことがいえる．
(b) 人間の特性として自動車運転中の反応時間を考える．反応時間が遅いと，危険を感じてブレーキあるいはハンドルを操作するまでに時間を要する．これは，目前の対象物を避けきれずに事故を起こすことにつながる．

2.4〔解答例〕 膝を曲げずに前屈する姿勢はよくない．看護の現場ではベッドは患者の乗り降りを考え低めに調整されているので，臥床患者のケアに対しその都度前屈する．また，荷物を持った状態で足の向いている方向を変えずに，身体を回転させる場合もあるが，この姿勢もよくない．いずれも脊柱に大きな力が作用する．

2.5〔解答例〕
(a) 非常に軽いモノを持つと持ったという感触がない．そのモノをつかむ位置を確かめないと，場合によっては壊してしまうとか，形を崩してしまうということもある．
(b) 重いモノは，そのモノを身体に近づけ腰を下げ，両脚の大きな筋肉を使い持ち上げる．
(c) 軽くて大きいモノは，持つ位置に十分注意して持ち上げなければならない．重いと思ったら軽い場合もあるので，このような場合は，急に持ち上げるようなことはしない．
(d) 動かないような重いものは機械装置を利用しなければならない．そうでなくても重い物は，一般に搬送用台車を利用するのがよい．この台車へ重いモノを移すときに脊柱障害を起こす危険性があるので十分な注意が必要である．

2.6 省略

2.7〔解答例〕 反応時間は約0.2秒である．この反応時間の間に進む自動車の距離は，約5.6mである．

2.8〔解答例〕 机に向かって勉強中の姿勢を考える．机に向かって猫背になってノートになにかを書いている姿を見ることがある．これは，机の高さは調整しがたいので，椅子の高さを調整して猫背にならないような姿勢にする．照明によっても姿勢が影響するので，照明器具の配置にも注意が必要である．コンピュータで仕事をする場合には，ディスプレイの設置高さや角度，ディスプレイとキーボードとの距離などによってもよくない姿勢となるので注意が必要である．

2.9〔解答例〕 持つ対象のモノは使うためのモノかあるいは単に邪魔だから移動するために持つのか，あるいはそのモノが重いのか軽いのか，大きいのか小さいのかによって人間工学的な考えは異なる．いま，書類が入った重いカバンを

持つことを考える．カバンには取手がついているので普通にはその部分を握って持つであろう．しかし，場合によっては抱えることもある．また，肩掛けバンドを取り付け肩にそれをかける場合もある．そのとき，片側にかけるのか斜めの肩にかけるのかによって人体に及ぼす負担は異なる．一番よいのはランドセルのように背負うことである．

2.10〔解答例〕リモコンスイッチを押しても望む画像で止まらない原因は，問題2.7で実験した反応時間のためである．問題2.7の実験では，目が物差しの動きを捉え，手で落下する物差しを押さえた．つまり，目で動きを感知してから手が動いて物差しを握りしめるまでの時間が約0.2秒あった．画像編集も同じで，必要な画像が現れたときにリモコンスイッチ押す，つまり目で画像を確認した瞬間からリモコンを押し，指が動くまでの時間が約0.2秒かかる．この0.2秒という時間に，テレビ画像は何コマか進んでしまう．このような理由で，私たち人間は動きを目で確認し，手が動くまで0.2秒必ず遅れるという特性を持っている．

2.11〔解答例〕第3章以降で説明するように重心を常に足裏に留めておかないと転倒するからである．普通におじぎをしても，でん部は後退する．前にでた胴体部の重さと後退するでん部の重さが釣り合って転倒しないのである．

第3章

3.1〔解答例〕体重のゼロバランスをとってあるので，図の基準の値はゼロである．
図(a)は脚を曲げ，身体を上下に1回運動したときのデータである．2秒で一度身体を下降させ（マイナスの小さな力）いったん身体を止めすぐに上げたので，プラスの大きな力（床をける力）が生じる．身体が上昇し，体が浮くようになり（マイナスの小さな力），すぐ直立状態（プラスの力な小さな）になったことがこのデータから読み取れる．
図(b)は，3回上下運動を行ったデータである．図(a)と同様に，最初のマイナスの力は身体を下降させたので，床反力計のデータはマイナスの力となっている．すぐに，下げた身体を止めて上げたのでプラスの力（床をける力）が記録され，続いて身体が上昇し，浮くようになるので再びマイナスの力が測定された．この運動を3回繰り返すと図(b)のような力が記録される．注目すべきは，ラジオ体操で身体を上下運動するだけで，床反力（足裏にかかる力）はなんと600〔N〕（61〔kgf〕）にも達する大きな力がかかっている点である．

3.2〔解答例〕ボディメカニクスとは，手や足，肘や膝，脊柱などの身体各部に力学原理を応用した人間の動作，姿勢にかかわる運動，保持の技術である．一方の人間工学は，機械や道具を使いやすくして，能率よく作業を行うために，解剖学，生理学，心理学的特性に適合させることを研究する学問である．そのためこの人間工学という学問は人間生活のゆとり，人の健康，満足，仕事の効率，能率を追求する場合にも関係する．人間が働く姿勢や動き方を考えると，ボディメカニクスは人間工学に包含される学問であることがわかる．

3.3〔解答例〕ボディメカニクス的によくない姿勢や動作例として，肩とほほに受話器を挟んで電話する姿勢，テレビ画面の高さが高すぎたり低すぎたりする場合，コンピュータ作業（VDT作業）で画面位置が不適切な場合，机や

椅子の高さが作業者に合わないで作業する場合，書籍や書類整理でそれを持つための前屈作業などいろいろある．このようなよくない姿勢や動作はボディメカニクスの原理を知っていれば正すことができる．

3.4〔解答例〕問題3.2の解答例で述べたように，ボディメカニクスとは手や足，肘や膝，脊柱などの身体各部に力学原理を応用した人間の動作，姿勢にかかわる運動，保持の技術である．看護では，重い患者を移動あるいは移乗させる場合や，患者を運ぶストレッチャーを押すなど身体に負担がかかる作業が多い．人間の身体構造（骨格や筋肉）を考えた場合，重いモノを持つということは骨と筋肉の助けがあってこそ持てるのである．骨を棒にたとえるなら，その棒の先端に重いものを吊り下げれば支点を中心に回転する．それを回転をさせないように筋肉が力を出しているのである．このような回転する棒を議論をすることは力学，つまりメカニクスの分野である．看護では力作業が多いため看護師は脊柱障害を受ける可能性が高い．その障害を受けにくくする手法，技術がボディメカニクスの原理である．

3.5〔解答例〕モノを持ち上げる場合，上肢（前腕，上腕）を使って持ち上げることはできるだろう．しかし，下肢の大きな筋肉（大腿二頭筋，大腿四頭筋，大殿筋）を使い持ち上げるほうが身体にとってはるかに安全で滑らかに持ち上げることができる．

3.6〔解答例〕患者の上体を抱き起こすとか，あるいは全身を持ち上げ移動，移乗するという作業がよくある．そのとき，患者は通常ベッドに仰臥あるいは端座位の状態にあるので，どうしても前屈しながらの作業になる．後述するように，前屈で重いモノを持ち上げる場合には腰部の負担が非常に大きいので腰痛を発症する可能性が高くなる．

3.7〔解答例〕患者と看護師が離れていて，手を伸ばした状態で患者を持ち上げるということは，力のモーメントが大きくなるので，その分腰部に負担がかかる．患者に近づくということは，看護師と患者の重心が近くなり力のモーメントは小さくなる．その結果，腰部負担も少なくなるので腰痛予防になる．

3.8〔解答例〕摩擦が極端に小さい場合，例えばアイススケート靴を履いた人を押したり引いたりすれば簡単にその人を動かすことができる．ベッド上の臥床者でも，マットレスシーツと寝巻きの摩擦が小さければ，ベッド上での移動は容易である．ナイロン生地の「スライドシート」とか「イージースライド」という用具があり，これを患者の背面に敷くと通常の力より半分の力で患者を移動できる．

3.9〔解答例〕患者を仰臥位から側臥位に体位変換する場合，患者の上肢が伸びていたり下肢が広がった状態であったりすれば，上肢や下肢が邪魔をしてその体位変換はスムースに行えない．そうならないように，まずは，両足をまっすぐに伸ばすかあるいは組み，両手は胸の前に組むようにしてから体位変換に入る．このように上肢，下肢を組むことを「小さくまとめる」と表現している．

3.10〔解答〕"慣性"

3.11〔解答〕(1)：(○)，(2)：(×)，(3)：(○)，(4)：(○)，(5)：(×)

3.12〔解答〕(1) ④圧縮力，(2) ③せん断力，(3) ②引っ張り力，(4) ③テコ，(5) ⑤力のモーメント

3.13〔解答〕①②③（順不同）A．摩擦，F．テコ，J．力のモーメント，④C．身体負担，⑤F．テコ，⑥K．患者の手足をまとめる，⑦⑧（順不同）L．大きな筋群を使う，O．重心を低くする，⑨G．患者に近づく，⑩H．周囲の環境をととのえる

3.14〔解答〕(1) (○)，(2) (×)，(3) (×)，(4) (×)，(5) (○)，(6) (○)，(7) (×)

第4章

4.1〔解答〕図4.31のベクトル図の底辺となる．45°の三角定規の底辺，高さ，斜辺の関係「1：1：$\sqrt{2}$」より，斜辺が30〔kgf〕であるから，底辺はその$1/\sqrt{2}$で，21.2〔kgf〕となる．

4.2〔解答例〕背の異なる看護師が協力して患者を持ち上げる場合の負担は，図4.3 (a) に示した親子で協力して荷物を持つ場合と同じ考え方である．背の高い看護師の力のベクトルは大きくなるので，負担は余計にかかる．

4.3　省略

4.4〔解答例〕人間の重心とは，その人の体重がその重心に集中している点である．その重心が動くということは，体重を動かしていることに相当するので，それだけエネルギーを消耗することになる．重心を動かさなければ，それだけ体力の負担が少ないということにもなる．

4.5〔解答例〕テコの原理は，変位量は小さいが力が増倍できるという原理である．この原理はボディメカニクスの一環として，重い患者の体位変換あるいは移動の場合に活用されている．例えば，仰臥患者の膝を立て，看護師はその膝頭に軽く力を加えると患者を容易に側臥位へ移すことができる．

4.6〔解答例〕問題4.5で述べたように，テコの原理は，変位量は小さい（大きい）が力を増倍（減少）できるという原理である．この原理を使い，ある場合は問題4.5のように膝を立てその膝頭を押す，またある場合は，看護師の肘をマットレスに置き患者の頭をあるいはでん部を持ち上げるという場合などがある．このように無意識のうちに患者介助にテコの腕として患者あるいは看護師の手・足を活用している．

4.7〔解答例〕力のモーメントは腕の長さとその先にかかる力の大きさの積である．何かを回そうとする場合に力のモーメントは発生する．腕が長い物体を回そうとすると力のモーメントは大きくなる．例えば，自動車のハンドルを考えると，バスのように大きな半径のハンドルを回そうとするときと小型車の小さなハンドルを回そうとするとき，同じ力をハンドルに加えたなら，バスのハンドルのほうが大きな力のモーメントが発生する．また，ある物体を持つ場合でも，腕を伸ばしてそれを持つと肩関節に大きな力のモーメントがかかる．

4.8〔解答〕$F_1 = 2$ kgf，$F_2 = 5.3$ kgf，$F_3 = 60$ kgf

4.9〔解答〕位置A：$T = 0$ N·m，位置B：$T = 7$ N·m，位置C：$T = 10.5$ N·m

4.10〔解答〕(1) (×)，(2) (×)，(3) (○)，(4) (×)，(5) (○)，(6) (×)，(7) (○)，(8) (×)，(9) (○)，(10) (×)，(11) (○)

4.11 〔解答〕
(1) 小さくまとめる　　　　　　　（⑥　　）
(2) 対象に近づく　　　　　　　　（③　　）
(3) 支持基底面を大きくする　　　（②, ⑩）
(4) 摩擦の利用　　　　　　　　　（⑨　　）
(5) 大きな筋群を使う　　　　　　（①　　）
(6) 支持基底面内に重心を入れる　（④　　）
(7) 重心移動　　　　　　　　　　（④, ⑧）
(8) 大きい力のモーメント（トルク）
　　　　　　　　　　　　　　　　（⑤, ⑦）
(9) テコの原理　　　　　　　　　（⑦　　）
(10) 安　定　　　　　　　　　　（②, ⑧, ⑩）

第5章

5.1〔解答例〕看護でいう支持基底面とは，看護師がベッドサイドに立った場合，両足が床と接触する部分で両足のつま先同士，両足の踵先端同士を結んで形勢される床面積をいう．この支持基底面が広いほど看護師は転倒しにくく，安定した作業が行える．

5.2〔解答例〕問題5.1で述べたように，支持基底面を広く取ると姿勢が安定する．その理由は，支持基底面内に重心があると人でも物でも転倒しないのである．この基底面が小さいと上体が傾くとすぐに支持基底面の外に重心が移動してしまい，転倒する．そのために，ベッドサイドで作業する看護師の支持基底面を大きくとれば，患者を抱きかかえるような場合でも安定する．

5.3〔解答例〕支持基底面から重心が出てしまうと，転倒する．そこで，転倒しないためにも支持基底面内に重心を入れておかなければならない．

5.4〔解答例〕支持基底面は大きいほど，重心の可動範囲は広い．つまり，可動範囲が広いと大きく身体を傾けても転倒しない．

5.5〔解答例〕"支持基底面"

5.6〔解答例〕看護師の両足を左右に開けば，左右方向の支持基底面は広がるので，左右に身体を大きく傾けても倒れにくい．しかし，その状態で前後に身体を傾けると簡単に倒れてしまう．

5.7〔解答例〕腕を伸ばして手に物を持てば，肩関節に負担がかかる．それは，力のモーメントで説明できる．腕を伸ばした状態で手に物体を持てば，肩関節に大きな力のモーメントが作用する．それは，腕の長さが長いからで，その腕を縮めて手先に物体を持てば，力のモーメントが小さくなり負担は減る．大きな力のモーメントが生じたとき，その力のモーメントを平衡させるために大きな筋力が働くので，その筋力が働かなければ，腕は下がってしまう．

5.8〔解答〕(1)（○），(2)（×），(3)（×），(4)（○），(5)（○），(6)（×），(7)（×），(8)（○），(9)（×），(10)（○）

5.9〔解答〕(a動作)，(b物理学)，(c工学)，(d力学)，(e身体部位)，(f運動)，(gボディメカニクス)，(h動作形態)，(iバランス)，(j障害)

第6章

6.1〔解答例〕安全には患者の安全，看護師の安全がある．医療行為を除いて考えると，患者独自ではベッドから転落した，ベッド柵に引っかかった，挟まった，転倒したなど患者が犯す

危険がある．看護師サイドから考えると，介助中にうっかり目や手を放したすきに転倒したとか，大丈夫であると思っていたことでも事故に発展することがある．ハインリッヒの法則が示すように，重大事故の背後には何百というヒヤリハットが起こっているものと思われる．したがって，ヒヤリハット事例をよく研究し，それを起こさないような努力が看護師各自にとって必要である．

6.2〔解答例〕「点滴の中に入れる薬を間違えた」は，間違えた薬で事故にならなかったからよいものの，その間違えた薬の種類によっては患者に重大事故を与えることになる．

6.3〔解答例〕
誤操作：ME機器の誤操作．
誤り：別の患者に食事を食べさせた．
勘違い：患者の名前を呼び違えた．
見間違え：体温計の目盛37℃を39℃と見間違えた．

6.4〔解答例〕トイレに移動歩行中，イルリガードル（点滴用）のキャスターにスリッパが引っかかり倒してしまう．

6.5〔解答例〕ME機器の表示装置はデジタル（数値）表示が多い．その数値，例えば「5」と「6」あるいは「3」と「8」を見間違えることは考えられる．

6.6〔解答例〕前屈しただけでも腰に負担がかかることは明らかである．それに加えて，赤ちゃんを図のような格好で抱えるとさらに余計な負担が腰にかかり腰痛を冒す危険性は極めて高い．

6.7〔解答例〕リスクRは，事故・故障が発生する確率Pとその事故・故障の損失Dとの積で評価される．例えば，アンプルで指を切るということが頻繁にあるとすれば，その確率は大きいといえる．そして，その指は切断しなくてならないようなら，傷害は大きいので，この場合のリスクは大きいといえる．その逆にアンプルで指を切ることはめったになくて，たとえ切ったとしてもその指の怪我はかすり傷程度であるというなら，リスクは極めて小さい．また，アンプルで指を切る確率が極めて小さくて指は切断するほどに重大な傷害であるなら，あるいはアンプルで指を切る確率は大きくてその指はかすり傷程度であるというなら，いずれの場合もリスクは小さいといえる．

6.8〔解答例〕事故にはならないが，「ヒヤリ」としたり「ハット」したりすることをいう．このヒヤリハットが何回も起こるようなら，いずれ重大事故に結びつくという教えがハインリッヒの法則である．

6.9〔解答例〕訳せば「事故や故障が起こっても大丈夫」である．いまのところ使った経験がある人は少ないが，自動車のハンドルに設置されているエアバックがその例である．これは，衝突すると身体を受け止めてくれる風船が飛び出すものである．

6.10〔解答例〕これは「誰がやっても簡単，安全」という意味で，例えば脱水中の洗濯機のふたを開けると高速回転中の脱水槽の回転が急に止まるという工夫です．また，お風呂のお湯がたまると自動的に止まるような設備もフールプルーフである．

6.11〔解答例〕故障してもそれを補う設備を設けてあるシステムをいう．大きな工場や病院

などで採用されていることが多く，停電してもすぐに自家発電に切り替え，工場の操業や手術などに影響を与えないようにしたシステムである．現金とカードを持っていて，現金を落としてもカードを持っていたので支払いができたというような例も規模は小さいが一種のバックアップ・システムである．

6.12〔解答例〕数字や文字は見誤ることがあるので，赤，黄色，緑などの色を合わせて間違いを予防する方法である．これは，電線あるいは気体を通すチューブの末端に色をつけ，その色に合った場所に接続すると間違いなくつながるというものである．テレビとビデオを接続する電線のカラーコーディングは，黄色は映像信号，赤色は左側の音声信号，白色は右側の音声信号である．

6.13〔解答例〕これは「矛盾がない」「適合性」という意味がある．例えばME機器を操作する場合，操作する人が思うように機器が動いたりそれに対応する結果がでたりしてくれることである．例えば，スイッチは押せば電源はオン状態になるとか，ボタンを5回押せば設定値が「5」となるというようなことである．

6.14〔解答例〕マッピングとは，本文の意味のほかに対応づけること，割り付けること，割り当てることという意味もある．知らないところを訪問して迷わずに目的のところまでたどり着くとほっとする．駅前によく案内図があるが，それを見て頭のなかにその地図を記憶し歩き出すとする．直線で描かれた道が曲がったりすると間違った道を歩いているかのような錯覚をし，土地の人に聞くことがある．これは対応づけがよくない例である．こうならないように，上手に描かれた地図に出会うとうれしくなる．地図ではないが，エレベーターは上に行くときは▲で表示され，下に行くときは▼で表示されるようになっている．これはマッピングである．

6.15〔解答例〕"当たりまえのこと"を"ぼんやりしない"で"ちゃんと"実行していれば，事故は起こらないということを，簡単な3文字（ABC）で表現したものである．

6.16〔解答〕①，③，⑤

第7章

7.1〔解答例〕看護ではいかなる情報も極めて重要である．情報は新聞・雑誌のような紙に書かれた文字情報や音声や画像で伝えられるラジオ・テレビ情報だけが情報ではない．患者の顔色，患者のしぐさ，姿勢，歩き方，動作などは看護では大切な情報である．つまり，これらは観察情報であって，人間はなんとなく「変だ」ということがすぐわかるので，この情報を見逃がしてしまうと重大事にいたることが予想される．一人の判断で不明なら，同僚・上司と相談し情報を交換することが大切である．

7.2〔解答例〕患者の病気を直すという医療行為はフィードバック・コントロールである．まず，患者の病気は検査によって特定する．これは患者からの病状という情報の取得である．その結果（情報）が医師や看護師にバックされ，それに基づき医療行為が開始（フィード）される．このような患者の医療行為や検査をみてみると，病状という情報や医師，看護師，患者との間の情報交換なしでは快復は見込めない．

7.3〔解答例〕インターフォンで会話ができるナースコールもあるが，単なるナースステー

ションへの呼び鈴の場合もある．インターフォンであるなら，患者が困っている情報を直接伝えることができるが，単なる呼び鈴であるなら，看護師は病室へかけつけなければならなし．かけつけた結果，重大なことが起こっているなら，医師や同僚へ連絡をし，状況によってすぐに処置開始となる．ナースコール合図の数を1回なら「ちょっと用事」，2回なら「少々苦痛」，「3回なら重大な事態発生」のような約束事を決めておくことも可能である．

7.4〔解答例〕子供はプールの水位をお父さんに伝える役割があるので，突然いなくなると水位はわからなくなる．そのため，お父さんは水位が見えないので，水道水は出しっぱなしでプールは満水になる．やがて水はオーバーフローする．このときの子供は水位の検出器の役割を果たしていた．その検出器が働くなった，つまりフィードバック・コントロールが機能しなくなったといえる．

7.5〔解答例〕図7.16の表示部は，問題7.4の子供の役割と同様にME機器の動作状況（患者の様子）を知らせてくれるものである．その表示部が故障ということは，患者情報が得られなくなったことで，フィードバック・コントロールが利かなくなったのである．そこで，医師・看護師は患者情報が得られないので，表示部を交換するか，直接診察する行動に移る．

7.6〔解答例〕日本人の平均体温は36.9℃といわれているので，40℃はかなり高熱である．この熱を下げるためには，病院へ行き診察を受けその原因をつかみ治療することである．医療行為を受けずに売薬で熱を下げることも可能である．いずれにしても，体温計で体温を測り，40℃と高熱であったこと知ることはフィードバック・コントロールのバック，つまり対象の状況を知ることである．目標とする体温は36.9℃であるから，それに近づけるべく注射を打つ，薬を飲む，水枕を使うなどの快復努力行為はフィードである．こうして，フィード（注射する，薬を飲む）とバック（現状の体温を知る）を繰り返して，快復（コントロール）するわけである．

7.7〔解答例〕アナログとは連続な量である．針で時間を示す時計はアナログ時計である．これは，アナログ時計を見ればわかるように時間と分と秒との間は連続である．一方，デジタルとは間欠的な計数量である．数値で時を示すデジタル時計を見ればわかるように，例えば現在時刻が11時59分であるとするなら，12時00分へと数字が突然変わる．このように分刻みで時間が変わるような量はデジタルという．きちんとした定義ではないが，トイレットペーパーの「ロールの紙」はアナログ，「ティッシュペーパー」はデジタルである．このように考えると，小説はアナログ，漫画はデジタルというように近似的なアナログとデジタルの対応を見つけることができる．

7.8〔解答例〕アナログ（理由）−デジタル（理由）という表現で以下にその5例を示す．

①水道の水（連続的に流れる）−ペットボトルの水（数で数えられる）

②フィルムカメラ（印画紙は化学的）−デジタルカメラ（メモリーの数で決まる）

③映画（観ていて連続）−紙芝居（一枚ずつ画を引き抜く）

④梅雨の長雨（毎日雨が続く）−夏の雷雨（急に降り，すぐ止み太陽が出る）

⑤家庭用電灯（電圧100ボルトで連続）－懐中電灯（乾電池で点けたり消したりする）．

7.9〔解答例〕希望する目標を達成させることがフィードバック・コントロールである．看護は患者の病状を快復させるという目標があるので，まさにフィードバック・コントロールといえる．このとき，快復は「コントロール」で，医師・看護師が患者に医療行為を施すことは「フィード」である．そして，患者から病状検査で病状という情報を，あるいは問診で病状を聞き取るということは「バック」である．このようにフィードとバックなしではコントロールはできないのである．

7.10〔解答例〕車椅子を利用する患者がトイレに行きたいと訴え，その行為を支援することを考える．排便の訴えに従い，患者を車椅子へ移乗介助しトイレへ移動する．これが「フィード」である．看護師は排便の確認を直接できないが，患者から快便であったという報告を受けたとすれば，それは「バック」である．こうして，患者が快便という目標を達成できた（コントロール）ので，排便介助もフィードバック・コントロールである．

7.11〔解答〕(1) ○, (2) ×, (3) ○, (4) ×, (5) ○

第8章

8.1〔解答例〕ME機器のMEはMedical Engineering（医用工学）の頭文字をとったものである．Medicalは医療で，Engineeringは工学である．この工学は「いかに目指す成果に結び付けられるか」を考えることであって，機械，電気，情報などを使って人間に役立つモノ（製品）を生み出すことである．したがって，ME機器は医療・看護に役立つ工学製品で，身近な例では電子体温計，自動血圧計，心電計，シリンジポンプなどがある．

8.2〔解答例〕看護にかかわるME機器の例として水銀式圧力計と電子血圧計を考えてみる．水銀式血圧計はカフ（マンシェット）を腕に巻き，手でゴム球を握りカフ圧を上げ圧迫する．そして，適度な脱気速度で圧力を下げる．人間工学的には，適度な脱気速度にする，水銀柱を傾けない，水銀柱の測定値を見間違えないなどの注意が必要である．一方，電子血圧計は自動的に加圧され，自動的に「最高・最低血圧」デジタル表示される．使用する側にとっては，電子血圧計は水銀式血圧計に比べ人間工学的な配慮は少ないが，製造する側では，装置の大きさ，形，色からデザインし，デジタル表示の文字の大きさ，配置，名盤文字，スイッチ類，取り扱い説明書など使う側の看護師がヒューマンエラーを起こさないような人間工学的な工夫が各所になされている．

8.3〔解答例〕正確なバイタルサイン情報が得られないので，医療者による目視や触診，あるいは問診をたよりに患者の治療にあたることになる．

8.4〔解答例〕現代医学は，治療に対してME機器に頼よるところが大である．そのため，もし，停電になると電池で駆動するME機器を除き，あらゆるME機器は使えなくなる．特に，手術に関して停電は重大な問題であるから，速やかにバッテリーあるは自家発電に切り替え，手術に支障がないようになっている．

8.5〔解答例〕携帯電話からは微弱ではあるが，電波を発している．その電波が心臓ペースメーカーを取り付けている優先席にいる人に悪影響を与える可能がある．それは，心臓ペースメーカーに携帯電話が近づくと，電磁波が心臓ペースメーカーのケーブルに雑音として入る．ケーブルに雑音が入ると，ペースメーカーは脈が打っているものだと誤判断する．すると，ペースメーカーはトリガー信号を出さないので，脈が止まったままとなる．これにより，体内の血液の循環が止まり，生命維持が危うくなる．

8.6〔解答例〕電子体温計，電子血圧計などME機器と呼ばれているモノは自動化されている．そのため，計測時間が短縮され，測定精度が上がったといえる．その結果，忙しい看護業務に対して，多少の能率向上があったと思われる．

8.7〔解答例〕ヒューマンエラーを起こさないように考えられてはいるが，注射器のセッティング，薬液注入速度の設定，そのデジタル目盛の見間違い，勘違いによる設定誤り，警報音の聞き違いなどが考えられる．図8.12に限らず，あらゆる測定装置に対して，このようなヒューマンエラーは起こる可能性がある．

8.8〔解答例〕看護補助機器の例として手動でギャッジアップするギャッジベッドを考える．
①ギャッジアップ用のハンドルはベッド下方にあるので，それを回す場合の姿勢に注意すること．
②看護師にとってベッドは高いほうがよく，患者にとっては低いほうがよい．それに合わせることは人間工学的配慮である．
③ベッドといっても一種の機械であるから，安全のために動く部分には油を注すというような保守や点検を実施する必要がある．

8.9〔解答例〕人間は重いためベッドから車椅子へ移乗させるような場合，女性一人では持ち上げることができない．そのような場合，ホイストを使用すると一人でも介助が可能となる．

8.10〔解答例〕人間が機械を操作する場合，機械のどこかに触れる．例えば，スイッチを入れないと機械は動かないので，まず，そのスイッチボタンの形状，大きさ，色などを問題にしてデザインする．形状，大きさ，色などを決めることは人間工学の役割である．このように考えて機械として自動車を取り上げると，ハンドルのサイズ，クラッチの握り，アクセル・ブレーキペダル，速度計，サイドミラー，バックミラー，椅子，温度環境など機械に触れる部分，速度や室温など運転や室内情報を取り入れる計器の部分など非常に多くのことがらが人間工学にかかわっていることがわかる．

8.11〔解答例〕ここでは，自動車という機械を考える．
(a) 運転という面からは，運転席に座りハンドルを握るとそのグリップやサイズによってハンドル操作は異なる．このように考えると発進，バック，駐車を切り換えるレバーの握り，サイズ，配置位置などが使いやすさの人間工学にかかわってくる．そして，長時間座って運転する椅子の座り心地に関しては，人間工学的に早くからから盛んに研究が行われている分野である．
(b) 自動車のコントロールには，速度と方向がある．速度調整はアクセルとブレーキペダルで行う．ハンドルはパワーステアリングであれば，

操作が楽で安心して運転ができる．運転はハンドルだけではない．外部の視界がよく確認でき，同時に後方や左右方向の安全確認ができていなくてはならない．そのためには，バックミラー，サイドミラーが必要である．それらミラーの設置位置や角度も人間工学に関係する．雨の日の運転にはワイパーも必要である．そのワイパーの動く速さも人間工学的に考える必要がある．以上のように考えると人間工学は機械の操作には不可欠な存在であることがわかる．

第9章

9.1 〔解答例〕病棟のベッド高さは患者に合わせてあるので低い．そのためにベッド上の臥床者のケアをするとき前屈を強いられる．この前屈姿勢が腰痛を起こす原因の1つになっている．ボディメカニクスの項で述べたように，前屈姿勢で重いモノを持つと腰には非常に大きな力がかかるので，このような姿勢での作業が多い看護業務には腰痛発症率が高い．

9.2 〔解答例〕寝室について考えると，部屋の構造，間取，カーテン，照明，温度，湿度，騒音などいろいろ睡眠に関係するモノがあるので，安眠できるようにそれらを工夫して使用するとよい．さらに，身につけるパジャマ，毛布なども人間工学的に考えその人の好みにあったモノを選ぶ必要がある．

9.3 〔解答例〕運動といっても用具を使う運動と使わない運動がある．用具を使わないといっても最低限運動に適した何らかの衣類や履物は使われている．何も用具を使わないと思われるマラソンやランニングでも衣服と靴は最低限身に着けている．それらはランニングに適した運動衣であり，シューズである．ゴルフのクラブ，スケートシューズ，スキー用具，各種運動シューズ，スイミングウェアなどいろいろな運動用具や衣類には人間工学が応用されて，現在の材質，形，サイズになっている．図9.6に示したノルディックウォーキングのポールは，人間工学の応用であると明記された製品である．

9.4 〔解答例〕テニスをするには，まずテニスコートが必要である．そこには地面の質（土かアスファルトか），地面に書かれたライン，ネットなどがある．使用する運動用具はラケット，身につけるモノにはテニスウェア，シューズがある．特にラケットについては，握りやすく適度な重量が必要であることから，人間工学的な研究がなされている．シューズについてもプレヤーの足に合い，軽くて履き心地がよく滑らないように人間工学的な工夫がなされている．

9.5 〔解答例〕コンピュータを長時間やり続けると精神・生理的障害（テクノストレス）を被る恐れがでてくる．確かに，画面と長時間にらめっこし，文字や数字を入力したり，その結果に基づき考えたり判断を行ったりしていると目は疲れ精神的に不安定となる．そうならないためには，1～2時間ぐらいの作業で一度キーボードから離れ気分転換を行うとよい．そして，画面と作業者の目線の位置や距離，キーボードやマウスと肘の位置関係，キーボードと椅子の高さとの関係などの調整が正しくなされているかなどに注意を払うとよい．

9.6 〔解答例〕コンピュータ本体の概観は単なる箱である．内部には電子装置や電子基盤がいっぱいつまっている．これを有効に使うため

には，コンピュータと人間の考えを結ぶ電線がある．その電線にはインタフェースといういくつかの機器がつながっている．その機器の主たるモノは，液晶画面，キーボード，マウスである．液晶画面はコンピュータが今行っている内容を表示してくれるモノである．ワードとかエクセルという画面上に映し出されたソフトウェアを扱うため，カーソル位置の調整にマウスが，文字や文章などの内容入力にはキーボードが使われる．文章が書かれ，計算結果が出てくるとそれらの文章や数値結果を印刷文字として表現するためにプリンターが必要となる．さらにコンピュータの故障，間違って消去するような事故を未然に防ぐための外部記憶装置（ハードディスク，USB メモリ，CD-ROM など）類もある．上述したように，インタフェースとは「液晶画面」「キーボード」「マウス」「プリンター」「外部記憶装置」などの総称をいう．

9.7 〔解答例〕コンピュータを使うようになると，ワープロソフトのワード，表計算のエクセルなど個人が作る作品（データ）に名称（個人がわかりやすいような名称や日付など）つけ，ファイルという整理用袋の中に格納するのが普通である．この整理を怠ると，作品が増えてくるとどこに何が収められているかがわからなくなる．このような整理も人間にとってわかるような方法で行うことが望まれる．そのため，ファイルの上手な整理も人間工学である．

9.8 〔解答例〕和式便器を利用した人はわかるように，膝を深く曲げて座って用足しをする．それに対して，洋式便座は座ることができる．そのために用便後の立ち上がりは非常に楽である．膝が悪くなったお年寄りには大変便利である．この洋式便器にウォッシュレット（肛門を洗浄してくれる装置）が付くようになり，用足し後の気分は壮快で多くの人に愛用されている．このウォッシュレットが世に出るまでには何百人という被験者による人間工学的な実験が重ねられ，現在の姿になった．それは，ボタンを押せばすぐに正しい肛門位置に向けて適温のお湯が噴射し洗浄してくれる装置である．お湯が噴射される位置や角度の決定，お湯の温度は何度が適当かというような物理的な値を決めるために大勢の人が参加し，決められた．このウォッシュレット付きの便座を使う側にとって，用足し後は清潔である，立ち上がりが楽であるなど人間工学的にすぐれている．

第 10 章

10.1 〔解答例〕人間工学が追求する学問の内容には，機器の使いやすさ，作業の能率向上，人の健康満足などがある．これらの追求は，一般の産業ではもちろんであるが，看護でもまったく同様な追求が必要であることは自明である．

10.2 〔解答例〕移乗介助を例に考える．患者，高齢者，身障者の身体は病弱，高齢とあって，健常者のように身体の頑強さ，コミュニケーション能力が不足している．そのため介助に当たり，介助者の思うような指示に従ってもらえないことがある．介助者が身体を把持する場合も，把持する位置に十分な注意が必要である．一方，モノの持ち上げは相手がモノを言わない物体なので，どのようにして持ち上げても自由である．場合によっては持ちやすいようにひもやなわをかけることも可能である．

10.3〔解答例〕採血用注射器は，真空容器を注射器に取り付けるだけで，内筒を手で引く必要がない．血液の採決量を見ているだけで所定量が採決できる．

10.4〔解答例〕患者を持ち上げる場合，看護者の両手を患者の背部や臀部に組んで持ち上げる．患者ハンドリングスリングは，この両手を伸ばすときの腕の長さを補ってくれるので，前傾姿勢の度合いが小さくてすむ．これは脊柱障害予防に通じる．

10.5〔解答例〕水銀式血圧計．今では，電子式血圧計が利用できるようになり，測定時間が短縮し正確に能率よく血圧が測定できる．

10.6〔解答例〕ベッド上の臥床者を枕元へわずかな距離移動させる場合を考える．枕の位置，寝具の乱れ具合，臥床者のどの部分を手で持って移動させるかなど，瞬時に移動計画を立案して行動を起こしている．病棟から手術室へ患者を移動するようなことであれば，患者病状の現状把握，ストレッチャーの手配，同僚との共同作業計画，ベッドからストレッチャーへの移乗計画，移動経路などあらかじめ綿密な移動計画を立てておく必要がある．

10.7〔解答例〕患者を介助する場合，看護師は患者に直接触れるのが普通である．ところが重い患者を病室から手術室へストレッチャーで移動させるとか，ベッドから車椅子へ移乗させる場合がある．その移乗の際にホイスト（リフター）を活用する場合がある．このような場面のときに使用するストレッチャー，車椅子，ホイストはモノである．こうしたモノは，当然安全性が確保されていなければならないし，安楽に乗れるということも必要である．さらにそうした機器には振動やゆれのないような配慮も必要である．このような問題を解決するのが人間工学，工学・技術の分野である．

10.8〔解答例〕ベッド端に座っている患者の履物を整えるような場合を想定する．この場合，しゃがんで落ち着いて支援すればよいのだが，立位状態のまま上体を前屈させて支援すると，腰部に負担がかかり腰痛発症の可能性が生じる．

10.9〔解答例〕物：最新のギャッチベッドを例に述べる．このベッドは高さが上下できるので看護師の作業がやりやすいように高さ調整ができる．また，背もたれ角度が変えられるので，食事介助が楽である．看護師の姿勢：患者をベッドから車椅子に移乗させる場合を例にあげる．ハンドリングスリングあるは腰ベルトを使用すると，患者を持ち上げ移動させる前屈角度が小さくなり腰部負担は減少する．産業現場で道具や工具を使用するように，看護でも上述の看護用具を使用すると看護作業が楽に行えるようになる．

10.10〔解答例〕人間工学は物，機械，人間を扱う場合の安全，使いやすさ，効率，能率などを高めることである．こうしたことを考えると，看護では患者の安楽に配慮すると同時に看護師自身の作業負担，疲労の軽減も図る必要がある．また，ME機器の取り扱い，病院，病棟環境にも配慮する必要がある．こうしたことから，看護師の立場から考えた人間工学は，患者の安楽，安心に寄与すると同時に，看護師自身の負担軽減に役だつ．

10.11〔解答〕(1)(○)，(2)(○)，(3)(○)，(4)(○)，(5)(×)

10.12〔解答〕(1) (○), (2) (×), (3) (○), (4) (×), (5) (○), (6) (×), (7) (○), (8) (×), (9) (○), (10) (○)

10.13〔解答〕(1) (○), (2) (×), (3) (○), (4) (×), (5) (○)

10.14〔解答〕(1) (×), (2) (○), (3) (○), (4) (×), (5) (×), (6) (○), (7) (×), (8) (○), (9) (○), (10) (×), (11) (×), (12) (×), (13) (○), (14) (×), (15) (×)

参考文献

■ 人間工学関係

1 ：『暮らしの中の人間工学』，小原二郎，実教出版，1971.
2 ：『人間工学からの発想』，小原二郎，講談社，1992.
3 ：『消費人間工学吉田武夫，日科技連，1988.
4 ：『おはなし人間工学』，菊池安行，日本規格協会，1989.
5 ：『使いやすさの発見』，人間生活工学研究センター編，通産資料調査会，1996.
6 ：『現代の人間工学』，長町三生ほか，朝倉書店，1994.
7 ：『安全管理の人間工学』，長町三生，海文堂，1995.
8 ：『人間工学』，正田　亘：恒星社厚生閣，1997.
9 ：『エンジニアのための人間工学』，横溝克巳，小松原明哲，日本出版サービス，1991.
10 ：『エルゴノミックスデザイン』，野呂影勇ほか，日科技連，1991.
11 ：『図説エルゴノミクス』，野呂影勇編，日本規格協会，1990.
12 ：『生活のための工学』，野呂影勇，放送大学振興会，1992.
13 ：『座学入門』，野呂影勇，松方健，下出真法，ごま書房，1994.
14 ：『図説エルゴノミクス入門』，野呂影勇，培風館，2003
15 ：『産業人間工学』，エティエンヌ・グランジャン著／中迫勝，石橋富和訳，啓学出版，1992.
16 ：『応用人間工学』，池田良夫，放送大学教育振興会，1996.
17 ：『人間工学―工学的人間学』，加藤一郎，放送大学振興会，1989.
18 ：『人間工学基準数値数式便覧』，佐藤方彦監修，技報堂出版，1992.

■ 看護人間工学関係

19 ：『看護・介護のための人間工学入門』，小川鑛一，鈴木玲子，大久保祐子，國澤尚子，小長谷百絵：東京電機大学出版局，2006
20 ：『看護動作のエビデンス』，小川鑛一，鈴木玲子，大久保祐子，國澤尚子，小長谷百絵：東京電機大学出版局，2003
21 ：『看護の人間工学』，大河原千鶴子，酒井一博　編集：医歯薬出版，2002
22 ：『看護動作を助ける　基礎人間工学』，小川鑛一：東京電機大学出版局，1999
23 ：『看護人間工学』，山田里津監修：メジカルフレンド社，1990.

■ 看護技術

24 ：『看護の仕組み』，叶谷由佳，木村憲洋　編著，日本実業出版社，2007
25 ：『考える基礎看護技術』，坪井良子，松田たみ子　編集，廣川書店，1998
26 ：『写真で見る基礎看護技術』，大吉三千代，東郷美香子，平松則子，照林社，2000
27 ：『写真でわかる看護安全管理』，村上美好　監修，佐相邦英　指導，2007
28 ：『患者移動の知識と技術』，加藤光宝監訳，1997.

29 ：『ベッドサイドを科学する』，平田雅子，学研，1987.
30 ：『看護技術の物理学的考察』，平田雅子，メディカルフレンド社，1990.
31 ：『単位・量・数式のはなし』，平田雅子，学研，2005
32 ：『看護にいかす物理学』，前田昌信：医学書院，1993.
33 ：『看護技術のキーポイント』，青木康子監修ほか，学研，1983.
34 ：『基礎看護技術』，延近久子編，小学館，1995.
35 ：『臨床実習で学ぶ』，延近久子編：基礎看護技術，小学館，1995.
36 ：『新しい体位変換のテクニック（ビデオ教材）』，川島みどり企画，紙屋克子監修・指導，中央法規出版，1991.
37 ：『リハビリテーション』，上田　敏，講談社，1997.
38 ：『保健・医療・福祉をつなぐ考える技術』，渡辺祐子ほか，医学書院，1987.
39 ：『素顔の看護婦』，木村　快，同時代社，1991.
40 ：『看護技術の現在』，川島みどり，けい草書房，1994.
41 ：『看護婦不足（ドキュメント）』，立木啓子，朝日パノラマ，1994.
42 ：『看護の中の人間』，大段智亮，川島書店，1994.
43 ：『看護とは何か／看護婦とはだれか』，マルグレッタ著，小玉，尾田訳，日本看護協会出版会，1988
44 ：『看護とコンピュータ』，雑誌看護，日本看護協会出版会，1994.
45 ：『何がなぜ看護の情報なのか』，薄井担子，日本看護協会出版会，1996.
46 ：『高齢者にやさしい商品開発』，服部万里子，日本経済新聞社，1995.
47 ：『看護婦に教わる在宅介護』，片山蘭子，講談社，ブルーバックスB1066，1995.
48 ：『看護技術プラクティス』，竹尾恵子　監修，学研，2003
49 ：『わかるバイタルサインAtoZ』，平　考臣，鈴木玲子，学研2000
50 ：『バイタルサインモニタ入門』，久保田博南，秀潤社，2000
51 ：『バイタルサイン　そのとらえ方とケアへの生かし方』，日野原，阿部，岡安，高階，濱口，医学書院，1980

■ 人間と機械

52 ：『機械と人間』，竹内啓編，東京大学出版会，1985.
53 ：『人間と機械』，井戸剛，東海大学出版会，1980.
54 ：『人間と機械（人による機械の制御）』，井口雅一，共立出版，1970.
55 ：『基礎制御工学』，森　政弘，小川鑛一，東京電機大学出版局，1994.
56 ：『基礎ロボット工学』，小川鑛一，東京電機大学出版局，1998.
57 ：『人と物の動きの計測技術』，小川鑛一，東京電機大学出版局，2002
58 ：『ナースのためのＭＥ機器マニュアル』，謝宗安　編・著，メディカ出版，2001
59 ：『医用工学入門』，木村雄冶，コロナ社，2001
60 ：『ＭＥワンポイントアドバイス』，小野哲章，秀潤社，2003

■ 身体の動き関係

61 ：『バイオメカニックス概説』，日本機械学会編，オーム社，1993.
62 ：『動きを測る』，大道ほか，大修館書店，1993.
63 ：『跳ぶ科学』，宮下充正監修，大修館書店，1990.
64 ：『投げる科学』，宮下充正監修，大修館書店，1992.
65 ：『スポーツ科学・読本』，雑誌，JICC出版局，1991.
66 ：『スポーツ・ダイナミクス』，永田　晃，朝倉書店，1991.
67 ：『格闘技奥義の科学』，吉福康郎，講談社，ブルーバックス B1083，1996.
68 ：『「たくみ」の科学』，大築立志，朝倉書店，1992.
69 ：『基礎運動学（第4版）』，中村隆一，斉藤宏，医歯薬出版，1992.
70 ：『図説運動の仕組みと応用』，中野昭一ほか，医歯薬出版，1992.
71 ：『からだの見方』，養老孟司，筑摩書房，1989.
72 ：『ヒトの見方』，養老孟司，筑摩書房，1993.
73 ：『解剖学教室へようこそ』，養老孟司，筑摩書房，1993.
74 ：『解剖学』，渡辺正仁監修，広川書店，1995.
75 ：『手と脳』，久保田競，紀ノ国屋書店，1983.
76 ：『人体エンジニアリング』，ジョン・レニハン著／池田豊信訳，森林書房，1977.
77 ：『設計のための人体寸法データ集』，生命工学工業技術研究所編，日本出版サービス，1996.
78 ：『設計のための人体計測マニュアル』，生命工学工業技術研究所編，日本出版サービス，1996.
79 ：『技術からの生体評価』，渥美和彦ほか，平凡社，1972.

■ 感覚関係

80 ：『痛みとはなんだろう』，市岡正道，佐藤公道，丸善，1989.
81 ：『感覚を科学する－測る』，矢野　宏，日刊工業新聞社，1991.
82 ：『感じる』，飯田健夫ほか，オーム社，1995.

■ 心理，生理関係

83 ：『人と人との快適距離』，渋谷昌三，日本放送出版協会，1991.
84 ：『魅力工学』，魅力工学研究フォーラム編，海文堂，1992.
85 ：『初学者のための生体機能の測り方』，加藤象二郎，大久保堯夫，日本出版サービス，1999
86 ：『心理測定法』，池田　央，放送大学教育振興協会，1993.
87 ：『からだの自由と不自由』，長崎　浩，中央公論社，1997.
88 ：『おはなし生理人類学』，佐藤方彦，日本規格協会，1997.
89 ：『おはなし生活科学』，佐藤方彦，日本規格協会，1994.
90 ：『デザインのはなし　1』，佐藤方彦，技報堂出版，1993.
91 ：『デザインのはなし　2』，佐藤方彦，技報堂出版，1993.

■ 安全関係

92 ： 『医療事故』，山内桂子，山内隆久，2000
93 ： 『PLのおはなし』，大川俊夫，日本規格協会，1996.
94 ： 『5Sのはなし』，平野裕之，古谷　誠，日刊工業新聞社，1997.
95 ： 『ポカヨケ』，名古屋QS研究会編，日本規格協会，1993.
96 ： 『5S（整理，整頓，清掃，清潔，躾）』，名古屋QS研究会編，日本規格協会，1993.
97 ： 『安全学の現在』，村上陽一郎，青土社，2003
98 ： 『安全管理の人間工学』，長町三生，海文堂，1995
99 ： 『安全の目盛』，平野敏右編，コロナ社，1991.
100 ： 『失敗のメカニズム』，芳賀繁，日本出版サービス，2000
101 ： 『ミスをしない人間はいない』，芳賀繁，飛鳥新社，2001
102 ： 『新しい安全の科学』，井上威恭，中央労働災害防止協会，1987
103 ： 『安全技術入門』，粂川他2名，中央労働災害防止協会，1986
104 ： 『巨大システムの安全性』，近藤次郎，講談社　ブルーバックス　B-600，1986
105 ： 『安全のための行動科学』，長町三生，中央労働災害防止協会，1984
106 ： 『産業用ロボット安全必携』，労働省安全課編，中央労働災害防止協会，1984
107 ： 『無人搬送者の安全』，中央労働災害防止協会編，中央労働災害防止協会編，1984
108 ： 『安全を設計する』，近藤次郎，講談社　ブルーバックス　B-406，1979

索引

◆数字・欧文
- 2Pプラグ …………………158
- 3Pプラグ …………………158
- 5S運動 ……………………128
- ABC法則 …………………129
- C字動作 ……………………113
- DVD …………………………45
- ergonomics（エルゴノミクス）…2
- IH（Induction Heating, 誘導加熱）
  …………………………………169
- ME機器…18, 26, 139, 143, 148,
  150, 153, 156
- VDT …………………………166
  - 作業 ……………………167

◆あ行
- 挨拶 …………………………106
- アクチュエーター …………136
- 圧縮力 …………………56, 62
- 圧力 ……………………66, 68
- アナログ方式 ………………135
- 安全 …………………………158
- 安全性 ……………………18, 172
- 安定 …………………………103
  - な状態 ……………………42
- 安定性 …………………101, 104
- イージースライド ……………70
- 移乗 ……………………………5, 29
- 椅子の高さ ……………………13
- 移動 ……………………………20
- 医用工学 ……………………152
- 医用工学士 …………………139
- 医用電子工学 ………………152
- 医療環境 ……………………181
- 医療機器 ……………………14
- 医療施設 ……………………180
- インキュベータ ………17, 149
- インシデント（incident）……116
- インタフェース ……………124
- 腕の長さ ………………………86
- 運転者 …………………………25
- 運転手 ………………………110
- 運搬姿勢 ………………………34

- 液体の圧力 ……………………67
- エネルギーの消耗 …………108
- エラー（誤り）………………118
- エルゴノミクス …………………2
- おじぎ …………………………88
- 音声情報 ……………………140

◆か行
- 介助 ……………………………43
  - 支援補助機器 …………176
  - 動作 ………………………33
- 回診 ……………………………16
- 改善 ……………………………39
- 開閉ドア ……………………169
- 改良 ……………………………38
- 家具 ……………………………12
- 下肢が出せる力 ………………29
- 臥床者 …………………………33
- カセットテープ ………………98
- 加速度 …………………………58
- 加速度曲線 ……………………36
- 肩幅 ……………………………27
- 家庭 ………………………8, 168
- カーナビ ……………………148
- 要 ………………………………14
- カバン …………………………89
- カフ圧力 ……………………149
- カラーコーディング ………126
- 環境の整備 …………………17
- 看護 ……………………………43
  - 活動 ……………………181
  - 環境 ……………………181
  - 技術 ……………………178
  - 業務 …………………26, 54
  - 作業 ……………………108
  - 情報 ……………………133
  - 看護師 ……………14, 26, 172
  - と物 ………………172, 173
  - 一物一患者 ……………173
- 看護職 …………………………26
- 看護人間工学 ……19, 156, 180
- 患者 ……………………………14
  - 快復 ……………………143

- ハンドリングスリング ……174
- 慣性の法則 ……………………60
- 慣性力 …………………………51
- キャリフター ………………175
- 機械 ………………………10, 39
  - 工学 ……………………148
  - 操作 ………………………40
  - の特徴 ……………………11
- ギャッチベッド ……………177
- 仰臥位 …………………………33
- 起立状態 ………………101, 112
- 靴の人間工学 ………………165
- クランク ………………………56
- 車椅子 ………………………175
- 車椅子移送 …………………178
- クレイドルリフト …………175
- クレーン ………………………64
- 携帯電話 ……………………148
- 消しゴム ………………………67
- 健康 ………………………8, 164
- 工学技術 ……………………153
- 高所から飛び降り ……………37
- 行動範囲 ………………………27
- 高齢化 …………………………8
- 高齢患者 ……………………176
- 五感 ……………18, 24, 136, 156
- 故障 …………………………122
- 骨格系 ………………………109
- 子供の持ち上げ ………………15
- コミュニケーション …………19
- コントロール
  ……………105, 134, 141, 142
- コンパティビリティ ………126
- コンピュータ ……19, 41, 148

◆さ行
- 差圧センサー ………………149
- 座位姿勢 ………………105, 110
- 作業
  - 環境 ………………………18
  - 指令 ………………………42
  - 動作 ………………………32
- 座高 ……………………………27

作用 …………………………7
　　点 ………………………80
作用反作用の法則 ………60
三角錐 ……………………103
視覚 ………………………144
事故 ………………………122
仕事の効率 …………………8
指差喚呼 …………………129
支持基底面 ……30, 98, 100, 102,
　　　　　　　　104, 107
姿勢 …………30, 50, 78, 162
自動車 ……………………40
自分の意志 ………………30
重心 ………………………90
　　位置 …………91, 99, 102
　　軌跡 ……………90, 93
　　線 …………………103, 104
重大事故 ………………120
自由落下 …………………45
重量 ………………………58
重量物 ……………………52
　　持ち上げ ……………34
重力 ………………………77
重力加速度 …………58, 61
主観 ………………………107
上肢が出せる力 …………28
衝突 ………………………125
情報 ………………132, 137
　　化社会 ………………132
　　管理 …………………181
　　機器 …………………18
　　交換 …………17, 138
　　伝達 ……………………5
　　の交換 ………………133
　　の取得 ………………138
褥瘡（床ずれ）…………69
シリンジポンプ ……158, 159
心臓ペースメーカー ……159
身体各部の位置 …………30
身体各部位の重量 ………28
人体寸法 …………………27
身体部位 …………………56
身体部位別 ………………28
身長 ……………………13, 27
睡眠 ………………………162
数値データ ………………148

素手 ………………………38
スパイロメトリ ………149
ずり上げ力 ………………71
寸法 ………………………12
生活空間 ………………164
制御 ………………105, 141
　　装置 ………………143
　　対象 ………………143
　　偏差 ………………141
　　量 ……………………41
静的姿勢 …………………31
脊柱起立筋 ……………110
脊柱障害を起こす要因 …50
脊柱障害 ………………142
接触面積 …………………66
前屈介助 ………………117
前屈状態 …………108, 109
仙骨 …………………63, 109
センサー …24, 134, 136, 149
　　技術 …………………7
線状支持基底面 …………99
せん断力 …………………63
洗面台 ……………………12
臓器画像 ………………139
創造 ………………………39
側臥位 ……………………33
速度曲線 …………………36
速度制限 ………………141
損失 ……………………122

◆た行
第1種テコ ………………79
第2種テコ …………80, 83
第3種テコ ………………81
体位変換 ……21, 51, 82, 175
体重 ………………………28
　　の百分比 ……………28
台所 ……………………168
力 …………………………66
　　作業 …………………34
　　のモーメント …39, 54, 83,
　　　　　　　84, 86, 88, 108, 109
中腰 ………………………32
　　姿勢 …………………34
注射時間 …………………69
中立安定にある ………103

超音波センサー ………149
超音波ドップラー方式 …149
調理具 ……………………9
直線動作 ………………113
椎間板 ……………34, 63
椎骨 ………………………63
杖 ………………………100
　　の長さ ………………12
使い勝手 ………………172
月の重力 …………………59
積み木 …………………104
手・足の役割 ……………26
テクノストレス ………166
テコ …………………78, 80
　　の原理 ………………82
デジタル信号 …………132
デジタル方式 …………135
手の姿勢 …………………27
手の変位 …………………36
電気モーター …………136
電子体温計 ……………148
点状支持基底面 …………99
転倒 ……………101, 102
ドア ………………………86
トイレ …………………169
道具 ………………………38
動的姿勢 …………………31
踏力 ………………………29
床ずれ（褥創）…………31
トルク ……………………84

◆な行
内視鏡カメラ …………139
流し台 ……………………12
ナースコール …………17
ナースステーション …166
握り力 ……………………25
荷重変換器 ………………92
入浴の介助 ……………178
ニュートンの運動
　　第1法則 ……………60
　　第2法則 ……………60
　　第3法則 ……………60
任意時間 …………………30
人間―機械系 ………10, 40
人間―機械システム ……41

人間機能 …………………… 10	ヒューマンエラー ……… 118, 127	マッピング …………………… 126
人間工学 ………… 2, 18, 21, 67,	病院の物品管理 …………… 180	ミクロショック …………… 158
107, 141, 158, 163, 165	表示装置 …………………… 167	メカトロニクス製品 ……… 154
の応用 ………………… 165	標準化 ……………………… 126	メカニクス …………………… 48
の知名度 ……………… 179	病床環境 …………………… 178	目視 ………………………… 145
の役割 ………………… 38	不安定 ………………… 100, 103	目標値 ……………………… 40
人間工学的 ………………… 156	な状態 ………………… 42	持ち上げ介助 ……………… 117
手法 …………………… 124	フィード ………………… 142	持ち上げ方法 ……………… 34
な配慮 ………………… 144	情報 …………………… 145	モデル ……………………… 109
人間	フィードバック・コントロール 135,	物 …………………………… 172
と機械 ………………… 144	140, 142,	モノ …………………… 14, 38
の五感 ………………… 145		の特性 ………………… 6
の特性 ………………… 6, 44	144, 154	モンキーポール …………… 175
の特徴 ………………… 11	フィードバック制御 ……… 140	
の能力 ……………… 37, 42	フェイルセーフ …………… 124	◆や行
熱線抵抗センサー ………… 149	フォースプレート ………… 92	輸液時間 …………………… 68
能力 ………………………… 10	負担 ………………………… 109	床反力 ……………… 72, 106, 112
拡大 ………………… 36	軽減 ……………… 174, 176	床反力計 ……………… 92, 106
乗り物 ……………………… 40	物理のテコ ………………… 54	床面重心 …………………… 92
ノルディックウオーキング … 165	踏切の遮断機 ……………… 125	腰痛 ……………… 32, 110, 111, 122
	フールプルーフ …………… 128	腰部 ………………………… 64
◆は行	プログラミング作業 ……… 166	圧力 …………………… 35
バイオメカニクス ………… 48	分力 ………………………… 77	障害 …………………… 43
媒体の変化 ………………… 132	ベクトル …………………… 76	浴槽 ………………………… 168
バイタルサイン ……… 138, 155	ベビー柵 …………………… 118	
測定値 ………………… 178	部屋の環境 ………………… 164	◆ら行
の測定 ………………… 178	部屋の照明 ………………… 164	ラジオ体操 ………………… 107
ハイテク技術 ……………… 36	ポカミス …………………… 118	力学の原理 ………………… 33
ハインリッヒの法則 …… 117, 120	補助具 ……………………… 21	リスク ……………………… 122
パソコン …………………… 4	ボディメカニクス … 20, 48, 50,	立位姿勢 …………………… 105
バック ……………………… 142	52, 53, 124, 178	流出速度 …………………… 68
バックアップ・システム …… 127		臨床検査技師 ……………… 150
バック情報 ………………… 145	ボンミス …………………… 118	臨床工学技士 ……………… 150
反作用 ……………………… 7		廊下 ………………………… 169
ハンドリングスリング …… 174	◆ま行	ロボット ………………… 4, 24
反応時間 …………………… 45	枕 …………………………… 162	による手術 …………… 41
引っ張り力 ………………… 62	マクロショック …………… 158	
ヒヤリ・ハット ……… 116, 120	摩擦 ………………………… 70	
	摩擦力 ……………………… 70	

【著者紹介】

小川鑛一 (おがわ・こういち)
- 学 歴　早稲田大学第二理工学部卒業（1963）
　　　　リーハイ大学工学部修士課程修了（1965）
　　　　工学博士（1985）
- 職 歴　航空宇宙技術研究所技官
　　　　東京工業大学工学部助手
　　　　放送大学助教授
　　　　東京電機大学理工学部教授
- 著 書　『看護・介護のための人間工学入門』共著，東京電機大学出版局
　　　　『看護動作のエビデンス』共著，東京電機大学出版局
　　　　『人と物の動きの計測技術』東京電機大学出版局
　　　　『看護動作を助ける 基礎 人間工学』東京電機大学出版局
　　　　『初めて学ぶ 基礎 制御工学』共著，東京電機大学出版局

イラストで学ぶ　看護人間工学

2008年3月20日　第1版1刷発行　　　　　ISBN 978-4-501-41640-9 C3047
2016年1月20日　第1版6刷発行

著　者　小川鑛一
　　　　© Ogawa Koichi 2008

発行所　学校法人 東京電機大学　　〒120-8551　東京都足立区千住旭町5番
　　　　東京電機大学出版局　　　〒101-0047　東京都千代田区内神田1-14-8
　　　　　　　　　　　　　　　　Tel. 03-5280-3433（営業）　03-5280-3422（編集）
　　　　　　　　　　　　　　　　Fax. 03-5280-3563　振替口座 00160-5-71715
　　　　　　　　　　　　　　　　http://www.tdupress.jp

JCOPY ＜(社)出版者著作権管理機構 委託出版物＞

本書の全部または一部を無断で複写複製（コピーおよび電子化を含む）することは，著作権法上での例外を除いて禁じられています。本書からの複製を希望される場合は，そのつど事前に，(社)出版者著作権管理機構の許諾を得てください。また，本書を代行業者等の第三者に依頼してスキャンやデジタル化をすることはたとえ個人や家庭内での利用であっても，いっさい認められておりません。

［連絡先］Tel. 03-3513-6969，Fax. 03-3513-6979，E-mail: info@jcopy.or.jp

印刷：(株)ルナテック　　製本：渡辺製本(株)　　装丁：右澤康之
落丁・乱丁本はお取り替えいたします。　　　　　　　　　　　Printed in Japan